"十三五"职业教育规划教材

食品营养与卫生

王丽琼　主编

化学工业出版社
·北京·

《食品营养与卫生》(第三版)主要涵盖各种营养素在人体中的功能、缺乏中毒症、推荐营养素需要量和主要来源;不同人群的营养需求;营养膳食与疾病;膳食结构和营养配餐;食品污染途径及预防措施;食物中毒的主要机理及预防;当前食品卫生标准与管理要求、各类食品的营养与卫生要求等内容。本教材还设计了膳食调查、常见食物重量的估计、食品能量密度和营养质量指数评价、食谱评价、营养配餐、食品标签和配料表解读、食品营养标签解读、人体营养状况评价、食物中毒调查、食品中 HACCP 的应用、各类食品安全问题调查等 16 个实训内容,以方便各高等职业院校根据本校的实践教学条件选用。本书配有二维码资源,可以扫描浏览学习,此外还配有电子课件,可从 www. cipedu. com. cn 下载参考。

本教材适合高职高专食品加工技术、食品营养与检测、食品贮运与营销、食品生物技术、农产品质量检测、餐旅、烹饪等专业师生使用,也可作为从事食品类的生产技术人员的参考用书。

图书在版编目(CIP)数据

食品营养与卫生/王丽琼主编. —3 版 . —北京:化学工业出版社,2019.8 (2024.8重印)
"十三五"职业教育规划教材
ISBN 978-7-122-34460-1

Ⅰ.①食… Ⅱ.①王… Ⅲ.①食品营养-职业教育-教材②食品卫生-职业教育-教材 Ⅳ.①R15

中国版本图书馆 CIP 数据核字(2019)第 086909 号

责任编辑:迟 蕾 李植峰 张春娥　　装帧设计:张 辉
责任校对:王 静

出版发行:化学工业出版社(北京市东城区青年湖南街 13 号 邮政编码 100011)
印 刷:北京云浩印刷有限责任公司
装 订:三河市振勇印装有限公司
787mm×1092mm 1/16 印张 16¾ 字数 430 千字 2024 年 8 月北京第 3 版第10次印刷

购书咨询:010-64518888 售后服务:010-64518899
网 址:http://www.cip.com.cn
凡购买本书,如有缺损质量问题,本社销售中心负责调换。

定 价:48.00 元

《食品营养与卫生》（第三版）编写人员

主　　编　王丽琼

副 主 编　李苹苹　李鹏林　谷力章

编写人员　（按姓名汉语拼音排序）

范丽霞（河南工业贸易职业学院）

谷力章（北京丘比食品有限公司）

郝亚菊（平顶山工业职业技术学院）

金明琴（黑龙江职业学院）

李鹏林（北京农业职业学院）

李苹苹（山东商务职业学院）

林　芳（新疆伊犁职业技术学院）

刘新社（商丘职业技术学院）

陆　艳（武汉生物工程学院）

马　勇（河南质量工程职业学院）

师进霖（玉溪农业职业学院）

石　晓（漯河医学高等专科学校）

王利民（呼和浩特职业学院）

王丽琼（北京农业职业学院）

王学民（荆楚理工学院）

杨　芳（湖北大学知行学院）

张美枝（内蒙古农业大学职业技术学院）

周建俭（苏州农业职业技术学院）

周兴本（辽宁生态工程职业学院）

主　　审　蔡　健（苏州农业职业技术学院）

前言

FOREWORD

本教材是北京市高等教育精品教材立项项目。自2008年（第一版）、2013年（第二版）出版以来，受到全国许多高等院校的认可，至今销量达到10万册。随着科技与时代的进步，其中有些内容已相对滞后。为了紧跟高职高专教学改革与时俱进的步伐，体现食品营养与安全新形势下的新法规、新要求、新知识，本教材在第二版的基础上做了以下几方面的修订。

1. 突出新知识、新技术及系统性。教材内容体现新颖、前沿、与时俱进的特点，注重学生岗位职业能力和实践动手能力的培养。

（1）结合2013年版中国居民膳食营养素参考摄入量（DRIs）更新人体需要的能量和营养素相关内容，更新了各类人群的合理膳食。

（2）更新并补充2016年修订过的膳食宝塔内容。

（3）更新并补充各类人群的合理膳食。

（4）更新并补充营养与疾病的部分内容。

（5）更新2018年已经修正的食品安全法内容，补充2018年10月1日替换QS的SC内容，并且对其他标准也相应做了修改更新。

2. 增设与日常生活相关的【知识窗】栏目，以增加学生的学习兴趣。

本教材内容以对应于当前职业岗位的新知识和新技能要求为目标，其内容主要涵盖各种营养素在人体中的功能、缺乏中毒症、推荐营养素需要量和主要来源；不同人群的营养需求；营养膳食与疾病；膳食结构和营养配餐；食品污染途径及预防措施；食物中毒的主要机理及预防；当前食品卫生标准与管理要求、各类食品的营养与卫生要求等。本教材还安排了常见食物重量的估计、食品能量密度和营养质量指数评价、食谱评价、营养配餐、食品标签和配料表解读、食品营养标签解读、人体营养状况评价、食物中毒调查、食品中HACCP的应用、各类食品安全问题调查等16个实训内容，以方便各高等职业院校根据本校的实践教学条件选用。此外，本书配有数字化资源，可通过扫描二维码学习观看；电子课件可从www.cipedu.com.cn下载参考。

教材在编写过程中得到了全国许多职业学院的大力支持；书稿完成后承蒙苏州农业职业技术学院蔡健教授审阅，并提出了修改意见，在此深表感谢！

由于作者水平所限，加之时间仓促，收集和组织材料有限，疏漏和不足之处在所难免，敬请同行专家和广大读者批评指正。

编者

2019年3月

目录 CONTENTS

概述 / 1

第一章 人体需要的能量和营养素 / 10

第三章　各类人群的合理膳食 / 72

第四章　膳食与疾病 / 97

第五章 膳食结构和营养配餐 / 118

第六章 食品污染及其预防 / 133

实训项目 / 226

附录　中国居民膳食营养素参考摄入量表（DRIs 2013） / 251

参考文献 / 255

概述

【学习目标】

了解食品营养与卫生研究的具体内容、食品营养卫生与人体健康的关系。了解国内外食品营养和卫生状况，重点是我国食品营养和卫生状况、存在的问题及今后面临的任务。

第一节　食品营养与卫生的研究

一、食品营养与卫生研究的具体内容

食品营养与卫生是研究食物、营养、卫生与人体健康关系的一门学科，它较好地将食品营养和食品卫生的理论知识有效地运用于食品、饮食、医疗、卫生等行业实践中。这门课程实际包括两部分，即食品营养和食品卫生及其应用。

食品营养主要研究：人体进行生命活动所需的各种营养素的生理功能、缺乏症、中毒症、食物来源、每日参考摄入量以及加工对食物中各营养素的影响；各类食物的营养价值；营养与疾病的关系；各类人群的膳食安排；膳食结构和膳食指南，人群营养状况的调查，营养食谱的制订、计算与评价等。

食品卫生是公共卫生的组成部分，也是食品科学的内容之一。食品卫生研究的内容主要包括：食品污染物质的性质、分类、来源、对人体所造成的危害；为了防止污染，保证食品的卫生质量，食品生产、消费的全过程应采取的相应措施；食品卫生监督与管理；各类食品的主要卫生问题。

食品营养和食品卫生是两个相互独立而又密切联系的范畴，二者在保障人民身体健康、增强人民体质方面达到了统一。

二、食品营养卫生与人体健康

世界卫生组织提出的健康概念：健康并非仅仅局限于不生病，还应包括心理健康、社会交往方面的健康，健康应讲究精神、躯体、社交等完整又健全的活动能力及适应能力。为了进一步完整、准确地理解健康的概念，世界卫生组织又规定了衡量一个人是否健康的十大标准，即精力充沛、积极乐观、善于休息、应变能力强、抗疾病能力强、体重适当、眼睛明亮、牙齿正常、头发有光泽、运动感到轻松等。

中华中医药学会发布的《亚健康中医临床指南》指出：亚健康是指人体处于健康和疾病之间的一种状态。处于亚健康状态者，不能达到健康的标准，表现为一定时间内的活力降低、功能和适应能力减退的症状，但不符合现代医学有关疾病的临床或亚临床诊断标准。亚健康主要表现为疲劳、乏力、头晕、腰酸背痛、易感染疾病等。与健康人相比，其工作、学习效率低，有的还食欲不振、睡眠不佳等。据世界卫生组织报道，人群中有60%以上处于这一状态，其中尤以中年人为甚。

民以食为天，食物是人类赖以生存和活动的物质保证。食物中富含各种营养，营养是维持人体生命、保证人体身心健康的物质基础。中国古代就有“食药同源”“药膳同功”之说，早在2000多年前的《黄帝内经·素问》中就有“五谷为养、五果为助、五畜为益、五菜为充”的记载，符合现代营养平衡膳食的原则；“谷肉果菜，食养尽之，无使过之，伤其正也”，不仅说明平衡膳食的多样性，更强调食物要适量搭配、互相补益。

合理营养是人们的健康、智力和身体潜力得以充分发挥的先决条件。营养不足会导致许多营养缺乏病，如缺铁引起缺铁性贫血、缺钙引起佝偻病、缺维生素C引起维生素C缺乏症等；营养过剩导致“富贵病”，如高血压、糖尿病、超重和肥胖症、血脂异常等。

通过改善饮食条件和食品组成，发挥食品本身的生理调节功能，以确保身体健康，减少亚健康的概率是食品营养学的一个重要研究内容。

营养学专门研究人类的整个营养过程，即人类的营养需要和来源、营养代谢、营养评价及其食物搭配、互补和平衡，是一门将食物和营养知识应用于人类健康的学科。

“食以安为先”。食品卫生与人体健康是紧密相关的，食品卫生是拥有健康身体的前提。食品中的危害主要来源于天然存在的有毒有害成分、外源性危害、诱发性危害等方面。天然存在的有毒有害成分，如：苦杏仁苷、河豚毒素等。外源性危害，如：食品中微生物污染、有意加入的食品添加剂、意外加入的食品化学物质等。诱发性危害是指在食品加工、贮藏过程中诱发食品内或生物体内生成的有害物质，如：在食品加工过程中滥加防腐剂、糖精、色素等添加剂；或者在生产工艺中把关不严，使得食品的安全性大大降低。

所以，为了保证人体健康，必须从食品的生产、制造到最后消费，为确保食品的安全、卫生而采取一些必要的措施。

第二节 食品营养和卫生状况及今后面临的任务

“国以民为本，民以食为天，食以安为先”，食品安全关系到一个国家国民的生命安全，也关系到其农产品、食品在国际市场上的竞争力和整体形象问题，同时还从多方面影响着国家的经济发展与社会稳定。因此，食品营养安全问题在世界各国得到了普遍关注和广泛重视。

一、世界营养和卫生状况

1. 世界营养状况

目前，各国的食品营养发展不平衡，对于一些发展中国家，由于贫困、战争和灾荒导致粮食短缺，造成人民营养不足、营养缺乏，地球上仍有近6亿人在长期挨饿；而发达国家，营养过剩导致人们患肥胖症、高血压、冠心病、糖尿病等，严重影响身体健康，甚至缩短寿命。

无论是发达国家还是发展中国家，都非常重视国民营养教育和食物营养知识的普及。早在半个多世纪以前，一些发达国家就意识到“科学的营养搭配、均衡的膳食可以改变一个人、一个家庭乃至一个民族的前途”。

美国、日本等国家都规定，医院、幼儿园、食堂、餐馆以及食品工厂等，都必须设营养师，负责膳食营养或给病人开营养处方等，许多大学还设有营养学系和食品工程系。

日本在1947年，就已经意识到营养对青少年健康发育和国家未来发展的重要性，制定了《营养师法》，并在1948年发布《营养师法实施规则》，于1952年又制定并推行了《营养改善法》。日本1亿多人口中营养师总数达到了40万人，相当于各科临床医生总数的2.4倍多；专门培养营养人才的学校有200多所。营养师与全国人口的比例约达到1∶300。这些措施对增强日本国民体质、提高劳动效率与促进经济发展发挥了决定作用。

美国是一个营养科学比较发达的国家，早在1946年就颁布了《国家学生午餐法》，之后《儿童营养法》也相继出台。美国2亿多人口，营养学会会员5万余人，注册营养师6万人，约每4200人中就有一名注册营养师。在美国的大学还普遍开设食品与营养学课程，用以普及营养学知识。为配合营养师的工作，美国食品及药物管理局（FDA）的硬性法律规定：所有食品、营养品都需在食品标签上详细地说明食物所含营养成分，如能量、蛋白质、矿物质等。美国对食品标签的要求极为严格，1992年，FDA就制（修）订了22个食品标签法规。在此之后，FDA又根据食品标签的发展状况对标签法规做了多次修改和补充。

近年来，发达国家的食品工业设置营养师成为通行的惯例，食品都向着营养设计、精制加工的方向发展，即按合理的营养构成来配制食品，或制成某种专用食品，以提高其营养价值。

2. 世界卫生状况

要保证食品卫生安全，国际上的共同经验是必须进行法制化管理。因此，很多国家都颁布了食品卫生法，如美国在1906年、日本在1948年就颁布了《食品卫生法》，瑞典、罗马尼亚、加拿大等也先后颁布了《食品卫生法》。它们的食品卫生管理体制比较健全和完善。

虽然由于世界各国经济和社会发展不平衡，各国的食品安全状况也存在差异，但就世界范围来看，食品安全形势依然严峻。整体而言，社会和经济发展程度高的国家和地区食品安全水平也比较高。

（1）日本 日本人就餐实行分食制，即使是聚餐，大家每人一个饭盒，各吃各的。在日本人的家庭里，基本上也是碗、筷分用。日本卫生部门经常给居民发放有关饮食卫生的宣传手册，以指导国民养成良好的饮食习惯。

（2）英国 英国94%的中小学校都开设了食品安全与卫生课程。这门课程是必修课。授课时通过竞猜、游戏和具体事例，帮助学生学习食品卫生知识。针对中学生的教材，更多地引入了科学知识。

（3）瑞典 瑞典政府对瓜果蔬菜等食品的卫生标准有一套严格管理和科学监督的措施，超市货架上的瓜果蔬菜上货架前早已经过消毒，消费者可放心食用。在吃苹果和梨等带皮水果时，用餐巾纸擦擦就可带皮吃下。

（4）德国 炸牛排是德国人常吃的一道菜，但德国人吃牛排喜欢吃较生的。因此，德国很多城市规定，顾客如果点"嫩牛排"，这种牛排必须经过消毒，家庭自制炸"嫩牛排"时，家庭主妇也会自觉地在牛排下锅前先用消毒液进行消毒。德国对食品的生产、储存、运输和流通等各个环节，都制定了一整套严格的检查措施。例如，动物在宰杀前都必须经过官方兽医检查，首先检查喂养的是什么饲料，是否用过违禁药品，检查合格后才发给宰杀许可证。

（5）法国 法国人喜欢吃牡蛎。牡蛎是一种营养极为丰富的海洋生物，生食时营养价值极高，但生食牡蛎非常危险，会引起发高烧、腹痛等一系列病症。可是，具有生食牡蛎悠久历史的法国，却极少有人因此而得肠胃病，主要是法国的卫生部门对食品卫生的把关极为严格。

（6）美国 在美国，食品加工的所有环节都要接受农业部食品安全检查官的监督和检查。这些食品安全检查官在屠宰场、加工厂等食品生产单位都有专门的办公室，他们长期

“驻扎”在那里，环环检查，层层把关，杜绝任何不符合安全标准的食品上市。

二、我国居民食品营养卫生状况及存在的问题

1. 我国居民食品营养状况及存在的问题

随着我国经济的迅猛发展和社会的进步，居民的经济收入逐步提高，我国居民的营养状况也有了较明显的改善和提高。我国自1959年至今已经开展了6次全国居民营养健康调查，在获得中国居民膳食结构变化、营养摄入量以及健康状况有关指标方面发挥了重要作用。同时，政府有关部门根据监测结果制（修）订了《中国居民膳食指南》（1989年、1997年、2007年与2016年），制定了《国家食物与营养发展纲要》（20世纪90年代、2000～2010年、2014～2020年），实施了农村义务制学习营养改善计划和贫困地区婴幼儿营养改善计划，2016年，中共中央、国务院印发了《“健康中国2030”规划纲要》，并发出通知，要求各地区各部门结合实际认真贯彻落实。

《“健康中国2030”规划纲要》是今后15年推进健康中国建设的行动纲领，要坚持以人民为中心的发展思想，牢固树立和贯彻落实创新、协调、绿色、开放、共享的发展理念，坚持正确的卫生与健康工作方针，坚持健康优先、改革创新、科学发展、公平公正的原则，以提高人民健康水平为核心，以体制机制改革创新为动力，从广泛的健康影响因素入手，以普及健康生活、优化健康服务、完善健康保障、建设健康环境、发展健康产业为重点，把健康融入所有政策，全方位、全周期保障人民健康，大幅提高健康水平，显著改善健康公平。

但是我国居民的营养问题仍旧不容忽视，据《中国居民营养与慢性病状况报告（2015年）》可知：

（1）我国居民三大营养素供能充足，能量需要得到满足 2012年，全国居民每人每天平均能量摄入量9092kJ，摄入较为充足。每人每天平均蛋白质摄入量为65g，与2002年相比，蛋白质摄入基本持平，达到推荐标准，优质蛋白质比重有所增加。2012年，我国居民每人每天平均碳水化合物摄入为301g、脂肪摄入量80g，与2002年及1992年相比，碳水化合物供能比有所下降，脂肪供能比上升。

（2）体格发育水平有所提高 2012年，我国18岁及以上成年男性和女性的平均身高分别为167.1cm和155.8cm，平均体重分别为66.2kg和57.3kg，与2002年相比，男性、女性平均身高分别增长0.6cm和0.7cm，男性、女性平均体重增长3.5kg和2.9kg。

此外，6～17岁儿童、青少年身高、体重增幅更为明显。城市男、女儿童、青少年身高平均增加2.3cm和1.8cm，体重平均增加3.6kg和2.1kg；农村男、女儿童、青少年身高平均增加4.1cm和3.5cm，体重平均增加4.7kg和3.4kg。

（3）营养不良状况得到改善 2012年，全国18岁及以上居民营养不良率为6.0%，比2002年降低2.5个百分点。多数群体营养不良率有所降低，然而，农村60岁及以上老年人的营养不良率为8.1%，需要予以重视。我国6～17岁儿童和青少年的生长迟缓率为3.2%、消瘦率为9.0%，与2002年相比，分别下降了3.1个和4.4个百分点。总体看，6～17岁儿童和青少年生长迟缓率近年来持续下降，消瘦仍然是6～17岁儿童和青少年主要的营养不良问题。

（4）贫血状况显著改善 2012年，我国6岁及以上居民贫血率为9.7%，比2002年下降10.4个百分点，其中6～11岁儿童和孕妇的贫血率分别是5.0%和17.2%，与2002年相比，下降了7.1个和11.7个百分点。

(5) 膳食结构有所变化 2012年（与2002年相比），居民粮谷类食物摄入量保持稳定，蔬菜、水果摄入量略有下降，均低于推荐量。豆类和奶类消费量略有下降，远低于推荐量。脂肪摄入量增加，平均膳食脂肪供能比为32.9%，超过了《中国居民膳食指南2016》推荐的30%的合理范围的高限。钙、维生素A、维生素D等部分营养素缺乏依然存在。2012年，我国居民平均每天烹调用盐为10.5g，较2002年下降1.5g，仍远高于膳食指南推荐的6g的标准。

(6) 超重肥胖问题凸显 2012年，我国18岁及以上成年人超重率为30.1%、肥胖率为11.9%，与2002年相比，上升了7.3个百分点和4.8个百分点。6～17岁儿童和青少年超重率为9.6%、肥胖率为6.4%，与2002年相比，分别增加了5.1个和4.3个百分点，其中，农村增长幅度高于城市。

(7) 慢性非传染性疾病（“富贵病”）发病率呈明显上升趋势 近几年，我国慢性非传染性疾病呈明显上升趋势，这主要集中在一些大中城市和经济发达地区。

我国居民高血压患病人数约2.7亿，糖尿病患病人数达到9240万，超重和肥胖者达到7000万～2亿人，我国高脂血症患者人数达到1亿多人，全国血脂异常现患人数1.6亿。

居民膳食结构与经济水平、收入水平、文化教育、饮食习惯、风俗习惯、宗教信仰、传统的营养误区、食品生产供应状况以及食物品种及加工、贮运、烹调、销售和营养知识普及教育等都有密切关系。膳食结构失调导致人体营养失调，是引发各种营养相关疾病的主要原因。

目前，我国部分居民还是缺乏营养知识，如：有些小学生早上吃开水泡饭和咸菜，当时有饱感，但不能满足上午的生理需要量；有一些上班族不吃早餐、中午吃快餐的饮食习惯，极其不利于身体健康；有的家长把麦乳精、巧克力当作高级营养品，有的给孩子食用人参蜂王浆作为补品等。同样地，对于可乐等碳酸饮料，由于磷酸含量高，长期饮用会对钙的吸收产生不利影响；我国传统的滋补营养品如人参、蜂王浆、燕窝等，是对不同身体状况的某些人群起作用，而对其他人群尤其是儿童是不适宜的；牛乳与豆浆相比，豆浆的蛋白质、脂肪含量与牛乳相近，脂肪以不饱和脂肪酸为主，同时豆浆中的低聚糖、大豆异黄酮等对人体尤其是老年人极有利，所以老年人饮用豆浆效果好于饮用牛乳。

2. 我国食品卫生状况及存在的问题

我国于1953年建立县级以上各级卫生防疫站，开始了部分食品卫生管理工作。20世纪70年代我国制定了《食品卫生管理条例》，比较明确地进行食品卫生监督管理。1982年颁布了《中华人民共和国食品卫生法（试行）》，使食品卫生监管工作进入法制化管理轨道。

1995年10月30日全国人民代表大会第八届第十六次常务委员会颁布了《中华人民共和国食品卫生法》，自颁布之日起施行。自此，我国的食品卫生监管进入行政执法时代。2009年7月20日起施行《中华人民共和国食品安全法实施条例》，标志着我国的食品安全管理从此进入了更为规范的新时期。而于2015年4月24日通过的新修订的《中华人民共和国食品安全法》于2015年10月1日起正式施行，并于2018年12月29日对其进行了修正。

2018年3月17日，第十三届全国人民代表大会第一次会议批准了《国务院机构改革方案》。根据党的十九届三中全会通过的《深化党和国家机构改革方案》，组建国家市场监督管理总局。2018年4月10日，国家市场监督管理总局正式挂牌，食药监管进入新阶段。

同过去相比，现在我国的食品卫生状况得到了明显改善，食品卫生监管取得了显著成绩，但是我国食品生产经营企业规模化、集约化程度不高，自身管理水平仍然偏低，食品生产加工方式落后，基础薄弱，部分从业人员基本素质不高，食品安全仍然存在一些问题。

这些问题主要表现在以下几方面：

① 微生物污染仍然是影响我国食品卫生安全的最主要因素。致病性微生物引发的食品中毒对人民群众造成了严重的健康损害，在全国报告的重大食物中毒事故中，中毒人数的40%、死亡人数的70%是由此而造成的。同时，致病菌引起的食物中毒也是近年来发生在学校、单位的集体食堂、运动会和大型聚餐场所群体性食物中毒的最常见原因。

② 种植和养殖业等源头污染严重影响食品安全。农药兽药残留、饲料中添加剂的滥用和残留是造成食品源头污染的主要原因，如瘦肉精造成的影响至今还未完全消除。

③ 制售假冒伪劣食品成为当前突出的食品卫生和安全问题。在目前我国的市场经济体制还不完善的情况下，少数不法分子在食品生产加工中掺假制假，牟取暴利，甚至添加有毒有害等违禁物质。

④ 食品新技术、新资源（如转基因食品、酶制剂和新的食品包装材料）的应用给食品安全监管带来新的挑战。

⑤ 我国的食品营养与安全宣传教育缺乏针对食品生产经营单位及其从业人员的食品安全宣传教育；食品安全培训体系不健全，培训机构和专业师资较少。

⑥ 网购食品的安全问题日益凸显。随着移动互联网的普及，在线消费正成为人们消费的新模式。网购食品因方便、实惠等特点逐渐被广大消费者所接受。2015 年，仅外卖网络食品的交易额已接近 400 亿美元。但因网络市场主体自身存在的虚拟性、跨地域性以及其他多方因素，使得网购食品的安全问题不断发生。

近年来国内外的食品安全事件频繁发生，其中涉及的违法行为触目惊心，严重扰乱了市场经济秩序，也严重危害着广大消费者的身体健康和生命安全，这也说明食品安全问题充满着复杂性、长期性和艰巨性。

【知识窗】

培养科学的食品营养安全认知应从孩子抓起

儿童期和青春期是人体生长发育的关键阶段，所以应从小就养成较好的营养和卫生习惯，才能受益一生。

但目前一些儿童和青少年在日常饮食中还是有许多不良习惯，比如有的偏食，只吃肉或只吃水果不吃主食，有的盲目喜欢吃糖、巧克力或烤肉等；有的睡前吃许多东西，导致体重超标；有的不吃早餐等。所以，健康教育应从娃娃抓起，这样成本低、收效高，把有关食品安全、营养健康的知识写到中小学课本中，以培养科学的食品营养安全认知，减少成年以后慢性病的发生。

三、我国食品营养和卫生今后面临的任务

1. 我国食品营养今后面临的任务

目前，我国城乡食物消费正处于由温饱型向全面小康型过渡的时期，该时期是决定我国居民营养健康水平提高的关键阶段，2016 年，中共中央、国务院印发了《“健康中国 2030”规划纲要》，并发出通知，要求各地区各部门结合实际认真贯彻落实，切实提高全民族的营

养健康水平。因而，今后的任务是：

（1）**普及营养知识是建立“营养、科学、卫生、合理”膳食结构的必要措施** 目前我国一半以上居民的营养学知识是通过食品广告获得的。据中国消费者协会调查，食品广告进行虚假功能宣传的多达42%，这些误导性宣传对人们的科学饮食极其有害。要想从根本上解决问题，加强营养知识的普及教育十分必要，重点应让群众了解营养与健康、营养与疾病的关系。根据营养素的特点，在食品的贮藏、运输、加工烹调和销售各环节中尽量减少营养素的损失。

通过出版、广播、电视、电影、授课讲座、宣传手册、举办知识竞赛等多种方式普及营养知识，鼓励人们采用和坚持符合健康要求的生活方式，形成有益健康的习惯。普及营养知识要从小学生抓起，可在各级学校开设营养卫生课程，以不断提高人们膳食营养的知识水平，提高科学消费的自觉性。

（2）**在注重食品安全的同时，应保证食品营养，加强营养立法和营养干预，通过法律手段提高食品营养水平** 近几年，消费者的健康意识越来越强，人们越来越重视食品营养。国家针对此也做了相关工作，如前文所述的修订了《中国居民膳食指南》，制定了国家食物与营养发展纲要，2016年印发了《“健康中国2030”规划纲要》，并发出通知，要求各地区各部门结合实际认真贯彻落实等。

我们知道，食品营养缺乏或过剩都会对人体健康产生危害。有专家认为，近几年，我们的重点都放在了食品安全方面，有一些企业生产的食品卫生安全，但有的没有营养，有的营养成分又严重超标。所以还应考虑如何采取法律手段对营养的合理搭配等营养问题进行控制。有关这一方面的研究还比较少。

（3）**加强购买食品的营养学指导，推广编制食物INQ表** INQ即营养质量指数，是1979年由R. G. Hansen等人推荐的评价食物营养质量的简明实用指标，主要供未曾系统学习过营养学的一般公众选择食物时应用，是普及营养知识、指导营养实践的工具。

（4）**开展各种特殊人群的合理营养与膳食结构研究** 推广母乳喂养，纠正儿童偏食、挑食习惯，儿童饮食要适当，科学安排一日三餐，特别要解决好早餐问题。针对儿童、青少年、妇女、老年人等不同人群的生理特点，有针对性地开展宣传教育和指导。

（5）**大力推荐2016年中国营养学会推出的平衡膳食宝塔的膳食模式（从底层开始）** 谷薯类食物位居底层，每人每天应摄入250～400g，其中要求薯类50～100g，全谷物和杂豆50～150g；水1500～1700mL；蔬菜和水果居第二层，每天分别应摄入300～500g和200～350g；鱼、禽、肉、蛋等动物性食物位于第三层，每天应摄入120～200g（水产品40～75g，畜禽肉40～75g，蛋类40～50g）；奶类和豆类食物合居第四层，每天应吃奶及奶制品300g和25～35g的大豆及坚果类食品。第五层塔顶是烹调油和食盐，每天烹调油摄入为25～30g，食盐不超过6g。

（6）**大力培养营养学科的专业人才** 我国14亿人口，现有营养师不到5万人，初步分析营养师缺口在400万人左右；美国2亿多人口，营养学会会员5万余人；日本培养营养人才的学校有200多所，毕业后工作岗位职责分明。所以，我国应加强营养学科专门人才的培养力度，在各医学院校、食品院校设置营养科学专业。通过营养立法手段，规范医院、社区、食品工业、饮食行业的营养师制度，为营养专业人才的就业明确方向和领域。

（7）**大力发展无公害食品生产，优化食物结构** 食物生产除了解决生产数量外，也应注重产品质量安全，开发无公害产品；加快居民主食制成品的发展步伐。随着我国人民生活工作节奏的加快，方便食品、快餐食品成为上班族的重要日常食品之一，但传统的方便面、快餐盒饭的营养搭配不合理。因此，要重点发展符合营养科学要求的方便食品、快餐食品，改变食物营养素缺乏的状况；利用现代食品加工技术开发各种营养科学、风味多样化、易吸收的工程化食品；增加动物性食品生产供应，开发食品新资源，从根本上解决食品供给问题。

2. 我国食品卫生今后面临的任务

（1）**建立健全食品安全法律制度，完善食品安全保障体系** 建立健全食品安全立法制度，既要借鉴国外经验，又要立足中国国情。这包括学习国外关于食品安全的立法、学习先进的食品管理理念、学习国际组织的食品安全指导方针或示范标准。

（2）**完善食品安全标准** 政府应加快食品安全标准的修订进程，加强学科体系建设，推进国际标准化进程，更多地参与国际食品安全工作，具体需要：①建立和完善监测食品生产、加工、流通、存储过程各方面的标准化控制；②提高食品市场准入门槛，在满足目标市场要求的同时确保产品质量，把好食品流入餐桌的最后一关。

（3）**加强监督、惩罚打击力度** 保证食品安全是一个极为复杂的系统工程，需要政府、企业和消费者三者的互相配合。政府应制定法律法规，充分发挥管理职能；各部门间要相互配合和支持，严格监督执法，加强监督的经常性、及时性，加大惩罚打击力度，改善市场管理和食品生产许可证管理，对违反食品安全法律法规的企业和个人坚决不能姑息迁就。企业应自律，遵纪守法，加强食品安全意识，精心实施名牌战略，严厉打击假冒伪劣产品。

（4）**严格控制，确保我国进口食品的安全** 加强食品进口的总体风险分析，并对进口的食品安全体系进行严格评价。此外，还需要进一步规范食品、动植物检疫审批工作，加强口岸能力建设，提高进口食品检验检疫水平以及对散装货物的现场检测和执法能力。实施重点是建立健全我国食品进口的安全监管方案，加强对进口食品的监督管理。同时，严厉打击非法进口食品的行为。

（5）**在食品行业中积极推行国际通行的质量和环保认证体系** 质量认证是食品企业竞争的法宝，质量认证是提高我国食品质量的一个有效手段，是我国跨越国际贸易壁垒的一个主要途径。

ISO 9000 质量认证体系，为世界贸易标准。目前，全世界约有 20 多万家企业获得 ISO 9000 质量体系认证证书，我国部分大型企业已通过了该体系的认证。

BCS 有机认证体系，可与美国 QAI 互换证书，并得到日本有机法认可，我国几乎所有出口的 AA 级绿色食品都是 BCS 认证的。

HACCP（危害分析与关键控制点）系统是美国在 1971 年首次实施的，其建立在 GMP（良好作业规范）的基础上，已得到一些国家的权威机构认可。实践证明，它对生产环节上不安全因素的杜绝是非常有效的。

因此，将 ISO 9000、GMP、HACCP 等系统引进到我国食品行业中，使食品质量管理真正纳入标准化、法制化、国际化的轨道，将有助于保证我国食品安全，并可加快与国际食品质量标准接轨的步伐。

积极鼓励企业建立食品安全追溯体系，统一制定相应的追溯编码，让每个食品都拥有相应的“身份标识”，使得人们能了解到食品产生的全过程。

（6）**新时代互联网食品安全治理工作需要进一步探索、创新** 加强网络食品安全是市场监督管理的新焦点。伴随着《电子商务法》的实施，网络交易监管力度将进一步增大。互联网给食品监管带来新挑战，也为食品安全社会共治带来“大数据”支持、风险交流等新契机。为充分保障食品安全和消费者权益，需要加快制定网络食品监督抽查规范，从规范性角度明确适应电子商务的产品质量监督抽查模式，进一步增强电商食品安全监管的科学性和有效性。

（7）**加强食品卫生的宣传教育** 现代社会是信息化社会，要充分利用互联网、电视、电台、报纸等新闻媒体来加强食品安全监管的正面宣传，包括：食品卫生法律法规，大要案件的查处，食品卫生知识的宣传，行政执法信息的综合分析、评估、告示等。

对各类食品从业人员进行食品卫生宣传教育，使之自觉、有效地遵守卫生操作规程，并维持良好的卫生环境；同时开展对消费者的食品卫生防病知识教育，提高消费者的食品安全意识和自我保护能力，使他们能充分认识和把握食品污染的各种来源，能识别食品的优劣，善于选购安全性良好的食品，能正确使用食品处理和保存方法等，从而使食品可能的危害在消费的最终环节降至最低限度。

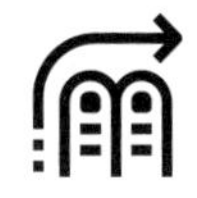

自测训练

1. 食品营养与卫生研究的主要内容是什么？
2. 目前，我国食品营养与卫生存在什么问题？

第一章
人体需要的能量和营养素

【学习目标】

了解人体对食物的消化吸收情况。熟悉各营养素对人体的功能、营养素缺乏症、营养素过多症、营养素正常推荐值、营养素主要来源及适宜摄入量等内容。培养学生具有较强的食品营养意识，培养他们吃苦耐劳、团队合作、务实严谨的职业素质。

营养素是维持机体正常生长发育、新陈代谢所必需的物质。人体所需的营养素有几十种，可概括为七大类：蛋白质、脂肪、碳水化合物、无机盐、维生素、水和食物纤维。人们摄取食物，进行消化、吸收和利用，从而满足人体生命活动所需的各种营养素和能量，提供细胞与组织生长发育与修复的材料，并维持机体的正常生理功能。

与营养有关的几个概念简述如下。

(1) **平均需要量** (estimated average requirement，EAR) EAR是根据个体生理需要量的研究资料制订的，是根据某些指标判断可以满足某一特定性别、年龄及生理状况群体中50%个体需要量的摄入水平。EAR是制订推荐营养素摄入量的基础。

(2) **推荐营养素摄入量** (reference nutrient intake，RNI) RNI相当于传统使用的营养素供给量 (RDA)，可满足某一特定性别、年龄及生理状况群体中绝大多数 (97%～98%) 个体需要量的摄入水平。长期摄入RNI水平，可以满足身体对该营养素的需要，保持健康和维持组织中有适当的储备。

(3) **适宜摄入量** (adequate intake，AI) AI是通过观察或实验获得的健康人群某种营养素的摄入量。例如纯母乳喂养的足月产健康婴儿，从出生到4～6个月，他们的营养素全部来自母乳。母乳中供给的营养素量就是他们的AI值。AI的主要用途是作为个体营养素摄入量的目标。

(4) **可耐受最高摄入量** (tolerable upper intake level，UL) UL是平均每日摄入营养素的最高限量。这个量对一般人群中的几乎所有个体都不至于损害健康。当摄入量超过UL而进一步增加时，损害健康的危险性随之增大。

(5) **宏量营养素可接受范围** (acceptable macronutrient distribution ranges，AMDR) 是指为预防产能营养素缺乏，同时又降低慢性病风险而提出的每日摄入量的下限和上限。常用占能量摄入量的百分比表示。

(6) **预防非传染性慢性病的建议摄入量** (proposed intakes for preventing non-communicable chronicdiseases，PI-NCD，**简称建议摄入量**，PI) 是以慢性病 (NCD) 的一级预防为目标，提出的必需营养素的每日摄入量。当慢性病易感人群某些营养素的摄入量达到PI值时，可以降低发生慢性病的风险。目前提出PI值的有维生素C、钾、钠。

(7) **特定建议值** (specific proposed levels，SPL) 近几十年的研究证明，传统营养素以外的某些膳食成分，具有改善人体生理功能、预防慢性病的生物学作用，其中多数属于植物化合物，特定建议值 (SPL) 是指膳食中这些成分的摄入量达到这个建议水平时，有利于维护人体健康。目前提出 SPL 值的有：大豆异黄酮、叶黄素、番茄红素、植物甾醇、氨基葡萄糖、花色苷、原花青素。

第一节　人体对食物的消化利用

食物在人体内经消化、吸收、代谢，促进机体生长发育、益智健体、抗衰防病、益寿延年的综合过程称营养。食物中的有效成分称为营养素。

消化是指食物通过消化管的运动和消化液的作用被分解为可吸收成分的过程，即食物在消化道内进行分解的过程。

吸收是指食物的可吸收成分透过消化管壁的上皮细胞进入血液和淋巴液的过程。不被吸收的残渣则由消化道末端排出体外。

人们对于食物有其共同的、也是最基本的营养要求，即：供给能量、维持体温，并满足生理活动和从事生活劳动的需要。食物可以提供构成细胞组织、供给生长发育和自我更新所需要的材料，并为制造体液、激素、免疫抗体等创造条件。另外，食物还可以保护器官功能、调节代谢反应，使机体各部分工作能协调地正常运行。人体对营养的需要也是食物所具备的营养功能，所以食物是合理营养的物质基础。

一、人体的消化系统

1. 消化道

消化道根据位置、形态、功能不同，包括口腔、咽、食管、胃、小肠、大肠及肛门等（见图 1-1）。

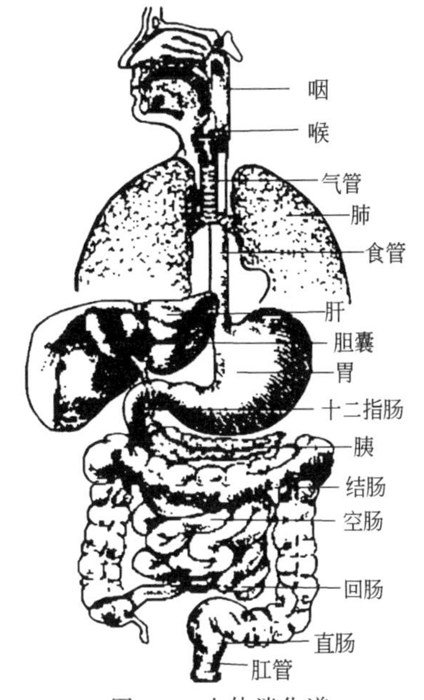

图 1-1　人体消化道

消化道中除咽、食管上端和肛门的肌肉是骨骼肌外，其余均由平滑肌组成。

它具有以下特点：

① 兴奋性低，收缩缓慢；

② 富于伸展性，最长时可为原来长度的 2～3 倍，如胃可容几倍于自己初始体积的食物；

③ 有一定紧张性，各部分如胃、肠等能保持一定的形状和位置，肌肉的各部分收缩均是在紧张性的基础上发生的；

④ 进行节律性运动；

⑤ 对化学、温度和机械牵张刺激较敏感，对内容物等的各种刺激引起的内容物推进或排空有重要意义。

2. 消化腺

大消化腺有大唾液腺、肝和胰腺，是体内主要的消化腺。小消化腺位于消化管壁内，如食管腺、胃腺和肠腺等。消化腺都有导管与消化道相通，使分泌的消化液能流入消化道。消化腺分泌的消化液由水、无机盐和少量有机物组成，其中最重要的成分是具有蛋白质性质的消化酶。

二、人体对食物的消化

人体对食物的消化分为机械性消化和化学性消化两种。靠消化道的运动把大块食物磨碎，叫机械性消化或物理性消化。通过消化液及消化酶的作用把食物中的大分子物质分解成可被吸收的小分子物质，叫化学性消化。

1. 各种消化液的成分及作用

(1) 唾液的成分及作用

① 唾液的成分　唾液的 pH 为 6.6～7.1，其中水分约占 99%，有机物主要为黏蛋白，还有唾液淀粉酶和少量无机盐（Na^+、K^+、Ca^{2+}、Cl^-、HCO_3^- 等），另有少量气体如 N_2、O_2 和 CO_2 等。正常人日分泌唾液量为 1～1.5L。

② 唾液的作用　湿润与溶解食物并刺激味蕾引起味觉反应；清洁和保护口腔；唾液淀粉酶可使淀粉水解成麦芽糖，对食物进行化学性消化。

(2) 胃液的成分及作用　胃是消化道中的一个袋状膨大部分，其位置和形状随人的体型、体位及胃内充盈度不同而有改变。中等程度充盈时，胃的大部分位于正中线左侧，小部分位于右侧。纯净胃液是一种无色透明的酸性液体（pH 0.9～1.5），主要成分是水、盐酸、Na^+、K^+ 等无机物，以及胃蛋白酶、黏蛋白等有机物。

① 胃酸　胃酸是由胃腺分泌，只有胃中才有此酸性分泌液。它的作用是激活胃蛋白酶原，为其造成适宜的酸性环境，以利水解蛋白质，抑制和杀灭胃内细菌。胃酸进入小肠后能刺激胰液和小肠液的分泌，并引起胆囊收缩排出胆汁。胃酸造成的酸性环境有助于小肠对 Fe^{2+}、Ca^{2+} 的吸收。

② 胃蛋白酶　由胃腺的主细胞分泌出来时为无活性的蛋白酶原，在盐酸作用下被激活(最适 pH 为 2)，是胃液中的主要消化酶，能将蛋白质进行初步水解。

③ 黏液　由胃黏膜表面的上皮细胞和胃腺中的黏液细胞分泌。其主要成分是糖蛋白，其次为黏多糖等大分子。在正常情况下胃黏膜表面常覆盖一层黏液，呈弱碱性，可中和盐酸和减弱胃蛋白酶的消化作用，故可保护胃黏膜，使其免于受到盐酸和蛋白酶的消化作用。同时，黏液还有润滑作用，可减少胃内容物对胃壁的机械损伤，对胃有保护作用。

④ 内因子　正常胃液中含“内因子”，它是分子量为 53000 的一种糖蛋白，可与维生素 B_{12} 结合并促进其吸收。

(3) 胆汁的成分及作用　胆汁的主要成分为胆盐、胆色素、磷脂、胆固醇及黏蛋白，还含有水、Na^+、K^+、Ca^{2+}、HCO_3^- 等。胆汁 pH 为 7.4 左右，一般认为胆汁中不含消化酶，其作用是激活胰脂肪酶，这对脂肪的消化吸收具有重要意义。

(4) 胰液的成分及作用　无色无臭的碱性液体，pH7.8～8.4，主要成分有 $NaHCO_3$ 和各种消化酶。

胰液含大量 $NaHCO_3$，能中和由胃进入小肠的盐酸，使肠内保持弱碱性环境，以利肠内消化酶的作用。

(5) 小肠液的成分及作用　小肠液的 pH 为 7.8，呈弱碱性。小肠中除含多种黏蛋白、肠激酶外，还含多种消化酶，此外还常混有脱落的上皮细胞、白细胞和微生物等。小肠液可以进一步分解肽类、二糖和脂类，使其成为可被吸收的物质，如麦芽糖酶分解麦芽糖、乳糖酶分解乳糖。

(6) **大肠液的成分及作用** 大肠可分泌少量碱性液体，pH8.3～8.4，主要成分为黏蛋白，可保护黏膜和润滑粪便。大肠液含酶很少，没有明显的消化作用。大肠内容物主要受细菌的分解作用。细菌所含的酶能使食物残渣与植物纤维素分解，对糖类和脂肪进行发酵式分解，对蛋白质进行腐败式分解。正常情况下，机体一方面通过肝脏对这些毒物进行解毒作用，另一方面通过大肠将这些毒物排出体外。大肠内细菌还能合成少量维生素 K 和某些 B 族维生素，其中一部分可被人体吸收，这对机体的营养和凝血有一定生理意义。

2. 人体对各类食物的消化

(1) **人体对糖类的消化** 正常人膳食糖类主要来源为淀粉，存在于所有谷类食物中，其次为蔗糖及牛乳中的乳糖。食物中糖类经消化道各种酶作用水解成单糖后才被吸收。消化过程如下：淀粉被口腔中的唾液淀粉酶、胃中的盐酸以及小肠中的胰淀粉酶等分解成麦芽糖、乳糖和蔗糖等小分子物质，这些小分子物质在小肠中的麦芽糖酶、乳糖酶和蔗糖酶的作用下进一步分解成葡萄糖、半乳糖和果糖。

(2) **人体对脂肪的消化** 脂肪在胆汁和搅拌作用下变为乳化脂肪，乳化脂肪在胰脂肪酶和肠脂肪酶的作用下分解成脂肪、甘油以及甘油一酯。

(3) **人体对蛋白质的消化** 食物单纯蛋白质在胃蛋白酶的作用下分解成䏡、胨、多肽，(小肠) 胰蛋白酶、胰糜蛋白酶（内肽酶)、氨基肽酶、羧基肽酶（外肽酶）将其分解成α-氨基酸、寡肽以及二肽。寡肽和二肽在（刷状缘）寡肽酶、氨基肽酶、二肽酶的作用下分解成α-氨基酸。

三、人体对营养物质的吸收

消化道内的吸收是指消化道内的物质，包括水分、盐类及食物的消化产物透过黏膜上皮细胞进入血液和淋巴液的过程。

1. 小肠是营养物质吸收的主要场所

在口腔和食道内，食物实际上是不被吸收的。胃只吸收少量酒精和水分，大肠尚能吸收水、无机盐和部分未被小肠吸收的养分。食物经消化后的各种营养物质主要在小肠被吸收。人小肠长度为 5～6m，其黏膜具有环状皱褶并有大量指状突起的绒毛，绒毛上的每一上皮细胞可有 600 条微绒毛，使小肠吸收面积大为扩大，估计全部小肠约有 $250m^2$ 的吸收面积。其中，大部分营养物质是在十二指肠和空肠吸收，当食物到达回肠时通常已吸收完毕。回肠被认为是吸收机能的储备，能主动吸收胆汁酸盐和维生素 B_{12}。

2. 吸收原理

人体对营养物质的吸收是通过以下方式进行的。

(1) **被动转运** 包括滤过、扩散和渗透等作用。滤过靠膜两边的流体压力差，如肠腔内压力超过毛细血管压时，水分或其他物质可借压力差滤入毛细血管内。渗透则有赖于半透膜两边存在的压力差，水分从渗透压低的一侧进入渗透压较高的一侧。

(2) **主动转运** 有些营养物质可由浓度较低的一侧穿过膜向浓度高的一侧转运，需消耗能量及依靠载体协助。物质主动转运中的载体是一种脂蛋白，它具高度特异性，载体转运物质所需的能量来自 ATP。

(3) **胞饮作用** 一种通过细胞膜的内陷将物质摄取到细胞内的过程，可使细胞吸收某些完整的脂类和蛋白质。这也是新生儿从初乳中吸收抗体的方式。这种未经消化的蛋白质进入体内可能是某些人食物过敏的原因。

3. 人体对各类营养物质的吸收

(1) **人体对糖类的吸收** 单糖是碳水化合物在小肠中吸收的主要形式。单糖的吸收不是简单的扩散而是耗能的主动过程，通过小肠上皮细胞膜刷状缘的肠腔面进入细胞内再扩散入血。因载体蛋白与各种单糖的结合不同，各种单糖的吸收速率也就不同。

单糖的主动转运与 Na^+ 的转运密切相关，当 Na^+ 的主动转运被阻断后，单糖的转运也不能进行。因此认为单糖的主动吸收需要 Na^+ 存在，载体蛋白与 Na^+ 和糖同时结合后才能进入小肠黏膜细胞内。单糖吸收的主要部位是在十二指肠和上段空肠，其被吸收后进入血液，经门静脉入肝脏，在肝内储存或参加全身循环。

(2) **人体对蛋白质的吸收** 吸收部位主要在小肠上段。未经分解的蛋白质一般不被吸收。其吸收机理与单糖相似，是主动吸收，需 Na^+ 的参与。

(3) **人体对脂肪的吸收** 脂肪经胆盐乳化，于十二指肠中在胰液、肠液和脂肪酶消化作用下水解为甘油、自由脂肪酸、甘油一酯、少量甘油二酯和未消化的甘油三酯。胆盐对脂肪的消化吸收具有重要作用，它可与脂肪的水解产物形成水溶性复合物，进一步聚合为脂肪微粒，通过胆盐微粒“引渡”到小肠黏膜细胞的刷状缘，以扩散方式被吸收。

(4) **人体对无机盐和维生素的吸收** 小肠和大肠的各个部位都可吸收无机盐，吸收速度取决于载体、pH、饮食成分等多种因素。

(5) **人体对水分的吸收** 小肠吸收水分的主要方式是渗透作用，在吸收其他物质过程中所形成的渗透压是促使水分吸收的重要因素；此外小肠收缩时使肠腔内流体压力差增高，也可使部分水以滤过方式吸收。

第二节 人体对能量的需要

一、能量概述

能量

人体为维持生命代谢和从事体力活动，每天都需要一定的能量，食物中能产生能量的营养素是碳水化合物、脂肪和蛋白质。

(1) **能量的单位** 传统上能量以千卡（kcal）为单位，是指使 1000g 水温度上升 1℃所需要的热量。国际通用的能量单位是焦耳（J）。1J 是用 1N 的力把 1kg 的物体移动 1m 所需要的能量。

1000J 即 1kJ（千焦）；1000kJ 即 1MJ（兆焦耳）。在营养学中能量供给和消耗一般都超过 1MJ，现在能量单位是用 J 或 MJ。

上述两种能量单位的换算如下：

1kcal＝4.184kJ　　1kJ＝0.239kcal　　1000kcal＝4184kJ＝4.184MJ

1000kJ＝239kcal　　1MJ＝239kcal

(2) **能量在体内存在的形式** 三大产能营养素进入机体后，通过生物氧化释放能量，一部分维持体温，另一部分形成腺苷三磷酸（ATP）储存于高能磷酸键中，在生理条件下释放能量供机体各组织器官活动需要。人体维持心脏跳动、血液循环、肺部呼吸、腺体分泌、物质转运等重要生命活动及从事体力活动等都需要消耗热能。

二、人体能量消耗的构成

人体的能量消耗主要用于维持基础代谢、食物特殊动力作用、体力活动和生长发育等。人体对能量的需要与能量消耗是一致的，无论是能量需要还是消耗，都包括以下几个方面。

1. 基础代谢所消耗的能量

基础代谢是维持人体基本生命活动的能量，即在无任何体力活动及紧张思维活动、全身肌肉松弛、消化系统处于静止状态下，用以维持体温、呼吸、血液循环、腺体分泌、肌肉的一定紧张度等的能量消耗。测定条件为：清醒、静卧、空腹（餐后 12～14h）、周围环境安静、温度适宜（18～25℃）。

基础代谢所消耗的能量受人体中枢神经活动、内分泌系统的状态、体表面积、年龄、性别、外界气温条件等因素的影响。一般成年女性基础代谢耗能低于成年男性，老年低于中年，成年低于儿童；体表面积大者高于体表面积小者，寒冷气候情况下高于温热气候情况下。

基础代谢率（basal metabolism rate，BMR）：指单位时间内人体基础代谢所消耗的能量，表示单位为 kJ/(m^2·h) 或 kJ/(kg·h)。一日基础代谢耗能为基础代谢率×24h。

2. 食物的特殊动力作用

食物的特殊动力作用（specific dynamic action）是指人体因进食行为引起体内能量消耗的增加，也称为食物的生热效应。这种能量消耗增加的机制至今仍不太明确。食物中蛋白质的特殊动力作用最强，其次是碳水化合物，脂肪最弱。一般来说，进食混合性膳食时，一日食物的特殊动力作用约为基础代谢耗能的 10%。

3. 从事活动所消耗的热能

体力活动包括职业活动、社会活动、家务活动和休闲活动等，人体从事活动所消耗的能量约占人体总能量消耗的 15%～30%，这部分能量消耗的多少取决于活动强度、活动方式、持续时间以及活动的环境条件等因素。

个体总能量需要量的不同因体力活动的差异而不同。因此，活动所消耗的能量也是人体控制能量消耗、维持能量平衡最重要的部分。

在营养学上将我国居民的活动强度分三个等级，即：

轻体力活动，如文员、售货员、教师、化学实验操作等工作；

中等体力活动，如机械操作、驾驶、电工、学生日常活动等；

重体力活动，如非机械化农业劳动、炼钢、非机械化装卸、采矿、伐木、舞蹈、体育等。

4. 生长所消耗能量

胎儿（孕妇）、婴幼儿、儿童、青少年的能量消耗除上述三方面以外，其生长发育也需要消耗能量。这些能量主要用于生长发育中新生组织的形成和代谢，如婴儿每增加 1g 体重约需 20.9kJ 的能量。

三、能量的食物来源及供给量

产能营养素的种类包括糖、脂肪、蛋白质等，它们普遍存在于各种食物中。动物性食物一般比植物性食物含有更多的脂肪和蛋白质；植物性食物中的粮食以糖类和蛋白质为主，油料作物含有丰富的脂肪，其中大豆含有大量油脂和蛋白质，至于水果、蔬菜类一般含能较少，但坚果（如核桃、花生等）含大量油脂，有很高的热能。每克碳水化合物所含能量为16.7kJ（4.0kcal），每克脂肪为37.7kJ（9.0kcal），每克蛋白质为16.7kJ（4.0kcal）。

（1）碳水化合物 碳水化合物在自然界分布很广。人类所需的碳水化合物主要由植物性食品提供，如米面、杂粮、根茎、果实、蜂蜜等食物碳水化合物含量都很丰富，特别是谷类中淀粉约占70%。动物性食品中只肝脏含有糖原，奶中含有乳糖，其他则含量甚微。体内糖原可由蛋白质或脂肪等非糖物质异生，正常情况下，不致发生缺乏。膳食中碳水化合物供给量主要与民族饮食习惯、生活水平、劳动性质及环境因素有关。碳水化合物一般供热约占全日总能的50%～65%。营养学者提倡多糖食物以谷类为主。

（2）脂肪 脂类是动植物组织中一类重要的有机化合物，它是用脂溶性溶剂在动植物组织中提取所得的各种化合物的总称。脂肪可以提供能量，是机体的“燃料仓库”，饥饿时机体首先消耗糖原、体脂，保护蛋白质。人体除红细胞和某些中枢神经系统外，均能直接利用脂肪酸作为能量来源。脂肪一般供热占全日总能的20%～30%。

（3）蛋白质 当碳水化合物或脂肪供能不足，或蛋白质摄入量超过体内蛋白质更新的需要时，蛋白质也是热能来源。蛋白质一般供热占全日总能的10%～15%。

四、能量代谢失衡

能量代谢失衡有两种情况：一种是长期能量摄入不足；另一种是长期能量摄入过多。

长期能量摄入不足，则会动用机体储存的糖原及脂肪，发生蛋白质-能量营养不良，临床主要表现消瘦、贫血、神经衰弱、皮肤干燥、脉搏缓慢、工作能力下降、体温低、抵抗力低，儿童出现生长停顿等。

长期能量摄入过多，则会造成人体超重或肥胖，血糖升高，脂肪沉积，肝脂增加，肝功能下降，过度肥胖还会造成肺功能下降，易造成组织缺氧。肥胖并发症主要有脂肪肝、糖尿病、高血压、胆结石、心脑血管疾病及某些癌症等。

第三节 人体对蛋白质的需要

蛋白质（protein）是由许多α-氨基酸按不同比例、不同顺序，互相之间以酰胺键（肽键）相连并具有一定空间结构的一类高分子化合物。它是构成生物体最基本的结构物质和功能物质，是一切生命的物质基础。蛋白质主要由碳、氢、氧、氮四种元素组成，此外还含有硫、磷、铁和铜等元素。

蛋白质是组成人体的重要成分之一。在人和动物的新鲜组织中，蛋白质占20%左右。

一、蛋白质的生理功能

1. 构成人体组织的重要成分

蛋白质是构成人体组织和细胞的重要成分，是生命的存在形式。

人体的所有组织和器官都是以蛋白质为基础，如人体的肌肉组织和心、肝、肾等器官均含有大量蛋白质；骨骼、牙齿中含有大量的胶原蛋白；指甲、趾甲中含有角蛋白；细胞从细胞膜到细胞内的各种结构中均含有大量的蛋白质。

2. 构成体内各种重要的生理活性物质

蛋白质作为酶对机体新陈代谢起着催化作用；作为激素参与调节人体生理功能，激素中有许多是蛋白质和肽，如胰岛素、降钙素、胰高血糖素、甲状腺激素等；蛋白质可进行氧气的输送，由血红蛋白将氧气运送至全身组织细胞，用于氧化能源物质（碳水化合物、脂肪和蛋白质），使生物获取更多的能量，供生命活动。

此外，蛋白质还与维持机体酸碱平衡、维持水分的正常分布、完成肌肉收缩、提高机体免疫功能以及遗传信息的传递有关。

3. 为机体提供氮源，维持正氮平衡

蛋白质在体内处于不断合成和分解的动态平衡状态。正常情况下，成年人体内蛋白质含量相对稳定，约占人体重量的16.3%，但组织细胞需不断更新，成人体内全部蛋白质每天约有3%的更新，这些体内蛋白质分解成氨基酸以后，大部分重新合成蛋白质，此即为蛋白质的周转率，只有一小部分分解成为尿素及其他代谢产物排出体外。因此，成年人也必须每日摄入足够量的蛋白质，以补充被分解并排出的那部分蛋白质，维持其组织的更新。

机体氮平衡有三种类型，即：摄入的氮＝排出的氮，称为氮的平衡或氮的零平衡，正常的成年人多为此状况；摄入的氮＞排出的氮，称为正氮平衡，多指生长发育期的儿童、孕妇及疾病恢复期病人；摄入的氮＜排出的氮，称为负氮平衡，多指饥饿或消耗性疾病患者。

4. 供给能量

碳水化合物、脂肪、蛋白质是供给人体所需能量的三大营养素。供给热能不是蛋白质的主要功能，但是在组织细胞不断更新过程中，蛋白质分解成氨基酸后，有一小部分不再利用而分解产热；也有一部分吸收的氨基酸，由于摄食过多或不符合体蛋白合成的需要，则氧化产热。

如果碳水化合物和脂肪所供热能不足，机体首先要满足热量的需要，此时机体就会动用蛋白质产热。

5. 活性蛋白质的特殊作用

除上述蛋白质外，机体还存在一些发挥特殊作用的活性蛋白质，例如：抑制胆固醇蛋白质，控制食欲蛋白质GLP-1，抗癌、抗冻、抗菌及促进食欲的活性蛋白质等。

6. 活性肽的作用

人类摄食蛋白质，经消化道酶作用后，大多数以肽的形式消化吸收，以游离氨基酸的形式吸收的比例很小。肽比游离氨基酸消化更快、吸收更多，肽的生物效价和营养价值比氨基酸更高。生物活性肽是当前极具开发前景的功能因子。

二、人体对氨基酸的需求

人体细胞和组织蛋白质约占人体干重的45%，蛋白质可被酸、碱和蛋白酶催化水解成分子量大小不等的肽和氨基酸，从蛋白质水解物中分离出来的氨基酸主要有20余种。

氨基酸对人体有重要作用，主要体现在以下几方面：供给机体营养；调节机体功能；增强机体免疫力；维护心血管功能；改善肝肾功能；减低放化疗损害；促进激素分泌；促进蛋白质合成。

1. 必需氨基酸和非必需氨基酸

必需氨基酸（essential amino acid）是指人体需要，但在体内不能合成或合成的数量不能满足人体的需要，而必须由食物供给的氨基酸。对成人来说，必需氨基酸有 8 种，包括赖氨酸、苏氨酸、蛋氨酸、亮氨酸、异亮氨酸、苯丙氨酸、色氨酸、缬氨酸；对婴幼儿来说，除上述 8 种外，还有组氨酸，共 9 种。非必需氨基酸（nonessential amino acid）是人体需要，但能利用其他氮源合成，不一定要由食物供给的氨基酸。非必需氨基酸通常有甘氨酸、丙氨酸、丝氨酸、胱氨酸、半胱氨酸、天冬氨酸、天冬酰胺、酪氨酸、精氨酸、脯氨酸和羟脯氨酸。非必需氨基酸充足可减少必需氨基酸转变成非必需氨基酸的消耗。几种常见食物蛋白质中必需氨基酸的含量情况及相互间的比值见表 1-1。

表 1-1　几种食物蛋白质中必需氨基酸含量及相互间的比值

必需氨基酸	全鸡蛋		黄豆		稻米		面粉		花生	
	含量/%	比值	含量/%	比值	含量/%	比值	含量/%	比值	含量/%	比值
色氨酸	1.5	1.0	1.4	1.0	1.3	1.0	0.8	1.0	1.0	1.0
苯丙氨酸	6.3	4.2	5.3	3.8	5.0	3.8	5.5	6.9	5.1	5.1
赖氨酸	7.0	4.7	6.8	4.9	3.2	2.5	1.9	2.4	3.0	3.0
苏氨酸	4.3	2.9	3.9	2.8	3.8	2.9	2.7	3.4	1.6	1.6
蛋氨酸	4.0	2.7	1.7	1.2	3.0	2.3	2.0	2.5	1.0	1.0
亮氨酸	9.2	6.1	8.0	5.7	8.2	6.3	7.0	8.8	6.7	6.7
异亮氨酸	7.7	5.1	6.0	4.3	5.2	4.0	4.2	5.3	4.6	4.6
缬氨酸	7.2	4.8	5.3	3.8	6.2	4.8	4.1	5.1	4.4	4.4

2. 必需氨基酸的需要量及模式

必需氨基酸的需要量随人体年龄的增长而不断下降。婴儿和儿童对蛋白质和必需氨基酸的需要量比成人高，主要用以满足生长、发育的需要。

组成人体各种组织的蛋白质的氨基酸是按一定比例组成的，因此每日膳食中蛋白质所提供的氨基酸也应该与人体组织的一致，只有这样才能有效地利用膳食中的蛋白质。

必需氨基酸需要量模式是指各种氨基酸需要量之间相互搭配的比例。膳食蛋白质中必需氨基酸的模式越接近人体蛋白质组成，就越容易满足人体合成蛋白质的需要，越容易被人体利用，其营养价值也就越高。故此，当必需氨基酸供给不足或不平衡时，蛋白质合成均会受到影响。1985 年 FAO/WHO/UNU 联合专家会议，提出必需氨基酸需要量模式，见表 1-2。

3. 限制氨基酸

被吸收到人体内的必需氨基酸中，能够限制其他氨基酸利用程度的氨基酸，称为限制氨基酸（limiting amino acid）。也就是说，食物蛋白质中各种必需氨基酸构成的比值与人体蛋白质各种必需氨基酸构成的比值相比较，其中不足者为限制氨基酸。食物蛋白质因某种必需氨基酸含量不足或缺乏，限制了该食物蛋白质在人体内的利用，以不足程度排列，分别称为第一、第二或第三限制氨基酸。如粮谷类蛋白质的第一限制性氨基酸是赖氨酸；第二限制性氨基酸为蛋氨酸；第三限制性氨基酸为色氨酸。

表 1-2 必需氨基酸需要量模式与优质动物蛋白的比较 单位：mg/g 蛋白质

氨基酸		需要量模式				食物含量		
		婴儿[①] 平均(范围)	学龄前儿童 (2～5岁)	学龄儿童 (10～12岁)	成人	鸡蛋	牛乳	牛肉
组氨酸		26(18～36)	(19)	(19)	16	22	27	34
异亮氨酸		46(41～53)	28	28	13	54	47	48
亮氨酸		93(83～107)	66	44	19	86	95	81
赖氨酸		66(53～76)	58	44	16	70	78	89
蛋氨酸＋半胱氨酸		42(29～60)	25	22	17	57	33	40
苯丙氨酸＋酪氨酸		72(68～118)	63	22	19	93	102	80
苏氨酸		43(40～45)	34	28	9	47	44	46
色氨酸		17(16～17)	11	(9)	5	17	14	12
缬氨酸		55(44～77)	35	25	13	66	64	50
总计	包括组氨酸	460(408～588)	339	241	127	512	504	479
	不包括组氨酸	434(390～552)	320	222	111	490	477	445

① 人乳的氨基酸组成。

根据食物蛋白质中氨基酸的种类、数量及比值将蛋白质分为：完全蛋白质、部分完全蛋白质和不完全蛋白质。完全蛋白质是一种优良蛋白质，含有人体所需的必需氨基酸，并且种类齐全、数量充足、比例适合，不仅能维持人体的生命和健康，还能促进儿童的生长和发育。例如：奶类中的酪蛋白、乳白蛋白；小麦中的谷蛋白；蛋类中的卵白蛋白和卵黄蛋白；肉中的白蛋白；大豆中的大豆球蛋白及玉米中的谷蛋白。部分完全蛋白质是指含有各种氨基酸，但含量多少不均，相互比例不适合，若作为膳食中唯一的蛋白质来源，只可维持生命，但不能促进儿童的生长发育，例如小麦、大麦中的麦胶蛋白等。不完全蛋白质是指含有必需氨基酸种类不全，若作为膳食蛋白质的唯一来源，既不能维持生命，也不能促进儿童生长发育，例如玉米中的玉米胶蛋白等。

将几种食物（如谷类和肉类，或谷类和大豆）混合使用，使其中必需氨基酸缺陷得以互补，以提高食物蛋白质营养价值的作用，称蛋白质互补作用。蛋白质生物价越高，食物蛋白质被机体利用的程度越高，该食物蛋白质的营养价值越高。几种食物蛋白质互补前后的生物价见表 1-3。

表 1-3 几种食物蛋白质互补前后的生物价

名称	食物蛋白质的配合比例/%	生物价(BV)	
		单独进食	混合进食
豆腐	42	65	77
面筋	58	67	
小麦	67	67	77
大豆	33	64	
大豆	70	64	70
鸡蛋	30	94	
玉米	40	60	73
小米	40	57	
大豆	20	64	

注：引自王莉主编. 食品营养学. 北京：化学工业出版社，2006。

三、食用蛋白质的来源和推荐膳食摄入量

1. 食用蛋白质的来源

膳食中蛋白质的来源主要有动物性食物和植物性食物。动物性食物的蛋白质含量高，质量好，如各种肉类、奶类、蛋类、鱼类等。其中畜禽肉类蛋白质含量为10%～20%，鱼类为16%～18%，蛋类含蛋白质11%～14%，是优质蛋白质的重要来源。奶类（牛乳）一般含蛋白质3.0%～3.5%，是婴幼儿蛋白质的最佳来源。

植物性食物中所含蛋白质一般不如动物性蛋白质含量高，也不如动物性蛋白质质量好，但仍是人类蛋白质的主要来源。谷类作为中国居民的主食，其中蛋白质含量居中（约10%），是膳食蛋白质的主要来源。豆类含有丰富的蛋白质，特别是大豆含蛋白质高达40%左右，氨基酸组成也比较合理，在体内的利用率较高，是植物蛋白质的良好来源。蔬菜、水果等食品蛋白质含量很低，在蛋白质营养中作用也很小。

另外，花生、核桃等坚果中蛋白质含量也很高，为15%～30%。

2. 中国居民膳食蛋白质的推荐摄入量

我国居民每日膳食蛋白质摄入量为：1岁以内婴儿9～25g，1～7岁25～40g，14岁青少年60～75g，成年男性65g、女性为55g。

四、蛋白质的缺乏和过量

正常情况下，人体内蛋白质的含量处于动态平衡状态，人体摄入蛋白质量缺乏或过多都会影响人体健康。

1. 蛋白质摄入缺乏

（1）以消瘦为特征的混合型蛋白质-能量缺乏 具体是指蛋白质和能量摄入均严重不足的营养缺乏病，主要临床表现为体重下降、消瘦、血浆蛋白下降、免疫力下降、贫血、血红蛋白下降等。

（2）以浮肿为特征的蛋白质缺乏 具体是指能量摄入基本满足，但蛋白质摄入严重不足的营养缺乏病，主要临床表现为全身水肿、虚弱、表情淡漠、生长滞缓以及头发变色、变脆、易脱落和易感染等。

孕妇缺乏蛋白质将影响胎儿脑细胞发育。儿童、青少年缺乏蛋白质则生长发育迟缓、消瘦、体重过轻甚至智力发育障碍；成年人缺乏蛋白质则表现为疲倦、体重下降、肌肉萎缩、贫血等。若蛋白质长期摄入不足，可逐渐形成营养性水肿，严重时导致死亡。

据世界卫生组织资料得知，目前全球约有500万儿童患蛋白质-能量缺乏症，其主要分布在非洲、南美洲、南亚洲及中东等地区。在我国，儿童蛋白质营养不良主要见于边远山区和不发达地区，儿童严重的蛋白质营养不良（临床表现生长发育迟缓和体重偏低）已不常见。

2. 蛋白质摄入过量

蛋白质摄入过量，会产生许多对人体有毒副作用的代谢物，进而引起营养缺乏、酸碱度

失衡、尿酸蓄积，导致多种疾病（如痛风等）。另外，过多动物性蛋白会加重肾脏的负荷；造成含硫氨基酸摄入过多，可加速骨骼中钙质的丢失，易产生骨质疏松。此外，蛋白质摄入过多，还会导致心脏病、动脉硬化，增加癌症的患病风险，如直肠癌、胰腺癌、肾癌及乳腺癌等。

五、蛋白质营养价值的评价

1. 食物中蛋白质的含量

一般食物中含蛋白质越多，相对地其营养价值也就越高。蛋类、奶类、鱼类、瘦肉类和大豆类蛋白质的营养价值较高，而一般植物性食物的营养价值较低。各种蛋白质的平均含氮量为16%。一般采用凯氏定氮法测定食物蛋白质的含量，根据测出的食物中蛋白质的含氮量，再乘以换算系数6.25即可得出蛋白质含量。

2. 蛋白质的消化率

食物蛋白质在体内消化率的高低是评价食物营养价值的重要因素之一。蛋白质消化率越高，其营养价值越高。

蛋白质消化率也称蛋白质真消化率，反映蛋白质在消化道内被分解和吸收的程度。

食物蛋白质消化率除受人体因素影响之外，还受食物因素的影响，如食物的属性、抗营养因子的存在、加工的条件及同时食入的营养素等。如进食整粒大豆，其蛋白质消化率为60%，将大豆加工成豆腐后则提高到90%。

一般动物来源的蛋白质消化率较高，植物来源的蛋白质消化率相对较低。

3. 蛋白质利用率

蛋白质利用率指食物蛋白质被消化吸收进入人体后被利用的程度。反映食物蛋白质利用率的指标很多，各指标均从不同方面评价食物蛋白质被机体利用的程度，下面介绍几种常用的指标。

（1）蛋白质的生物价（BV）　指食物蛋白质被吸收后在体内贮留的氮与被吸收氮的比值。

$$\text{生物价(BV)}=\frac{\text{氮贮存量}}{\text{氮吸收量}}=\frac{I-(F-F_k)-(U-U_k)-(S-S_k)}{I-(F-F_k)}$$

式中，U为尿氮；U_k为尿内源性氮（即无蛋白摄入时尿中排出的氮）；F及F_k分别为粪氮及粪内源性氮；I为摄入氮；S为从皮肤等通道损失的氮；S_k则为（无蛋白膳食）对照状态下从皮肤等途径损失的氮。

生物价反映食物蛋白质消化吸收后在体内真正被利用程度的指标。蛋白质生物价越高，食物蛋白质被机体利用的程度越高。表1-4为常见食物蛋白质的生物价。

（2）蛋白质的净利用率（NPU）　蛋白质的净利用率是机体氮贮留量与氮的摄入量之比。理论上可以用蛋白质的生物价乘以消化率求出。NPU在一定程度上反映了蛋白质实际被利用的程度，是一种常用的评价蛋白质营养价值的指标，但对于难消化的蛋白质，评价结果可能偏低。

表 1-4 常见食物蛋白质的生物价

食物蛋白质	生物价	食物蛋白质	生物价
鸡蛋蛋白质	94	玉米	60
鸡蛋白	83	生大豆	57
鸡蛋黄	96	熟大豆	64
脱脂牛乳	85	扁豆	72
鱼	83	蚕豆	58
牛肉	76	白面粉	52
猪肉	74	白菜	76
大米	77	红薯	72
小米	57	马铃薯	67
小麦	67	花生	59

注：引自刘志诚，于守洋主编．营养与食品卫生学．北京：人民卫生出版社，1987。

(3) **蛋白质功效比（PER）** 蛋白质功效比是指实验动物在规定的实验条件下每摄取 1g 蛋白质体重增加的量。蛋白质功效比被广泛用于对婴幼儿食品中的蛋白质进行评价。PER 可用下式表示：

$$蛋白质功效比值(PER)=\frac{动物增加体重(g)}{食用蛋白质的量(g)}$$

PER 值大者营养价值高，如：全蛋为 4.4、大豆为 2.4、麦麸为 0.4。

六、蛋白质在食品加工中的变化

1. 热处理引起的变化

在目前采用的食品加工主要方法中，热处理对蛋白质的影响最大。

(1) **有利的影响** 热烫或蒸煮可以使对食品保藏不利的酶失活，避免酶促氧化产生不良的色泽和风味；适当热处理可使蛋白质发生变性，有利于蛋白酶的水解，易于消化吸收；加热可破坏食品中存在的某些有害物质，如生大豆中的胰蛋白酶抑制剂等；适当的热处理还会产生一些风味物质，有利于食品感官质量的提高。

(2) **不利影响** 食物如过度加热，会降低食物的风味和营养价值。氨基酸的破坏即为原因之一。在糖的存在下，蛋白质分子中的氨基与糖分子羰基发生羰氨反应，即美拉德反应，引起食品的褐变和营养成分的破坏，尤其是赖氨酸的损失最大。

2. 碱处理引起的变化

碱处理，现已普遍用于蛋白质的浓缩和分离。对食品进行碱处理，尤其与热处理并用，可使许多氨基酸残基发生异构化，即氨基酸的消旋化。它可部分抑制蛋白质的水解消化作用；还可使蛋白质分子间或分子内形成交联键，生成新的氨基酸（如赖丙氨酸等，此氨基酸几乎不被人体吸收）。如碱处理可引起精氨酸、胱氨酸、色氨酸、丝氨酸和赖氨酸的消旋作用，从而降低其营养价值。

3. 低温处理引起的变化

（1）**冷却** 将食品的贮藏温度控制在略高于食品的冻结温度，此时微生物的繁殖受到抑制，蛋白质较稳定，对风味影响较小。

（2）**冷冻** 冷冻对食品的风味有些影响，对蛋白质营养价值无影响，但对蛋白质的品质有严重影响。例如肉类食品经冷冻及解冻，组织及细胞膜被破坏，蛋白质变性，因而质地变硬、保水性降低；又如鱼蛋白非常不稳定，经过冷冻或冷藏后组织中肌球蛋白变性，并与肌动球蛋白结合，导致了肌肉变硬、持水性降低，同时鱼脂肪中不饱和脂肪酸含量高，极易发生自动氧化反应。

蛋白质在冷冻条件下的变性程度与冷冻速度有关，一般来说，冷冻速度越快，形成的冰晶越小，挤压作用也小，变性程度也就越小。故在食品加工中，一般都是采用快速冷冻。

4. 脱水干燥

食品经脱水干燥后，便于贮存和运输，但如温度过高，时间过长，蛋白质中的结合水会受到破坏，引起蛋白质变性，从而使食品的复水性降低，硬度增加，风味差。所以较好的干燥方法是冷冻真空干燥，它不仅使蛋白质变性少，还能保持食品原来的色、香、味。

5. 辐射引起的变化

辐射技术是利用放射线对食品进行杀菌，抑制酶的活性，减少营养损失。但蛋白质也会有轻微程度的辐射分解，肉类食品在射线作用下最易发生的变化有：脱氨、脱羧、交联、降解等作用，使食品风味有所降低。

6. 酶水解引起的变化

使用蛋白酶进行简单的水解，不仅可制取具有功能性的食品蛋白，而且不会破坏其营养。酶水解蛋白质除可释放出各种为人类所需要的生物活性肽之外，将食物降解为不同链长的肽，还可以使其更易被消化。

第四节 人体对碳水化合物的需要

一、碳水化合物概述

碳水化合物是多羟基醛或多羟基酮及其衍生物的总称，亦可称为糖类，是由碳、氢、氧三种元素构成的一大类化合物。碳水化合物是食品的重要成分，人体总能量的60%～70%来自食物中的碳水化合物。中国人普遍以淀粉类食物为主食，主要包括大米、面粉、玉米、小米以及豆类、根茎类等富含淀粉的食品。

从分子结构和性质分类，通常将碳水化合物分为单糖、双糖、多糖三类，此外也包括糖的衍生物，如糖醇类物质。

从被人们吸收利用的角度来看，食物中的碳水化合物又可分成两类：一类是可以吸收利用的有效碳水化合物，如单糖、双糖以及多糖中的淀粉等；另一类是不能消化的无效碳水化合物，如多糖中的纤维素，但它是健康饮食不可缺少的物质。

二、碳水化合物的生理功能

1. 供给能量和节约蛋白质

碳水化合物是人类获取能量的最经济、最主要的来源。人体每天所需能量的55%～65%来源于碳水化合物。碳水化合物在体内主要以葡萄糖的形式被吸收，并迅速氧化给机体提供能量，氧化最终产物为二氧化碳和水。1g葡萄糖彻底氧化可产生16.7kJ（4kcal）的能量。心脏和中枢神经系统只能利用碳水化合物来供能。

当机体摄入碳水化合物不足时，为了满足自身能量的需要，机体将动用体内蛋白质提供能量，这样会使机体蛋白质受到损失，影响健康；相反，当机体摄入碳水化合物充足时，机体首先利用碳水化合物供给能量，这样就减少了蛋白质作为能量的消耗，这就是碳水化合物节约蛋白质的作用。

2. 构成机体组织的重要物质

碳水化合物是构成机体的重要组成成分，并参与细胞的许多生命活动。

所有神经组织和细胞都含有碳水化合物，如糖和蛋白质结合生成的糖蛋白是构成人和动物体中结缔组织的胶原蛋白、黏膜组织的黏蛋白、血浆中的转铁蛋白、免疫球蛋白等的重要组成成分；再如糖和脂肪形成的糖脂是细胞膜和神经组织的重要组成成分；核糖和脱氧核糖是构成核酸的重要组成成分。

3. 抗生酮作用

正常情况下，血中酮体含量很少，但在碳水化合物缺乏（如饥饿、禁食）或糖代谢障碍（如糖尿病）时，脂肪动员加强，脂肪酸氧化增多，再加上糖代谢减少，从而丙酮酸量减少，导致与乙酰辅酶A缩合形成柠檬酸的草酰乙酸量减少，从而酮体（如丙酮酸、乙酰乙酸等）生成过多，过多的酮体将随血液循环运至肝外组织氧化利用。肝外组织氧化酮体是有一定限度的，当血酮体过高，超过肝外组织利用酮体的能力，引起血中酮体升高，高过肾回收能力时，则尿中出现酮体，即为酮症。因酮体中乙酰乙酸及β-羟丁酸都是相对较强的有机酸，如在体内堆积过多可引起代谢性酸中毒。如果碳水化合物摄入充足，可避免酮酸中毒，这就是碳水化合物的抗生酮作用。

4. 维持神经系统的功能和解毒作用

正常情况下神经组织主要靠葡萄糖氧化供给能量，若血液中葡萄糖水平下降（低血糖），神经组织供能不足，则易出现昏迷、四肢麻木、烦躁易怒等症状。

碳水化合物还有解毒作用。糖类代谢可产生葡萄糖醛酸，葡萄糖醛酸与体内毒素（如药物胆红素）结合进而解毒；机体肝糖原对某些细菌毒素有很强的抵抗能力，故充足的肝糖原能加强肝脏功能。

5. 提供膳食纤维

见本节三、膳食纤维。

6. 提供生物活性多糖

许多多糖类物质具有生物活性功能。生物活性多糖是一类品种繁多、生理功能多样的高分子碳水化合物聚合体，主要具有提高机体免疫力、抗肿瘤、抗衰老、抗疲劳等作用。如细菌的荚膜多糖有抗原性，肝脏、肠黏膜组织中的肝素具有对血液的抗凝作用等。多糖的生物活性作用已被广泛地应用于临床医学，已开发出口服液、发酵液、精粉等产品。

此外，碳水化合物还是食品工业中糖果、糕点的重要原料和辅助材料，同时也是其他多种食品的辅助材料。

三、膳食纤维

膳食纤维一词是20世纪70年代在营养学中出现的，此前仅有“粗纤维”之说。粗纤维是指食物经酸、碱、醇、醚等化学处理后留下的残渣。经这些处理后，膳食纤维已被消化而损失掉，故粗纤维不能反映膳食纤维的真实含量。

“膳食纤维”（或食物纤维）所含有的成分比“粗纤维”要广泛。膳食纤维是木质素与不能被人体消化道分泌的消化酶所消化的多糖的总称，包括植物中的纤维素、半纤维素、木质素、戊聚糖、果胶和植物胶质等。膳食纤维在人体内基本以原形通过消化道到达结肠，其中，50%以上可被细菌作用为低级脂肪酸、水、二氧化碳、氢气和甲烷。

大体上可将膳食纤维分为非水溶性和水溶性两大类。非水溶性的膳食纤维包括纤维素、半纤维素、木质素，为植物细胞壁的组成成分，存在于禾谷类、豆类种子的外皮及植物的茎叶中；水溶性膳食纤维则存在于细胞间质，包括果胶、藻胶、豆胶及树胶。

1. 膳食纤维主要营养特性

膳食纤维是一种不被消化吸收的物质，过去曾被认为是“废物”，现在认为它在保障人类健康、延长生命方面有着重要作用，因此，称它为第七种营养素。

① 膳食纤维具有吸收水分的作用，可以增加肠道及胃内的食物体积，增加饱足感，有利于控制体重和减肥。它又能促进肠胃蠕动，可缓解便秘。

② 膳食纤维可通过胃排空延缓、肠转运时间改变、可溶性纤维在肠内形成凝胶等作用而使糖的吸收减慢；也可通过减少肠激素如抑胃肽或胰升糖素分泌，减少对胰岛β细胞的刺激，减少胰岛素释放与增高周围胰岛素受体敏感性，使葡萄糖代谢加强。

③ 膳食纤维能吸附胆汁酸、脂肪等起到降血脂的作用，可吸附肠道中的有害物质，能加速食物中的致癌物质和有毒物质的移除，保护脆弱的消化道和预防结肠癌。

④ 改善肠道菌群，为益生菌的增殖提供能量和营养。膳食纤维在肠道易被细菌酵解，其中水溶性纤维可完全被细菌酵解，而非水溶性膳食纤维则不易被酵解。酵解后产生的短链脂肪酸可作为肠道细胞和细菌的能量来源，促进肠道蠕动，减少胀气，改善便秘。

⑤ 膳食纤维可在胃肠内结合无机盐，如钾、钠、铁等的阳离子形成膳食纤维复合物，影响其吸收。因而膳食纤维摄入过多会导致蛋白质、钙、铁等营养物质的吸收，出现营养不良。

2. 膳食纤维的来源和推荐膳食摄入量

膳食纤维主要存在于谷物、薯类、水果、豆类及蔬菜等植物性食品中，来源丰富。植物成熟度越高，其纤维含量也越高。食物中膳食纤维与食物种类的关系：一般谷物加工越精细，膳食纤维的含量越低。常见富含膳食纤维的食品见表1-5。

表 1-5 富含膳食纤维的食品

食品名称	膳食纤维含量/%	食品名称	膳食纤维含量/%
燕麦片	7.46	芝麻	11.58
糙米	2.92	花生	7.66
荞麦	4.74	甘薯	2.32
玉米	2.89	杏	8.29
脱脂大豆	15.96	苹果	1.63
菜豆	2.36	猕猴桃	2.65
南瓜	2.99	黑木耳	74.18
笋	2.27	海带	28.58
胡萝卜	2.55	紫菜	29.68
菠菜	2.50	干香草	43.41

英国国家顾问委员会建议膳食纤维摄入量为人均 25～30g/天；美国 FDA 推荐的总膳食纤维摄入量为人均每日 20～35g（成人）；澳大利亚有关机构指出，人均每日摄入膳食纤维 25g，可明显减少冠心病的发病率和死亡率。中国营养学会推荐：人体每日膳食纤维摄入量为 25～35g。但据测算，我国人均每日的实际摄入量仅为 14g 左右，摄入量严重不足，且摄入量随食品精加工水平的提高呈逐步下降趋势。

四、碳水化合物的食物来源和推荐膳食摄入量

1. 碳水化合物食物来源

碳水化合物主要来源于植物性食物，如谷类、薯类、根茎类等食物中碳水化合物的含量都很丰富，特别是谷物（如大米、小米、面粉、玉米等）中淀粉占 70%～80%，动物性食物中只有肝脏含有糖原、奶中含有乳糖。

2. 碳水化合物的参考膳食摄入量

膳食中碳水化合物的供给量主要根据民族饮食习惯、生活条件等而定，西方国家碳水化合物供热量占全日能量的 50%～55%，我国占全日能量的 50%～65%。一般来说，膳食组成中蛋白质、脂肪含量高时，碳水化合物的量可以低些，反之则应高些。

五、碳水化合物的不足和过剩

1. 碳水化合物摄入不足的危害

碳水化合物摄入不足，会使蛋白质用于能量代谢，同时对脂肪代谢不利。脂肪氧化不完全，会产生一定数量的酮体，酮体聚集引起血液酸度偏高，导致“酮症”，表现为疲乏、恶心、呕吐等，严重者可致昏迷。长期碳水化合物摄入不足，会造成生长发育迟缓、体重轻、容易疲劳、头晕等。

如果谷类食物摄入不足，还会造成 B 族维生素的缺乏。如果膳食纤维缺乏会引起胃肠道构造的损害和功能障碍，增加溃疡性结肠炎、肥胖症、糖尿病、高脂血症、动脉硬化及癌

症等疾病发生的风险。

2. 过多摄入碳水化合物的危害

高糖可刺激人体内胰岛素水平升高，促使血管紧张度增加，引发高血压。食入蔗糖过多者，糖尿病的发生率增加。糖还可影响体内脂肪的消耗，造成脂肪堆积，导致肥胖。高糖类饮食还会促进动脉粥样硬化的发生和发展。糖类还可引起龋齿和牙周病的发生。

对于简单碳水化合物，饮用牛乳和果汁以及食用适量的水果是十分重要的。但食用糖和其他甜味剂会提供大量体内不需要的热量从而对健康产生危害。

对于复杂碳水化合物，应避免仅仅食用低纤维碳水化合物，如淀粉（如马铃薯）和精加工的谷物（如白米饭、通心粉和白面包），因这些食品中的碳水化合物会被身体迅速转化为单糖。相反，应尽量多食用含大量纤维的碳水化合物，特别是豆类和全麦类食品对人体健康有益。

《中国居民膳食指南（2016）》推荐要求控制添加糖的摄入量，每天摄入不超过50g，最好控制在25g以下。

六、碳水化合物在食品加工中的变化

1. 淀粉的水解、糊化和老化

（1）淀粉的水解　淀粉与水一起加热容易发生水解反应，工业上水解淀粉有酸水解法、酶水解法、酸-酶水解法三种方法。酸水解法是利用无机酸为催化剂使淀粉彻底水解为葡萄糖。酶水解法是对糊化后的淀粉利用淀粉酶（α-淀粉酶、β-淀粉酶、葡萄糖淀粉酶）进行水解。酸-酶水解是酸法水解与酶法水解结合的一种淀粉水解方法，先用酸法水解淀粉至一定水解度，再用酶处理。

实际应用时，取决于所需要的最终产物的性质而选择适宜的方法。一般根据水解程度不同，工业上利用淀粉水解可生产糊精、淀粉糖浆（饴糖）、麦芽糖浆、葡萄糖等。

（2）淀粉的糊化　淀粉与水加热到一定温度（60～80℃）时，淀粉颗粒大量吸水膨胀后成为半透明的黏稠性糊状溶液的过程，称为淀粉的糊化。例如馒头、米饭的蒸煮即是淀粉的糊化过程。糊化后的淀粉称为α-淀粉，由于多糖分子吸水膨胀以及氢键断裂，使之容易被淀粉酶水解，易于消化。未糊化的淀粉称为β-淀粉，又称生淀粉，较难消化。糊化淀粉缓慢冷却后会生成难以消化的β-淀粉，即淀粉的老化或返生。

（3）淀粉的老化　经过糊化后的α-淀粉在室温或低于室温的条件下缓慢冷却后可生成难以消化的β-淀粉，这种现象称为淀粉的老化，俗称“淀粉的返生”。例如，凉的馒头、米饭放置一段时间后会变得硬和干缩，凉粉变得硬而不透明，年糕等糯米制品黏糯性变差，这些都是淀粉的老化所致。

老化后的淀粉与水失去亲和力，并且难以被淀粉酶水解，因而也不易被人体消化吸收。淀粉的老化首先与淀粉的组成密切相关，含直链淀粉多的淀粉易老化，不易糊化；含支链淀粉多的淀粉易糊化，不易老化。食物中淀粉含水量在30%～60%时易老化；含水量小于10%时不易老化。

食品工业中将刚刚糊化的淀粉（α-淀粉）迅速冷却脱水，或在80℃以上迅速脱水制作方便面、方便粥，这种食品吃时再复水，贮存时不会发生老化现象。利用淀粉加热糊化、冷却又老化的原理，可制作粉丝、粉皮、虾片等食品。

2. 焦糖化反应和羰氨反应

(1) **焦糖化反应** 在没有氨基化合物存在的情况下将糖类加热到其熔点以上时，也会生成黑褐色的物质（焦糖或酱色），这种作用称为焦糖化作用。此外，还生成一些裂解产物（挥发性的醛、酮等）。在食品加工中，焦糖化作用控制得当，可以使产品得到悦人的色泽及风味。

(2) **羰氨反应** 羰氨反应也称美拉德反应。碳水化合物在加热或长期贮存时，还原糖和氨基化合物发生褐变反应。经过一系列的变化生成的褐色聚合物称为类黑色素，它在消化道内不能水解，故无营养价值。这类反应往往伴随着食品色泽、风味的变化，与食品的保藏、加工、制造有密切的关系。

3. 沥滤的损失

食品加工中经沸水烫漂后的沥滤操作，可使蔬菜、水果装罐时的低分子碳水化合物及膳食纤维受到损失。如烫漂胡萝卜时其低分子的单糖和双糖分别损失 25%和 30%。不同种类及同一种类不同品种的蔬菜在烫漂后其低分子碳水化合物和膳食纤维的损失是不同的。

第五节 人体对脂类的需要

一、脂类概述

脂类是脂肪和类脂的总称，难溶于水，易溶于有机溶剂。它们是动植物的重要组成部分。脂肪是甘油和各种脂肪酸所形成的甘油三酯。类脂是一类在某些理化性质上与脂肪类似的物质，包括各种磷脂及类固醇，它们也广泛存在于许多动植物食品中。

1. 脂肪酸及其分类

脂肪酸根据碳氢链饱和与不饱和的不同可分为以下三类，即：

饱和脂肪酸（saturated fatty acids，SFA），碳氢链没有不饱和键；

单不饱和脂肪酸（monounsaturated fatty acids，MUFA），其碳氢链有一个不饱和键；

多不饱和脂肪酸（polyunsaturated fatty acids，PUFA），其碳氢链有两个或两个以上不饱和键。多不饱和脂肪酸最不稳定。

以饱和脂肪酸为主组成的脂肪在室温下呈固态，多为动物脂肪，如牛油、羊油、猪油等，但也有例外。富含单不饱和脂肪酸和多不饱和脂肪酸的脂肪在室温下呈液态，大多为植物油，如花生油、玉米油、豆油、坚果油（即阿甘油）、菜籽油等。

2. 胆固醇及其存在形式

(1) **胆固醇** 胆固醇又称胆甾醇。胆固醇广泛存在于动物体内，尤以脑及神经组织中最为丰富，在肾、脾、皮肤、肝和胆汁中含量也较高。其溶解性与脂肪类似，不溶于水，易溶于乙醚、氯仿等溶剂。

胆固醇是动物组织细胞所不可缺少的重要物质，它不仅参与形成细胞膜，而且是合成胆汁酸、维生素 D 以及甾体激素的原料。胆固醇经代谢还能转化为类固醇激素、7-脱氢胆固醇等，并且 7-脱氢胆固醇经紫外线照射就会转变为维生素 D_3，所以胆固醇不是对人体有害的物质。

胆固醇主要来自人体自身的合成，食物中的胆固醇是次要补充。专家建议，每天摄入50～300mg胆固醇为佳。

（2）胆固醇存在形式 胆固醇在血液中存在于脂蛋白中，其存在形式包括高密度脂蛋白胆固醇、低密度脂蛋白胆固醇、极低密度脂蛋白胆固醇几种。

① 低密度脂蛋白胆固醇 它是个“坏”胆固醇，是诱发各种心血管疾病的罪魁祸首，能对动脉造成损害。低密度脂蛋白超标一般被认为是心血管疾病的前兆。

② 高密度脂蛋白胆固醇 高密度脂蛋白有助于清除细胞中的胆固醇，具有清洁疏通动脉的功能。

3. 反式脂肪酸

反式脂肪酸是顺式脂肪酸的同分异构体。

反式脂肪酸是一类对健康不利的不饱和脂肪酸，在天然脂肪中有少量存在。除油脂氢化是反式脂肪酸的主要来源外，油脂在进行精炼脱臭过程中，因高温处理会使反式脂肪酸含量增加。烹调时习惯将油加热到冒烟及反复煎炸食物，这些油中反式脂肪酸也会增加。

反式脂肪酸对人体的危害如下所述。

（1）形成血栓 反式脂肪酸会增加人体血液的黏稠度和凝聚力，容易导致血栓的形成，对于血管壁脆弱的老年人来说，其危害尤为严重。

（2）影响发育 怀孕期或哺乳期的妇女，过多摄入含有反式脂肪酸的食物会影响胎儿的健康。

（3）影响生育 反式脂肪酸会减少男性激素的分泌，对精子的活跃性产生负面影响，中断精子在身体内的反应过程。

（4）降低记忆 研究认为，青壮年时期饮食习惯不好的人，老年时患阿尔茨海默病（老年痴呆症）的比例更大。

（5）容易发胖 反式脂肪酸不容易被人体消化，容易在腹部积累，导致肥胖。喜欢吃薯条等零食的人应提高警惕，油炸食品中的反式脂肪酸会造成明显的脂肪堆积。

（6）容易引发冠心病 法国国家健康与医学研究所的一项最新研究成果表明，反式脂肪酸能使有效防止心脏病及其他心血管疾病的胆固醇的含量下降。

2018年5月，世界卫生组织宣布计划在未来5年在世界范围内全面消除食物中的人造反式脂肪酸，将反式脂肪酸列为“全民公敌”。

《中国居民膳食指南（2016）》推荐要求每日反式脂肪酸摄入量不超过2g。

二、脂类的生理功能

1. 供给能量

脂肪最主要的功能就是供给能量。1g食物脂肪在体内可产生37.7kJ(9.0kcal)的能量，是营养素中产热量最高的一种。过量的碳水化合物、脂肪和蛋白质能转化为体脂肪储存在机体内，体内贮存的脂肪是人体的“能量库”。饥饿时，机体首先消耗糖原和脂肪，保护蛋白质。合理营养膳食要求脂肪供热占一日总能量的20%～30%。

2. 构成人体组织

脂类是人体的重要组成成分，广泛存在于生物体内。中性脂肪占体重的10%～20%，构成体脂肪组织，其含量可因体力活动和营养状况而变化，被称为动脂。其主要存在于人体皮下结缔组织、腹腔大网膜、肠系膜等处。类脂占总脂量的1%～5%，是构成细胞膜的基本成分，其含量稳定，不受机体活动和营养状况的影响，被称为定脂。例如，一些固醇是制造体内固醇类激素的必需物质，如肾上腺皮质激素、性激素等；磷脂是构成细胞膜、神经髓鞘外膜和神经细胞的主要成分。

3. 供给必需脂肪酸

必需脂肪酸是指人体必需的，且人体不能合成或合成数量不能满足机体需要的，必须从食物中摄取的脂肪酸，具体是指 n-6 系亚油酸、n-3 系亚麻酸。n-3 系中对人体最重要的两种不饱和脂肪酸是 DHA 和 EPA。EPA 是二十碳五烯酸的英文缩写，具有清理血管中的垃圾（胆固醇和甘油三酯）的功能，俗称“血管清道夫”；DHA 是二十二碳六烯酸的英文缩写，具有软化血管、健脑益智、改善视力的功效，俗称“脑黄金”。中国居民膳食营养素参考摄入量表 2013 版中建议我国成年人和老年人每天 EPA+DHA 可摄入 0.25～2g。

必需脂肪酸的生理功能主要有：必需脂肪酸是构成生物膜的主要成分，能参与脂肪、胆固醇的代谢和运转，是合成磷脂和前列腺素等的原料，其对放射线引起的皮肤损伤具有保护作用。

人体所需的必需脂肪酸是靠食物脂肪提供的。表 1-6 为常见食物亚油酸含量。过去认为亚油酸、亚麻酸、花生四烯酸这三种多不饱和脂肪酸都是必需脂肪酸。近年来的研究证明，只有亚油酸、亚麻酸是必需脂肪酸，而花生四烯酸可以利用亚油酸由人体合成。表 1-7 中列出了常用食物中多不饱和脂肪酸和饱和脂肪酸的含量。

表 1-6　几种食物中的亚油酸含量（占总脂肪百分比）

名　　称	亚油酸含量/%	名　　称	亚油酸含量/%
棉籽油	55.6	猪肉(瘦)	13.6
豆油	52.2	猪肉(肥)	8.1
玉米胚油	47.8	牛肉	5.8
芝麻油	43.7	羊肉	9.2
花生油	37.6	鸡肉	24.2
菜籽油	14.2	鸭肉	22.8
茶油	7.4	猪心	24.4
猪油	6.3	猪肾	16.8
牛油	3.9	猪肝	15.0
羊油	2.0	猪肠	14.9
鸡油	24.7	羊心	13.4
鸭油	19.5	鱼肉	20.9
黄油	3.6	鲤鱼	16.4

4. 维持体温和保护内脏器官

脂肪导热性低，贮存在皮下的脂肪，可以起到隔热、保温的作用；脂肪是脏器的支撑和保护者。缺少脂肪，肾脏、肝脏会下垂，严重时会发生游走肾；脂肪在体内可减少脏器之间的摩擦和震动。

5. 脂溶性维生素的提供者及溶剂

奶油、蛋黄油、鱼肝油中含有维生素 A 和维生素 D；许多植物油（如麦胚油、玉米油、菜油、芝麻油等）都含有维生素 E。膳食中有适量脂肪存在有利于脂溶性维生素的吸收。

表 1-7　常用食物中多不饱和脂肪酸和饱和脂肪酸的含量

食物名称	含量(占脂肪总量的比例)/%			食物名称	含量(占脂肪总量的比例)/%		
	饱和(S)	S/P 值	多不饱和(P)		饱和(S)	S/P 值	多不饱和(P)
菜籽油	21.5	4.5	4.78	猪肠	18.0	33.0	0.55
豆油	62.8	14.8	4.24	大黄鱼	20.2	37.4	0.54
芝麻油	46.6	12.5	3.73	带鱼	15.7	37.4	0.42
玉米油	48.3	15.2	3.18	对虾	15.4	37.6	0.41
棉籽油	55.6	17.9	3.11	瘦猪肉	13.8	34.5	0.40
花生油	37.6	19.9	1.89	猪肝	15.6	45.9	0.34
米糠油	35.2	21.1	1.67	羊肉	12.1	41.7	0.29
猪心	44.7	34.4	1.30	松花蛋黄	8.7	31.1	0.28
墨斗鱼	37.5	30.0	1.25	鸭蛋黄	5.7	27.1	0.21
鲤鱼	22.2	18.7	1.19	肥猪肉	8.7	41.4	0.21
鸡肉	29.9	25.6	1.17	猪油	8.5	42.5	0.20
鸡油	26.0	26.0	1.00	牛肉	9.0	47.4	0.19
鸭肉	23.8	25.3	0.94	牛油	6.3	52.5	0.12
鲫鱼	20.4	26.2	0.78	牛乳	6.7	60.9	0.11
鲢鱼	22.8	30.4	0.75	黄油	5.8	58.0	0.10
猪肾	28.2	44.8	0.63	全脂奶粉	4.9	61.3	0.08
兔肉	26.8	44.7	0.60	脱脂奶粉	4.5	64.3	0.07
鸡蛋黄	14.7	25.8	0.57	羊油	3.4	68.0	0.05

6. 增加饱腹感，促进食欲

脂肪在胃内消化较缓、停留时间较长，这是因为过多的油脂抑制胃液的分泌和胃肠的蠕动，因此摄入含脂肪高的食物，可增加饱腹感，使人不易感到饥饿；而且，没有脂肪或脂肪少的食物口感不好，脂肪能改变食物的感官性状，增加食物的香味，促进食欲。

三、脂类的食物来源及推荐膳食参考摄入量

1. 脂类食物来源

人类膳食脂肪主要来源于动物性脂肪和植物性脂肪。各种食物中含有一定的油脂和类脂。植物食品中如大豆、花生、芝麻等含油都较丰富。动物性食物（如肉、鱼等）含脂肪因部位及体脂含量的多少而有差异。动物的脑、心、肝、肾等富含磷脂，乳脂及蛋黄是婴幼儿脂类的良好来源。核桃、葵花籽等硬果或果仁中油脂含量也很高。一般的谷物、蔬菜、水果类食物油脂含量甚微。表 1-8 为一些食物的总脂肪含量。

表 1-8　一些食物的总脂肪含量

食　物	总脂肪含量/%	食　物	总脂肪含量/%
花生	39.2	马铃薯	0.8
玉米	4.3	芝麻	61.7
小米	3.5	瘦羊肉	13.6
白面	1.8	瘦牛肉	19.1
葵花籽	51.1	瘦猪肉	28.8
核桃仁	63.0	兔肉	0.9
杏仁	49.6	鸭肉	7.5
松子	63.3	鹅肉	11.2

动物脂肪相对含饱和脂肪酸和单不饱和脂肪酸多。植物油主要含不饱和脂肪酸。

2. 脂肪的供给量

世界各国对脂类的摄入量没有统一标准。不同地区由于经济发展水平和饮食习惯的差异，脂肪的实际摄入量有很大不同。我国营养学会建议膳食脂肪可接受范围不宜超过总能量的30%，儿童和少年为20%～35%，成人、老年人为20%～30%。其中饱和、单不饱和、多不饱和脂肪酸的比例应为1∶1∶1。亚油酸提供的能量达到总能量的1%～2%即可满足人体对必需脂肪酸的需要。

膳食中脂肪的供给量常因年龄、季节、劳动性质和生活水平而定。如在寒冷的冬季，在野外工作的人或重体力劳动者，热量消耗多，就应多吃些油脂。而在炎热的夏天，就应少吃油。此外，患肝胆疾病的人，胆汁分泌减少，脂肪不易消化，不宜多吃油；患痢疾、急性肠胃炎、腹泻的人，由于胃肠功能紊乱，不宜吃油腻的食物。至于幼儿、青少年，正处于生长发育阶段，活动量大，热能消耗多，适当多食用油脂则对健康有利。

四、脂类的缺乏症、过多症

1. 脂类的缺乏症

人体脂肪若长期供给不足，会影响大脑的发育，发生营养不良、生长迟缓和各种脂溶性维生素缺乏症，特别是危及皮肤健康的维生素A缺乏症。同时，脂肪长期摄入不足会导致必需脂肪酸缺乏，从而导致生长发育停滞、中枢神经系统功能异常、生殖功能丧失、眼及视网膜病变、肾功能衰竭和血小板功能异常等。

2. 脂类的过多症

脂肪摄入过多会引起超重、肥胖。膳食中脂肪总量与血清胆固醇水平以及冠心病死亡率呈正相关。膳食中脂肪总量过高对冠心病的发生有促进作用，而脂肪的种类会对动脉粥样硬化病变产生更大的影响。

近年来研究发现，脂肪摄入过多会引发肿瘤。高脂肪摄入量的人群中，结肠癌和乳腺癌发病率、死亡率均高，动物脂肪的摄入量与这两种癌症的发病率、死亡率呈正相关。

五、脂类的营养价值评价

食用油脂的营养价值，取决于它的消化率、稳定性、脂肪酸组成及维生素含量等。

1. 消化率

食物油脂的消化率与其熔点有密切关系。油脂中含不饱和脂肪酸多，熔点相对较低，消化吸收率高，例如植物油组成以亚油酸、亚麻酸等多不饱和脂肪酸为多，故其消化吸收率高；动物脂肪以饱和脂肪酸为多，熔点高，不易被人体消化吸收，如牛羊脂的熔点高于正常体温，在消化道中较难乳化和消化。黄油、奶油容易被消化和吸收。

2. 稳定性

油脂在空气中长时间放置或受理化因素影响会产生刺鼻臭味发生变质酸败。变质酸败的油脂不但有异味而且营养价值降低，因为其中的维生素、脂肪酸被破坏，甚至产生了有毒物质，不宜食用。

3. 脂肪酸种类及其含量

脂肪酸种类不同其营养价值也不相同。大多数植物油含不饱和脂肪酸较多，如大豆油、花生油、芝麻油、玉米油、阿甘油、葵花籽油等中的含量较多，而动物油含不饱和脂肪酸很低。通常植物油中的亚油酸含量高于动物脂肪。必需脂肪酸含量越高，油脂营养价值越高；反之，营养价值低。此外，鱼油中含有丰富的二十碳五烯酸（EPA）和二十二碳六烯酸（DHA），研究表明，以上两种多不饱和脂肪酸有降低血脂的功能。

【知识窗】

动物脂肪有什么好处？

动物脂肪具有浓郁的香气，无论是点心、油炸食品还是菜肴，只要稍微多放一点油，这些油就会渗出来。人们喜欢蛋挞、曲奇、酥饼之类的小吃，就是喜欢那种塑性脂肪与淀粉紧密交缠所带来的酥香口感。同时，动物脂肪对加热有更好的耐受性，产生的有害物质也相对很少。因此，使用动物油来做油炸食品，无论是安全性还是口感特性，都比用玉米油、葵花籽油、大豆油要强得多。但它也有两个健康隐患：饱和脂肪酸比例高，而且含有较多的胆固醇，会增加患心脑血管病的风险。

所以，我们应关注脂肪的摄入总量，降低烹调温度。那些需要高温加热和香酥口感的食物可用部分动物油；煮肉炖鸡的浮油也不必扔掉，可替代植物油用于烹调蔬菜，既不会增加脂肪的总量，也利用了它们增加了香气和改善了口感。

4. 脂溶性维生素的种类及其含量

脂溶性维生素含量越高，油脂营养价值越高。例如动物脂肪中鱼肝油、奶油、蛋黄油中含有较多维生素 A 和维生素 D，也容易消化吸收，所以营养价值高。猪油内不含维生素 A 和维生素 D，所以营养价值较低。植物油富含维生素 E。

六、脂类在食品加工、贮藏中的变化

1. 脂类的品质改良

（1）**油脂的精炼**　无论是采用压榨法还是浸出法制得的毛油都含有一定数量的杂质。这些杂质影响油脂的外观品质，油脂的精炼就是去除杂质，其步骤包括：脱胶、中和、脱色和去臭。油脂精炼期间的营养变化主要是高温的氧化破坏和吸附脱色的结果，影响较大的是维生素 E 和胡萝卜素的损失。

（2）**油脂的氢化**　油脂的氢化使不饱和脂肪酸分子中的双键与氢原子结合为不饱和程度较低的脂肪酸，成为氢化油或硬化油。这些氢化油广泛用于人造黄油、起酥油、增香巧克力糖衣及油炸用油。

（3）**脂肪的改变**　主要指改变脂肪的熔点范围和结晶性质，以及增加其在食品加工时的稳定性。

2. 油脂的酸败

油脂或油脂含量较多的食品，在贮藏期间，因空气中的氧气、日光、微生物、酶等作用，产生不愉快的气味，味变苦涩，甚至具有毒性，这种现象称为油脂的酸败，俗称油脂哈败。油脂的酸败不仅使味感变坏，还可以使其中的脂溶性维生素和必需脂肪酸被破坏。此外，还能产生各种有毒的成分，如酮、环氧丙醛及低分子脂肪酸。长期食用酸败的油脂对人体健康有害，轻者可引起呕吐、腹泻，重者会引起肝［肿］大等。

3. 油脂在高温下的化学变化

(1) **生成油脂热聚合物** 油脂加热后（温度≥300℃），黏度增大，逐渐由稠变胨直至凝固。油炸食品所用油逐渐变稠，即属于此类聚合反应。油脂聚合可形成多种形式的聚合体，如环状单聚体、二聚体、三聚体、多聚体等。由于环状单聚体能被机体吸收，所以毒性较强，会引起肝脏损坏。二聚体可使动物生长缓慢、肝［肿］大、生育功能出现障碍。三聚体不易被机体吸收，故无毒。亚麻油最易聚合，大豆油和芝麻油次之，橄榄油和花生油则不易聚合。在油炸烹饪中要尽量避免高温长时间加热，油炸用油不宜反复使用。

(2) **油脂的热氧化反应** 油脂在高温下还生成各种分解产物，如酮、醛、酸等，金属离子（如 Fe^{2+}）的存在可催化热解反应。发生热解的油脂，不仅味感变劣，且营养价值丧失，甚至有毒性。所以，在油炸烹饪时温度不宜过高，应保持在 150℃以下。

(3) **油煎腌肉可形成致癌物质** 腌制的腊肉、咸鱼中的脯氨酸、亚硝胺等化合物，经油煎后可转变为具有致癌性的亚硝基吡咯烷。

油脂间歇性加热比一次性加热更易变质。金属离子能使油脂的变质速度加快；油脂中添加抗氧化剂能降低油脂变质速度。

第六节　人体对维生素的需要

维生素（vitamin）又名维他命，是维持人体生命活动必需的一类有机物质，也是保持人体健康的重要活性物质。维生素在体内的含量很少，但在人体生长、代谢、发育过程中却发挥着重要的作用。

维生素大多不能在体内合成，必须从食物中摄取。有些维生素如维生素 B_6、维生素 K 等能由动物肠道内的细菌合成，合成量可满足动物的需要。动物细胞可将色氨酸转变成烟酸（一种 B 族维生素）；除灵长类动物（包括人类）及豚鼠以外，其他动物自身都可以合成维生素 C。植物和多数微生物都能自己合成维生素，不必由体外供给。许多维生素是辅基或辅酶的组成部分。

维生素种类较多，它们的化学性质不同，生理功能各异，人体所必需的维生素有十几种，一般按其溶解性质可分为水溶性维生素和脂溶性维生素两大类。

水溶性维生素包括 B 族维生素（维生素 B_1、维生素 B_2、烟酸、维生素 B_6、维生素 B_{12}、叶酸、泛酸、生物素）和维生素 C 两大类；脂溶性维生素包括维生素 A、维生素 D、维生素 E、维生素 K 四大类。

一、水溶性维生素

1. 维生素 B_1（硫胺素）

维生素 B_1 是最早被人们提纯的维生素，1896 年荷兰科学家伊克曼首先发现了它，1910 年它被波兰化学家丰克提取和提纯。维生素 B_1 是由一个嘧啶环和一个噻唑环通过亚甲基桥连接而成，分子中含有氨基和硫元素，又称硫胺素。维生素 B_1 略带酵母气味，易溶于水，微溶于乙醇。

(1) 生理功能 维生素 B_1 是糖代谢中辅酶的重要成分。它的主要功能是维持碳水化合物的正常代谢。维生素 B_1 是作为碳水化合物氧化过程中的一种辅酶起作用的。它能增进食欲，维持神经正常活动。如果膳食中维生素 B_1 摄入不足，碳水化合物代谢就会发生障碍。碳水化合物代谢障碍首先影响神经系统，因为神经系统所需要的能量主要来自碳水化合物。同时，碳水化合物的一些代谢不完全产物（如 α-酮酸）在血液中蓄积还会导致酸碱平衡紊乱。

(2) 缺乏 维生素 B_1 摄入不足时，轻者表现为肌肉乏力、精神淡漠和食欲减退，重者会得脚气病，主要累及神经系统、心血管系统和水肿及浆液渗出。临床上以神经型为主的称为干型脚气病；以水肿和心脏症状为主的称为湿性脚气病；以急性心脏病变为主者称脚气性心脏病。重病人可引起心脏功能失调、心力衰竭和精神失常。

(3) 供给量与食物来源 我国维生素 B_1 的每日膳食推荐摄入量为：1～14 岁 0.6～1.6mg，成人男性 1.4mg、女性 1.2mg，孕妇 1.5mg，乳母 1.5mg。

维生素 B_1 广泛存在于各类食物中，多存在于种子外皮及胚芽中，米糠、麦麸、黄豆、酵母和动物内脏、瘦肉中含量最丰富，极易被人体吸收，蔬菜和水果中含量不多。

(4) 加工影响 目前，谷物仍然是我国传统摄取维生素 B_1 的主要来源，过度碾磨的精白米、精白面会造成维生素 B_1 的大量丢失。由于维生素 B_1 是水溶性的，在食物的清洗、挤压、烫漂等过程中都有损失。

2. 维生素 B_2（核黄素）

维生素 B_2 又名核黄素，1879 年英国化学家布鲁斯首先从乳清中发现了它，1933 年美国化学家哥尔倍格从牛乳中提取，1935 年德国化学家柯恩成功合成。维生素 B_2 是由核糖醇和异咯嗪组成的衍生物，为橙黄色针状晶体，味微苦，溶于水，易溶于碱性溶液。

(1) 生理功能 核黄素在体内以两种辅基形式（即黄素腺嘌呤二核苷酸、黄素单核苷酸）与特定蛋白质结合，形成黄素蛋白。其参与体内氧化还原反应与能量生成；参与色氨酸转变为烟酸、维生素 B_2 转变为磷酸吡哆醛的过程；参与体内的抗氧化防御系统，提高机体对环境应激的适应能力。

(2) 缺乏与过量 人体缺乏核黄素后，可导致物质代谢紊乱，表现为唇炎、口角炎、舌炎、阴囊皮炎、脂溢性皮炎等症状。核黄素缺乏会影响维生素 B_6 和烟酸代谢。由于核黄素缺乏影响铁的吸收，易出现继发缺铁性贫血。

一般情况下核黄素的溶解度不是很高，肠道吸收不是很多，不会出现过量和中毒现象。

(3) 供给量与食物来源 我国居民维生素 B_2 的每日膳食推荐摄入量为：1～14 岁 0.6～1.5mg，成人男性 1.4mg、女性 1.2mg，孕妇、乳母 1.5mg。

维生素 B_2 在动物性食品中含量较高，特别是动物内脏、奶类和蛋类中含量较多，植物性食品中以豆类和绿叶蔬菜中含量较多，谷类和一般蔬菜中含量较少。我国居民膳食以植物性食物为主，核黄素摄入不足是存在的重要营养问题。

(4) **加工影响** 维生素 B_2 较耐热，不易受大气中氧的影响，在碱中易受热分解，酸性条件下稳定，光照射易被破坏。当其在酸性和中性溶液中时，光照射产生的光黄素是一种很强的氧化剂，可催化破坏维生素 C 等维生素。

3. 烟酸

烟酸又名维生素 PP，又称尼克酸、抗癞皮病维生素，是吡啶衍生物。烟酰胺是烟酸在体内的重要存在形式。烟酸溶于水及酒精，对酸、碱、光、热稳定，一般烹调损失极小，是最稳定的维生素之一。

(1) **生理功能** 在体内以辅酶Ⅰ和辅酶Ⅱ形式作为脱氢酶的辅酶。参与呼吸链组成，在生物氧化还原反应中起电子载体或递氢体的作用；与 DNA 复制、修复和细胞分化有关；作为葡萄糖耐受因子的组分，促进胰岛素反应；大剂量服用具有降低血胆固醇、甘油三酯及 β-脂蛋白浓度的作用，扩张血管。

(2) **缺乏与过量** 烟酸缺乏会引起癞皮病，主要损害皮肤、口、舌、胃肠道黏膜以及神经系统，典型症状是皮炎、腹泻及痴呆，尤其是皮炎症状最典型，又称“三 D”症状。

过量摄入烟酸脸部及皮肤表面会出现与过敏相似的症状，有皮肤发红、灼热和刺痒感，皮肤出现丘疹。目前，尚未发现因摄入食物中烟酸过量引起中毒的报道。

(3) **供给量与食物来源** 中国居民每日烟酸推荐摄入量为：成人男性 15mgNE/d（NE 表示烟酸当量）、女性 12mgNE/d，孕妇与成年女性一致，乳母 15mgNE/d。

烟酸广泛存在于动物和植物性食物中，尤以动物内脏（如肝脏）含量很高，蔬菜中也含有较多的烟酸，谷类中含量也不少。

(4) **加工影响** 烟酸非常耐热，在加热到 120℃持续 20min 也几乎不被破坏。因此，其在食品加工过程中非常稳定。但其与硫胺素一样受加工程度的影响。

4. 维生素 B_6

维生素 B_6 具有吡哆醇、吡哆醛、吡哆胺三种形式，它们以磷酸盐的形式广泛存在于动植物体内，并且可以相互转变，都具有维生素 B_6 的活性。维生素 B_6 是白色晶体，易溶于水及酒精，耐热，对酸稳定，在碱性溶液中易被分解破坏。

(1) **生理功能** 维生素 B_6 是机体中很多酶系统的辅酶，参与氨基酸的脱羧作用、转氨基作用、色氨酸的合成、含硫氨基酸的代谢、氨基酮戊酸形成和不饱和脂肪酸代谢。它还帮助糖原由肝脏或肌肉中释放能量，参与烟酸的形成、氨基酸的运输等。它有抑制呕吐、促进发育等功能。

(2) **缺乏** 维生素 B_6 缺乏会引起呕吐、抽筋等。单纯的维生素 B_6 缺乏比较少见，一般常伴有多种 B 族维生素摄入不足的表现，临床有口炎、口唇干裂、舌炎、易激动、抑郁以及人格改变等症状。

(3) **供给量与食物来源** 我国居民膳食中维生素 B_6 每日适宜摄入量为：1～14 岁 0.6～1.4mg，成人 1.4mg，50 岁后 1.6mg，孕妇多增加 0.8mg，乳母多增加 0.3mg。

维生素 B_6 的食物来源很广泛，动植物中均含有，但一般含量不高，其中含量较多的食物有蛋黄、肉、鱼、肝、肾、全谷、豆类、蔬菜。人体肠道内也可合成少量维生素 B_6，一般认为人体不易缺乏维生素 B_6。

(4) **加工影响** 对维生素 B_6 在不同食品中的存在形式研究得比较晚。目前认为，在食品的热加工、浓缩和脱水过程中，维生素 B_6 的存在形式和数量都有变化。

5. 维生素 B_{12}（钴胺素）

1947年美国女科学家肖波在牛肝浸液中发现维生素 B_{12}。后经化学家分析，它是一种含钴的类咕啉有机化合物统称，又称为钴胺素，是人体中唯一含有金属的维生素。其化学性质稳定，易溶于水，不溶于有机溶剂，在弱酸性环境下很稳定，在强酸和强碱环境中易分解，易被强光、紫外光、氧化剂和还原剂所破坏，是人体造血不可缺少的物质。

（1）**生理功能** 维生素 B_{12} 以辅酶形式参与体内一碳单位的代谢，可以通过增加叶酸的利用率来影响核酸和蛋白质的合成，从而促进红细胞的发育和成熟。维生素 B_{12} 还参与胆碱的合成，缺少胆碱会影响脂肪代谢，产生脂肪肝。

（2）**缺乏** 维生素 B_{12} 可以在人体回肠内被吸收利用，因此身体内的需要量很少，多数缺乏症是由于吸收不良引起。如果缺乏可引起巨幼红细胞性贫血、神经系统损害等症。

（3）**供给量与食物来源** 我国维生素 B_{12} 的每日适宜摄入量为：成人 2.4μg，孕妇 2.9μg，乳母 3.2μg。

膳食中的维生素 B_{12} 来源于动物食品，主要食物来源为肉类、动物内脏、鱼、禽、贝壳类及蛋类，奶及奶制品中含有少量。植物性食品中基本不含维生素 B_{12}。口服维生素 B_{12} 人体不能吸收，需要药物注射。

（4）**加工影响** 食品一般多在中性和偏酸性范围，故维生素 B_{12} 在加工烹调中损失不多。如果在中性环境长时间加热，食品中的维生素 B_{12} 损失较为严重。

6. 叶酸

叶酸由蝶酸和谷氨酸结合而成，故又称蝶酰谷氨酸，因最早是由菠菜中分离出来而得名。叶酸是亮黄色结晶状粉末，微溶于水，不易溶于有机溶剂。叶酸对热、光、酸性溶液不稳定，可被阳光和高温分解。

（1）**生理功能** 作为体内生化反应中一碳单位转移酶系的辅酶，起着一碳单位传递体的作用。其参与嘌呤和胸腺嘧啶的合成，进一步合成DNA、RNA；参与氨基酸代谢；参与血红蛋白及甲基化合物（如肾上腺素、胆碱、肌酸等）的合成。叶酸与许多重要的生化过程密切相关，直接影响核酸的合成及氨基酸的代谢，对细胞分裂、增殖和组织培养有极其重要的意义。

（2）**缺乏** 叶酸广泛存在于食物中，一般不会缺乏。膳食摄入不足、酗酒、抗惊厥药和避孕药等是妨碍叶酸吸收和利用的因素，常常导致叶酸的缺乏。人体缺乏叶酸所产生的损害是广泛而深远的，可使DNA合成受阻，细胞分裂停止在S期、细胞核变形增大，引起巨幼红细胞性贫血、舌炎和腹泻。叶酸缺乏还可以导致新生儿神经管畸形，儿童生长不良。叶酸缺乏还会促进心血管疾病和癌症的发生。

（3）**供给量与食物来源** 我国建议叶酸每日推荐摄入量为：成人 400μg，孕妇 600μg，乳母 550μg。

叶酸广泛存在于各种动植物食品中。富含叶酸的食物为动物肝、肾、鸡蛋、豆类、酵母、坚果类、绿叶蔬菜及水果等。

（4）**加工影响** 叶酸在有氧条件下可被酸、碱水解，可被日光分解；在无氧条件下对碱稳定。叶酸在食物贮存和烹调中一般损失50%～70%，在加工和贮藏中的失活过程主要是氧化，维生素C可保护叶酸。

7. 泛酸

泛酸又称为遍多酸。它是淡黄色油状物，易溶于水，不溶于有机溶剂，在酸性和碱性环境中加热易被破坏，对氧化剂和还原剂都比较稳定。

(1) **生理功能** 泛酸在动植物组织中全部用于辅酶A和酰基载体蛋白的构成，参与蛋白质、糖和脂肪代谢的酰基转移过程，还参与脂肪酸的合成与降解、胆碱的乙酰化、抗体的合成等。

(2) **缺乏** 泛酸缺乏会导致机体代谢受阻，包括脂肪合成减少和能量产生不足。人体缺乏时可出现过敏、疲劳、胃肠道不适。由于泛酸广泛存在于自然界，并且肠内细菌也能合成，因此一般不易缺乏。

(3) **供给量与食物来源** 目前国际上还没有统一的供给标准，我国建议泛酸的每日推荐摄入量为：青少年及成人5.0mg，孕妇6.0mg，乳母7.0mg。

泛酸广泛存在于各种动植物食物中，包括酵母、动物内脏、蘑菇、鸡蛋、花茎甘蓝、全谷、牛乳和一些水果等。

(4) **加工影响** 食物中的泛酸在正常贮存条件下相当稳定，在酸性和碱性环境中加热易被破坏，烹调可破坏15%～50%，蔬菜加工可损失37%～78%，加工谷物损失37%～74%，加工肉损失50%～75%，冷冻食品和罐头食品泛酸损失也比较大。

8. 生物素

生物素又称维生素B_7、维生素H或辅酶R，也属于B族维生素。它有8种可能的异构体，但是天然存在并具有生物活性的是D-生物素。生物素为无色长针状结晶，能溶于热水，不溶于有机溶剂，在普通温度下相当稳定，但高温和氧化剂可使其丧失活性。

生物素是合成维生素C的必要物质，是脂肪和蛋白质正常代谢不可缺少的物质。

(1) **生理功能** 生物素是体内羧化酶和脱羧酶的辅酶，与酶结合参与体内二氧化碳的固定和羧化过程。生物素在脂肪与糖代谢、蛋白质和核酸合成方面都起到了重要作用。

(2) **缺乏** 生鸡蛋清中有一种抗生物素的蛋白质，能和生物素结合，而结合后的生物素不能由消化道吸收，造成动物体生物素缺乏，即出现食欲不振、舌炎、皮屑性皮炎、脱毛等症状。磺胺类药物可以抑制肠道细菌合成生物素，当食物中的生物素摄取不足时，也会造成生物素缺乏病。

(3) **供给量与食物来源** 我国居民膳食中生物素每日适宜摄入量为：成人40μg。

生物素广泛存在于天然动植物中，在牛乳、牛肝、蛋黄、酵母、水果、糙米、绿叶蔬菜中都含有生物素，谷物中生物素含量少并且利用率低。在复合维生素B和多种维生素的制剂中，通常都含有生物素。肠道菌也能合成部分生物素。

(4) **加工影响** 生物素对热、光、空气以及中等强度的酸、碱都很稳定，一般在食品加工中非常稳定。过高或过低的酸碱度、高锰酸钾和过氧化氢可以破坏生物素的活性。

9. 维生素C

维生素C又称抗坏血酸，是一种含有6个碳原子的α-酮基内酯的多羟基化合物，带有明显的酸味。维生素C呈白色粉末状，在水中溶解度大，微溶于酒精，几乎不溶于有机溶剂，具有很强的还原性，在食品工业中被广泛用作抗氧化剂。维生素C很容易以各种形式进行分解，是最不稳定的一种维生素。其对氧非常敏感，温度、酸碱度、氧化酶、金属离子（铜离子、铁离子等）、紫外线等都会使它受到严重破坏。

(1) **生理功能** 维生素C参与组织胶原的形成，保持细胞间质的完整，维护结缔组织、骨、牙、毛细血管的正常结构与功能，促进创伤与骨折愈合。维生素C参与体内氧化还原反应，促进生物氧化过程。缺乏维生素C会降低人体谷胱甘肽的浓度，损害人体抗氧化系统。维生素C能促进机体对铁的吸收和叶酸的利用，缺乏时会引起造血功能障碍。

维生素C是抗氧化剂，具有降低血清胆固醇、参与肝脏解毒、阻断亚硝胺形成、增强机体应激能力的作用，可促进抗体生成和白细胞的噬菌能力，增强机体免疫功能。

(2) 缺乏与过量 人类所需的维生素C不能体内合成，必须从食物中摄取。缺乏维生素C会发生维生素C缺乏症，出现牙齿松动、骨骼变脆、毛细血管及皮下出血，感到浑身乏力、食欲减退。

超量长时间摄取维生素C，也会产生恶心、腹部痉挛、腹泻等症状，会造成红细胞损害，出现肾和膀胱结石。

(3) 供给量与食物来源 我国建议维生素C的每日推荐摄入量为：14岁以下40～100mg，14岁以后到成人100mg，孕妇115mg，乳母150mg。

维生素C主要来源于新鲜水果、蔬菜中，水果中以红枣、山楂、柑橘类含量较高，蔬菜中以绿色蔬菜（如辣椒、菠菜等）含量丰富。野生果蔬如苜蓿、苋菜、沙棘、猕猴桃和酸枣等维生素C含量尤其丰富。

(4) 加工影响 在加工中很容易从食品的切面或擦伤面流失，如在果蔬烫漂、沥滤过程中的损失。维生素C最大的损失还是因化学降解而引起的。冷冻或冷藏、热加工均可造成维生素C的损失。果蔬用二氧化硫处理可减少加工和贮藏过程中的维生素C损失。维生素C在一般烹调中损失较大，在酸性溶液中较稳定。由于维生素C易受贮存和烹调加工的影响，所以，果蔬要尽可能保持新鲜和生食。

二、脂溶性维生素

1. 维生素A

维生素A又称为视黄醇，是由β-紫罗酮环与不饱和一元醇所组成，是一种淡黄色针状结晶物质，对酸碱稳定性强。维生素A只存在于动物性食品中，以两种形式存在：视黄醇为维生素A_1，主要存在于海水鱼的肝脏中；脱氢视黄醇是维生素A_2，主要存在于淡水鱼的肝脏中，两者生理功能相似。植物性食品只能提供作为维生素A原的胡萝卜素，其中以β-胡萝卜素最重要。

(1) 生理功能

① 维生素A是眼睛视网膜细胞内视紫红质的组成成分。如维生素A缺乏，视网膜细胞中视紫红质含量下降，患有夜盲症，民间称为“蒙眼”。中老年人缺乏维生素A，易患白内障。

② 保持皮肤和黏膜等上皮组织的完整和健全，增强机体抵抗力。维生素A缺乏时，上皮细胞退化，黏膜分泌减少，出现皮肤粗糙、脱屑，眼结膜干燥、发炎，从而导致各种眼疾。维生素A对预防腹泻和呼吸道感染有一定效果，它还有一定的抗癌作用。

③ 促进生长和发育。这可能与维生素A有促进蛋白质合成和骨骼细胞的分化有关，维生素A可促进牙齿和骨骼的正常发育。

(2) 缺乏与过量 维生素A缺乏可引起眼部疾病，如夜盲症、眼干燥症、角膜软化症等，还可以引起皮肤症状，影响发育，使儿童生长迟缓。

由于维生素A是脂溶性维生素，在体内可以蓄积，摄入大剂量维生素A可以引起急性、慢性及致畸毒性，表现为恶心、呕吐、头痛、脱发、视觉模糊、皮肤干燥、骨关节疼痛、食欲消失、肝脾肿大等症状。

(3) 供给量与食物来源 计算膳食维生素 A 摄入量时，应考虑其来源，中国人膳食中维生素 A 的主要来源为类胡萝卜素。

我国对维生素 A 的每日推荐摄入量为：14 岁以下 300～820μgRE（RE 为视黄醇当量），14 岁至成年 820μgRE，成年男子 800μgRE、女子 700μgRE，孕妇 770μgRE，乳母 1300μgRE。

维生素 A 在动物肝脏、奶油和蛋黄中含量较多；植物性食品中，维生素 A 原在深绿色或红黄色蔬菜、水果中含量较多。我国目前膳食中维生素 A 和类胡萝卜素的摄入量普遍偏低，对婴儿可适当补充鱼肝油或维生素 A 制剂。

(4) 加工影响 维生素 A 一般性质比较稳定，加工损失不大。但其对空气、紫外线和氧化剂都比较敏感，高温和金属离子都可加速其分解。人们从食物中摄取的大多数是维生素 A 原，烹调中胡萝卜素比较稳定，并且食物的加工和热处理有助于提高植物细胞内胡萝卜素的释出，提高其吸收率。但长时间的高温，特别是在有氧和紫外线照射的条件下，维生素 A 的损失明显增加。按照我国的传统炒菜方法加工，胡萝卜素的保存率为 70%～90%。

2. 维生素 D

维生素 D 是类固醇衍生物。具有维生素 D 活性的化合物有 10 种左右，天然的维生素 D 有两种，即麦角钙化醇（维生素 D_2）和胆钙化醇（维生素 D_3）。植物油或酵母中所含的麦角固醇经紫外线激活后可转化为维生素 D_2。在动物皮下的 7-脱氢胆固醇，经紫外线照射也可以转化为维生素 D_3。因此，7-脱氢胆固醇常被称作维生素 D_3 原。在人体中的维生素 D 主要是维生素 D_3，来自于维生素 D_3 原（7-脱氢胆固醇）。因此，多晒太阳是预防维生素 D 缺乏的主要方法之一。维生素 D 性质比较稳定，不易被破坏。不论是维生素 D_2 还是维生素 D_3，本身都没有生物活性，它们必须在动物体内进行一系列的代谢转变，才能成为具有活性的物质。

(1) 生理功能 维生素 D 主要与钙、磷的代谢有关，它促进小肠对钙、磷的吸收利用，维持血清钙、磷浓度的稳定。维生素 D 可刺激破骨细胞的形成和活性，对骨骼及牙齿的钙化过程起重要作用，可保证正常生长发育。

(2) 缺乏与过量 维生素 D 缺乏导致肠道对钙、磷的吸收减少，肾小管对钙、磷的重吸收也减少，影响骨化。维生素 D 严重缺乏时对婴儿和儿童可引起佝偻病，对成人，尤其是孕妇、乳母和老人，可使已成熟的骨骼脱钙而发生骨软化症、骨质疏松症和手足痉挛症等。

一般极少会从膳食中摄取过多的维生素 D 而中毒，但长期过量摄入维生素 D 可引起中毒，尤其是对婴儿，表现为食欲不振、体重减轻、恶心、腹泻、皮肤瘙痒、多尿等，进而发展为动脉、心肌、肺、肾、气管等软组织转移性钙化和肾结石。

(3) 供给量与食物来源 我国居民维生素 D 的每日推荐摄入量为：0～10 岁 10μg，11 岁至成人 10μg，65 岁以后 15μg。日光直接照射皮肤可产生胆钙化醇。所以，在户外活动较多的人不易缺乏维生素 D，一般不需另外补充。

天然食物中维生素 D 的含量很少，在动物的肝、奶及蛋黄中含量较多，尤以鱼肝油中含量最丰富。

(4) 加工影响 维生素 D 很稳定，耐高温，不易氧化，但对光敏感，脂肪酸败可使其破坏。通常的贮藏、加工不会引起维生素 D 的损失。

3. 维生素 E（生育酚）

维生素 E 又名生育酚，天然存在的维生素 E 有 8 种，均为苯并二氢吡喃的衍生物。根据其化学结构可分为生育酚及生育三烯酚两类，每类又可根据甲基的数目和位置不同，分为

α、β、γ 和 δ 四种。商品维生素 E 以 α-生育酚生理活性最高。α-生育酚是黄色油状液体，溶于酒精、脂肪和脂溶剂，对热及酸稳定，对碱不稳定，对氧敏感，易被氧化，易受碱和紫外线破坏。油脂酸败对维生素 E 破坏很大。

(1) 生理功能　维生素 E 是一种高效的抗氧化剂，可保护细胞免受自由基的损害，维持细胞的完整和正常功能，与发育、抗衰老有密切关系。维生素 E 与生殖功能也有关，其对精子的生成有影响，可防止流产。维生素 E 还具有抗动脉粥样硬化与抗癌作用。维生素 E 常用作食品加工的抗氧化剂，还可以阻断亚硝胺的形成等。

(2) 缺乏与过量　正常情况下人体很少缺乏维生素 E，但是如果长期缺乏者可导致血浆中浓度过低，红细胞膜受损，引起溶血性贫血。

如果长期大量摄入维生素 E 也可以引起中毒症状，如抑制生长、干扰甲状腺功能及血液凝固。补充维生素 E，应该在最高耐受剂量之下。

(3) 供给量与食物来源　我国维生素 E 的每日适宜摄入量为：11 岁以下 3～13mg α-TE (α-TE 表示 α-生育酚当量)，11 岁以上及成人 14mg α-TE。

维生素 E 广泛地存在于食物中，植物油、种子、坚果类、蛋黄和绿色蔬菜中含量丰富，在麦胚油中含量最丰富，肉、鱼、禽、奶中也都含维生素 E。我国膳食结构以植物性食物为主，维生素 E 的摄入量普遍较高，一般不易缺乏。

(4) 加工影响　维生素 E 在食品加工时可由于机械作用而受到损失或因氧化作用而损失，脱水食品中维生素 E 特别容易氧化。维生素 E 在无氧条件下对热稳定，脂肪氧化可引起维生素 E 的损失。

4. 维生素 K

维生素 K 是一种与血液凝固有关的维生素，又称为凝血维生素。维生素 K 是甲基萘醌衍生物，天然维生素 K 有两种：维生素 K_1 存在于绿叶植物中；维生素 K_2 存在于发酵食品中。通过人工合成可以形成两种具有维生素 K 活性的物质：维生素 K_3 和维生素 K_4。这四种统称为维生素 K。天然存在的维生素 K_1 和维生素 K_2 都是黄色油状物，不溶于水；人工合成的维生素 K_3 和维生素 K_4 都是白色结晶粉末。维生素 K 对热、空气和水分都很稳定，但易被光和碱分解。

(1) 生理功能　维生素 K 与血液的凝固有关，主要是促进肝脏中的凝血酶原前体转变为凝血酶原，促进血液凝固，还可以帮助人体维持骨骼强壮。

(2) 缺乏与过量　维生素 K 缺乏时，可使血液凝固发生障碍，导致凝血时间延长，甚至出现出血现象。

过量使用维生素 K 制剂，也可以有中毒反应，表现为溶血、黄疸以及肝损伤。

(3) 供给量与食物来源　我国推荐的维生素 K 的每日适宜摄入量为：成人 80μg。

维生素 K 在食物中分布很广，以绿叶蔬菜中含量最丰富，动物内脏、肉类和奶类中维生素 K 的含量也较高，但鱼肝油中含量很低，水果和谷物中的含量较低。

(4) 加工影响　目前关于维生素 K 在食品加工、保藏等过程中的研究报告很少，一般情况下比较稳定，新鲜食物中含维生素 K 很充足，冷冻食品易缺乏。

第七节　人体对矿物质的需要

人体所含各种元素中，除碳、氢、氧、氮主要以有机化合物形式存在外，其他元素基本是以无机物的形式存在，又称为矿物质。这些物质在体内不能合成，必须从食物和饮水中摄取。这些无机盐在人的生命活动中起重要作用，可以分为常量元素和微量元素。

一、人体对常量元素的需要

常量元素又称宏量元素或大量元素，每日膳食需要量在100mg以上。除氧、碳、氢、氮外，还包括硫、磷、钙、钠、钾、氯和镁等7种元素，它们的总量约占人体元素总量的99.95%。其中碳、氢、氧、氮、硫、磷是蛋白质、脂肪、碳水化合物与核酸的主要成分，称基本结构元素；钙、钠、钾、氯、镁则是体液的必需成分。一般把钙、磷、硫、钾、钠、氯和镁称为必需常量元素。必需常量元素的生理功能为：①构成人体组织的重要成分，如骨骼和牙齿等硬组织，大部分是由钙、磷和镁组成，而软组织含钾较多；②在细胞内外液中与蛋白质一起调节细胞膜的通透性，控制水分，维持正常的渗透压和酸碱平衡（磷、氯为酸性元素，钠、钾、镁为碱性元素），维持神经肌肉兴奋性；③构成酶的成分或激活酶的活性，参加物质代谢。

现将一些重要的常量元素介绍如下。

1. 钙

钙是人体含量较多的无机元素，其含量仅次于碳、氢、氧、氮，是构成人体的重要组分。成人体内含钙量为1000～1200g，占体重的1.5%～2.0%，其中99%存在于骨骼和牙齿等硬组织中，剩余的约1%以游离或结合状态存在于软组织、细胞外液及血液中。

（1）**生理功能** 钙是构成骨骼和牙齿的成分。作为一种凝血因子，其在凝血酶原转化为凝血酶时起催化作用。钙对维持心脏和肌肉的收缩与舒张、神经兴奋与传递、细胞膜通透性、多种酶的激活、细胞渗透压和酸碱平衡等起重要作用。

（2）**吸收与排泄** 钙的吸收主要在小肠上端，以被动转运吸收为主。影响肠内钙吸收的主要因素有草酸、植酸、磷酸、膳食纤维、脂肪酸、碱性药物、个体年龄和机能状态等。维生素D、某些氨基酸、乳糖、一些抗生素可以促进肠内钙的吸收。钙的排泄大部分由粪便排出。此外，高温作业、乳汁、酸中毒、甲状腺素、肾上腺皮质激素等可使钙的排出量增多。

（3）**缺乏与过量** 我国的膳食结构导致居民对钙的摄入量普遍偏低，人体长期缺钙就会导致骨骼、牙齿发育不良，血凝不正常，甲状腺功能减退。儿童缺钙会出现佝偻病，若血钙降低，轻者出现多汗、易惊、哭闹，重者出现抽搐；中老年人缺乏易发生骨质疏松、骨质增生、肌肉痉挛、四肢麻木、腰腿酸疼、高血压、冠心病等；孕妇缺钙不仅严重影响胎儿的正常发育，还容易在中年后患骨质疏松症。

过量的钙摄入会增加患肾结石的危险，也可发生骨硬化。

（4）**供给量与食物来源** 我国居民膳食中钙的每日适宜摄入量为：成人800mg，青少年1000mg，孕妇和乳母1200mg。实际调查表明，我国各年龄人群每日钙摄入量仅为推荐摄入量的50%左右。

奶品和奶制品是钙的最好来源，含量丰富，且吸收率也高，发酵的酸乳更有利于钙的吸收。小虾、小鱼、海带、豆制品、绿色蔬菜含钙较多。

2. 磷

磷也是人体含量较多的元素之一，在成人体内的总量为600～900g，约占人体重的1%。有85%～90%的磷与钙一起构成骨骼和牙齿，其余的以磷脂、磷蛋白及磷酸盐的形式存在于细胞和血液中。它不但构成人体成分，且参与生命活动中非常重要的代谢过程。

(1) 生理功能　磷是构成人体骨骼、牙齿和软组织的重要成分；参与能量代谢，以高能磷酸键的形式储存能量，是细胞内化学能的主要来源；构成生命物质成分：磷是核酸的组成成分，磷脂是细胞膜的组成成分。磷还可以使物质活化，有利于体内代谢反应的进行，如B族维生素只有经过磷酸化才具有活性。磷酸盐缓冲系统可维持机体酸碱平衡。

(2) 吸收与排泄　磷的吸收与排泄大致与钙相同，也是在小肠上部，吸收的主要形式是酸性磷酸盐。一般磷的吸收比钙高。食物中的磷大多以有机化合物的形式存在，摄入后在肠道磷酸酶的作用下游离出磷酸盐。此外，维生素D可促进磷的吸收，减少尿磷的排泄。磷主要通过肾排出。

(3) 缺乏与过量　一般不会由于膳食原因引起磷的缺乏。

摄入过多的磷，引起高磷血症，可造成非骨组织钙化，干扰钙的吸收。高磷还可导致肝组织坏死和脂肪肝。

(4) 供给量与食物来源　我国居民膳食中磷的每日适宜摄入量：11～18岁为640～720mg，成人、孕妇、乳母为720mg。

磷广泛存在于各种动物性和植物性食物中，瘦肉、蛋、奶、动物的肝、肾含量都很高，海带、紫菜、芝麻酱、花生、干豆类、坚果、粗粮含磷也较丰富。但粮谷中的磷为植酸磷，易与钙结合，吸收利用率低。

3. 钾

钾在人体内很重要，正常成人体内钾总量约为20mg/kg，主要存在于细胞内，约占总量的98%，其余的存在于细胞外。

(1) 生理功能　维持碳水化合物、蛋白质的正常代谢；维持细胞内正常渗透压；维持神经肌肉的应激性和正常功能；维持心肌的正常功能；维持细胞内外正常的酸碱平衡和电离平衡；降低血压。许多研究已经发现，血压与膳食钾、尿钾、总体钾或血清钾呈负相关。

(2) 缺乏与过量　正常进食的人一般不易发生钾摄入不足。如果摄取不足或损失太多，也可以引起钾缺乏症，主要表现为肌无力及瘫痪、心律失常、横纹肌裂解症及肾功能障碍等。

如果体内钾过多，也会出现毒性反应，表现在神经肌肉和心血管方面，出现四肢无力、心率减慢、心音减轻等症状。

(3) 供给量与食物来源　我国居民膳食中钾的每日适宜摄入量为：儿童1200～1500mg，成人、孕妇2000mg，乳母2400mg。

大部分食物中都含有钾，但蔬菜和水果是钾最好的来源。

4. 钠

钠是维持体内水平衡和血液酸碱度的重要物质，主要存在于细胞外液。

(1) 生理功能　钠在细胞外液中很重要，维持细胞外液渗透压，调节与维持体内水量的恒定，维持酸碱平衡，增强神经、肌肉兴奋性，维持血压正常。钠的摄入与血压有关，每摄入2300mg钠，可致血压升高0.267kPa (2mmHg)。

(2) 缺乏与过量　钠缺乏非常少见，在低钠饮食、大量出汗或者在胃肠疾病时，用利尿剂治疗高血压病人时，钠排出量过多，才容易缺乏。表现为血钠降低、细胞肿胀、心率加速、血压下降、疼痛、反射消失、恶心，严重的可以昏迷，因急性肾功能衰竭而死亡。

如果钠摄入过多，也可以引起中毒反应，出现口渴、精神恍惚、昏迷，甚至死亡。

(3) 供给量与食物来源　有关钠的需要量研究较少，我国建议钠的每日适宜摄入量为：

儿童 900～1500mg，成人 1500mg（1g 食盐含 400mg 钠）。

钠普遍存在于各种食物中，人体钠来源主要为食盐等调味品以及盐渍的咸菜等。

5. 镁

镁在人体细胞内很重要，主要存在于细胞内，成人体内含镁 20～30g，其 55%左右以磷酸盐和碳酸盐的形式存在于骨骼和牙齿中，27%存在于软组织中，7%左右存在于其他组织中。

（1）生理功能 镁是体内多种酶的激活剂，可参与 300 多种酶促反应，在能量和物质代谢中有重要作用。镁可影响骨细胞的结构和功能，促使骨骼生长。镁还有调节心肌细胞的功能，可预防高胆固醇引起的冠状动脉硬化。

（2）吸收与排泄 镁主要在空肠末端和回肠内吸收，吸收率在 30%～50%。吸收代谢后有 60%从肠道排出，有些通过汗液和尿液排出。肾脏是维持体内镁稳定的重要器官。

（3）缺乏与过量 各种食物含有丰富的镁，一般不会缺乏。在某些病理情况下，人体缺乏镁可导致血清钙浓度显著下降，出现神经、肌肉兴奋性亢进等，导致失眠、焦虑不安、消化不良等症状。

正常情况下一般不会发生镁过量，但大量注射或口服镁盐也可以引起中毒反应。

（4）供给量与食物来源 我国居民膳食镁的每日适宜摄入量为：成人、乳母 330mg，孕妇 370mg。

植物性食物含镁较多，绿叶蔬菜的叶绿素中富含镁，是镁的丰富来源，紫菜含镁最多，糙粮、坚果中也含有丰富的镁，肉类、淀粉类、牛乳中含量属中等，精制的糖、酒和油脂中不含镁。

二、人体对微量元素的需要

微量元素又称痕量元素，在人体中某些化学元素存在极少，甚至仅有痕量，但有一定生理功能，且必须通过食物摄入，每种微量元素的标准量在 0.01%以下。微量元素按其生物学作用可分为三类：①人体必需微量元素，包括碘、锌、硒、铜、钼、铬、钴及铁；②人体可能必需的元素，包括锰、硅、硼、钒及镍；③具有潜在的毒性，但在低剂量时，可能具有人体必需功能的元素，包括氟、铅、镉、汞、砷、铝及锡。

现将一些重要的微量元素介绍如下。

1. 铁

铁是人体营养极为重要的必需微量元素，也是人体内含量最多的微量元素。成人体内含铁 3～4g，75%存在于血液的血红蛋白中，其他存在于肌红蛋白、铁蛋白和一些氧化酶中，例如线粒体、细胞色素等。体内存在的铁都与蛋白质结合，无游离状态。

（1）生理功能 铁参与形成的血红蛋白，负责人体内氧气的输送，并将各组织中的二氧化碳送至肺部排出体外，对机体生存起着极其重要的作用。铁是细胞色素酶、过氧化氢酶以及肌红蛋白的组成成分，在组织呼吸过程、生物氧化中起着十分重要的作用。

（2）吸收与排泄 人体对食物中铁的吸收率很低，一般在 10%。食物中的铁大部分是三价铁，被胃酸还原后变为二价铁，然后被十二指肠和空肠吸收。影响铁吸收利用的因素很多，能促进食物中非血红素铁吸收的因素有维生素 C、果糖、半胱氨酸、柠檬酸以及动物肉类。抑制食物中铁吸收的因素包括：谷物和蔬菜中的植酸盐、草酸盐、纤维素，茶叶中的鞣酸等。所以说食物中铁的营养价值高低，除铁含量外，还要看铁的生物利用率以及食物中是否有抑制或促进铁吸收因素的存在。机体对铁的排泄能力很低，主要是通过消化道、泌尿道上皮细胞排泄，妇女因为月经关系，铁的损失比较大。

(3) 缺乏与过量 膳食中可利用铁长期不足，是造成缺铁性贫血的重要原因，特别是婴幼儿、孕妇及乳母。发生缺铁性贫血时表现为乏力、面色苍白、头晕、心悸、指甲脆薄、食欲不振等，儿童易烦躁、智能发育差、抗感染抵抗力下降。若婴儿先天性缺铁，会增加铅的吸收，引起铅中毒，这将对婴儿以后的发育和健康产生长久的不良影响。

口服补铁制剂主要有硫酸亚铁、富马酸亚铁、葡萄糖酸亚铁、琥珀酸亚铁、枸橼酸铁铵等。

摄入过多的铁（如口服铁剂和输血），会引起急性铁中毒或慢性铁中毒，表现为胃肠道出血性坏死、呕吐和血性腹泻、凝血不良、代谢性酸中毒以及休克。

(4) 供给量与食物来源 我国居民膳食中铁的每日适宜摄入量为：少年男子16mg、女子18mg，成人男子12mg、女子20mg，孕妇每日需铁20～29mg。铁的每日可耐受最高摄入量（UL）为42mg。

铁的良好来源是动物性食品，如动物肝脏、肾脏、蛋黄，大豆、黑木耳、芝麻酱中均含有丰富的铁。奶制品中含铁量少，长期用牛乳喂养的婴儿，应注意补充含铁丰富的食物。

2. 碘

人体含碘20～50mg，其中70%～80%集中在甲状腺内，其余的分布在肝、肾、肺、脑、睾丸、骨骼肌以及淋巴结等组织中。碘在甲状腺中主要以三碘甲状腺原氨酸（T_3）和四碘甲状腺原氨酸（T_4）形式存在，在血浆中主要是蛋白质结合碘。

(1) 生理功能 碘在人体中的作用是构成甲状腺素，甲状腺素是调节人体物质代谢的重要激素，具有促进和调节代谢及生长发育的作用，如生物氧化、蛋白质合成、糖和脂肪代谢、维生素的吸收和利用等。碘是胎儿神经发育的必需物质。

(2) 吸收与排泄 食物中的碘分为无机碘和有机碘，无机碘基本上可以在胃及小肠全部吸收，有机碘要在肠道内降解为碘化物被吸收。吸收的碘可以迅速转运到血浆，遍布各组织中，一般不与血液中的蛋白质结合。只有甲状腺才能吸收碘合成甲状腺素。碘在正常情况下从肾脏中排出，一小部分从粪便中排出，肺和皮肤也可排出少量的碘。

(3) 缺乏与过量 膳食和饮水中碘供给不足时，造成甲状腺素分泌不足，导致甲状腺细胞增大（俗称大脖子病）。由于食物和饮水中碘含量与地区土壤的含碘水平有关，因而甲状腺肿大呈地区性分布，是一种地方病。孕妇严重缺碘，导致胎儿碘缺乏，神经系统发育不良，表现为智力低下，听力、语言及运动障碍。

碘过量摄入可引起甲状腺功能亢进，表现为中毒和甲状腺肿大，称为高碘性甲状腺肿。

(4) 供给量与食物来源 我国碘的每日推荐摄入量为：儿童、少年90～120μg，成人、老人120μg，孕妇230μg，乳母240μg。

用碘化钾或碘酸钾强化食盐是一种预防碘缺乏的有效措施，一般强化量为1t食盐加碘化钾10g。

海产品的含碘量大于陆地食物，含碘较高的食物有海带、紫菜、海鱼、海虾等，经常食用海产品可预防甲状腺肿。

3. 锌

成人体内含锌为1.5～2.5g，主要分布在肝脏、肌肉、骨骼和皮肤中。血浆中的锌有

75%～85%分布在红细胞中，有3%～5%分布在白细胞中，通常头发中的锌水平可反映食物中锌的长期供给水平。

(1) 生理功能 锌存在于人体所有组织中，具有多种生理功能和营养作用。锌是人体很多酶的组成成分或激活剂，如乳酸脱氢酶、碱性磷酸酶等；锌与DNA、RNA和蛋白质的生物合成密切相关，能促进机体的生长发育，并能加速创伤组织的愈合；锌能提高人体免疫功能；锌对味觉和食欲起促进作用；锌能促进性器官正常发育和维持性功能的正常；锌可以保护皮肤、骨骼和牙齿。

(2) 吸收与排泄 锌的吸收和利用与铁相似，主要在小肠中吸收，吸收率为20%～30%，与血浆中的蛋白质结合进入血液循环，可受多种因素影响，钙、植酸盐和食物纤维均能降低锌在肠道中的吸收。维生素D_3、葡萄糖、乳糖、半乳糖、柠檬酸以及肉类可促进锌的吸收。锌主要通过胰腺分泌排出，小部分随尿排出，汗液和毛发中也有微量的锌排出。

(3) 缺乏与过量 长期食用含锌较低的食物或在人体某些特殊时期（如怀孕期、哺乳期）或在某些病理情况下（如腹泻、糖尿病、肾病等）都会引起缺锌。人体缺锌时，表现为生长发育滞缓、脑垂体调节功能障碍、食欲不振、味觉与嗅觉减退、皮肤干燥粗糙、脱发、创伤难愈合，男性性成熟延迟和性腺功能减退、精子数量减少、肝脾肿大、贫血症等。儿童长期缺锌可导致侏儒症。

过量摄取锌可引起锌中毒，主要是影响铜、铁和维生素的吸收，损坏免疫系统。锌中毒可以引起腹痛、腹泻、呕吐等症状。

(4) 供给量与食物来源 我国锌的每日推荐摄入量为：儿童和青少年4.0～11.5mg，成年男性12.5mg、女性7.5mg，孕妇9.5mg，乳母12mg。

锌的来源广泛，食品中以动物肝脏、牡蛎、红色肉类、鱼中含锌较多，干果类、谷类胚芽和麦麸也富含锌，奶酪、虾、燕麦、花生等也是锌的良好来源。一般植物性食物和果蔬中含锌较低。

4. 硒

硒是目前研究最活跃的必需微量元素之一。成人体内含硒为14～20mg，分布于所有组织和细胞中，在指甲、头发、肾脏和肝脏中较多，肌肉和血液中较少，脂肪组织中最少。

(1) 生理功能 硒是谷胱甘肽过氧化物酶中的必需活性成分，具有抗氧化作用，可保护细胞膜，维持细胞正常功能，保护心血管和心肌健康。硒是重金属的天然解毒剂，因为硒可以与许多重金属如汞、镉及铅等形成金属硒蛋白复合物而排出体外，硒还有促进生长、抗肿瘤作用。

(2) 吸收与排泄 硒在小肠中吸收，吸收率较高，一般在50%以上。人体内的硒通过与血浆蛋白结合，转运到各个组织中，代谢后大部分从尿中排出、少部分从肠道排出，也有部分从汗液、毛发排出。当硒摄入较高时，还可以形成有较浓烈大蒜气味的二甲基硒，从肺部排出。

(3) 缺乏与过量 缺硒可导致克山病的发生。克山病是一种以多发性灶状心肌坏死为主要病变特征的地方性心肌病，最早在黑龙江省克山县及邻县暴发流行。经研究缺硒是发病的重要因素，其症状有心脏扩大、心功能失常、心律失常、心力衰竭或心源性休克，严重者可发生房室传导阻滞。用亚硒酸钠防治克山病，效果明显。大骨节病也是与缺硒有关的疾病，其主要病变是骨端软骨细胞变性坏死、肌肉萎缩、发育障碍。用硒、维生素E防治大骨节病很有效。

硒摄入过多可引起中毒，表现为头发变干、变脆，肢体麻木、抽搐，甚至可以引起死亡。

(4) **供给量与食物来源** 我国硒的每日推荐摄入量为：儿童 25～55μg，青少年、成人、老人 60μg，孕妇 65μg，乳母 78μg。

硒在食物中的含量受当地水土中硒的含量影响很大，一般肝、肾、海产品、肉类及大豆是硒的良好来源。食品加工中，精制或烧煮时间越长，硒的损失越多。

5. 铜

成人体内含铜总量为 50～120mg，人体各器官均含有铜，以肝、脑、心、肾较多，肝是铜储存的仓库，可以调节血中的含铜量。

(1) **生理功能** 铜是人体许多金属酶的组成成分，目前已发现十余种酶含铜，它们都是氧化酶，在生物氧化过程和代谢过程中有重要作用。铜能形成铜蓝蛋白，促进铁的吸收和运输。缺铜时血红蛋白合成减少，可导致贫血。铜还可以维护骨骼、血管和皮肤的正常，保持中枢神经的健康，同时保护机体细胞免受氧化物质的毒害。

(2) **吸收与排泄** 铜主要在胃及小肠上部吸收，吸收率 40%～60%，经血液被送到肝脏及骨髓，合成铜蓝蛋白和含铜酶。铜不是身体内的储存金属，很容易摄入和排出。铜的主要排泄途径是通过胆汁到胃肠道，进入胃肠道的铜以及少量来自小肠细菌的铜一起由粪便排出，但少部分被重吸收。

(3) **缺乏与过量** 一般正常膳食不会引起铜的缺乏，但在某些病理情况下，长期缺铜或铜营养不良可导致心血管损伤和胆固醇代谢异常，这是诱发冠心病的危险因素。人体缺铜时还可因弹性蛋白和胶原蛋白的交联发生障碍，影响骨骼的生长。铜代谢紊乱时可发生儿童抽风及智力低下。

过量的铜可引起中毒，表现为恶心、呕吐、腹泻、头痛，严重者可昏迷。

(4) **供给量与食物来源** 每日膳食中铜的适宜摄入量青少年和成人为 0.8mg。含铜丰富的食物有肝、肾、瘦肉、坚果类、甲壳类等。

6. 铬

铬在人体内含量为 5～10mg，主要存在于骨、皮肤、脂肪、大脑和肌肉中。铬有三价铬和六价铬，六价铬机体不能利用，需转换成三价铬后才能利用。铬在人体中的含量随年龄增长而降低。

(1) **生理功能** 铬是胰岛素正常工作不可缺少的元素，具有促进胰岛素的作用，它参与人体能量代谢并维持人体正常的血糖水平。铬能降低血中的胆固醇水平，并能增加高密度脂蛋白的含量。铬还能增加 RNA 的合成。缺铬是动脉硬化的重要原因。六价铬及其化合物有毒，有致癌作用，不能为人体所利用。

(2) **吸收与排泄** 铬在小肠中吸收，食物中主要是无机三价铬，吸收率很低，一般在 3%左右。铬与有机物结合，其吸收率可提高至 10%～25%，膳食中某些因素可影响其吸收率。铬代谢后主要从尿中排出，少量经胆汁从肠道排出，皮肤、汗液和毛发也有部分排出。

(3) **缺乏与过量** 当铬摄入不足时，可以出现生长发育迟缓、血脂增高、葡萄糖耐量损害以及高葡萄糖血症等症状。一般正常膳食摄入很少出现铬中毒现象。

(4) **供给量与食物来源** 我国膳食中铬的每日适宜摄入量为：儿童、少年 15～35μg，成人 30μg。铬广泛存在于食物中，较好的食物来源是啤酒酵母、肉和肉制品、乳酪及全谷，蔬菜中铬的利用率较低。

7. 氟

成人体内含氟极少，约 1.4mg，绝大部分存在于骨骼和牙齿等钙化组织中，少量存在于各种软组织中。

(1) 生理功能 目前已知与氟化物相关的组织为骨与牙釉质。氟已被证实是唯一能降低儿童和成年人龋齿患病率和减轻龋齿病情的营养素，主要是由于氟可以取代牙釉质表面的羟基磷灰石中的羟基，形成一层更坚硬的保护层。氟还可以预防老年骨质疏松。

(2) 吸收与排泄 氟主要在胃中吸收，吸收速度很快，饮水中的氟可以完全被吸收。摄入的氟经代谢后有 75%由尿排出，有 13%～19%由粪便排出，汗液也有部分排出。

(3) 缺乏与过量 目前尚未发现有确切的氟缺乏症，但缺氟可引起龋齿发病率提高，也可以使老年骨质疏松发病增加。

过量摄入氟可引起急性或慢性中毒，主要造成骨及牙齿的损害，导致氟斑牙，并可引起氟骨病。

(4) 供给量与食物来源 我国膳食中氟的每日适宜摄入量为：成人 1.5mg，儿童、少年 0.6～1.3mg。

我国高氟的地区很广泛，水氟含量低及采用饮水加氟的地区较少。一般情况下，动物性食品中氟含量高于植物性食品，海洋动物中氟含量高于淡水及陆地食物，鱼和茶叶中氟含量很高。

第八节　人体对水的需要

水是一切生命所必需的物质，它对生命活动的重要性仅次于氧气。只要有足够的水，人即使不吃食物，也能维持生命 1 个月左右，如果没有水，一般 5 天左右就会死亡。水的化学性质相对稳定，是一种很好的溶剂；水的表面张力非常大，对生物输送营养物质很重要；水的比热容非常高，对维持热量的平衡起到调节作用。

一、水的生理功能

1. 水是机体重要的组成成分

水是人体含量最多和最重要的组成成分，是维持生命、保持细胞形态、构成各种体液所必需的。体内的含水量与年龄、性别有关，年龄越小，含水量越高。胎儿体内水分含量为 98%，新生儿的含水量可达体重的 80%，成人男性的含水量约为体重的 60%，成人女性为 50%～55%。

水在体内的分布并不均匀，它主要分布于细胞内和细胞外。细胞内的含水量约占体内总量的 2/3，细胞外约占 1/3。各组织器官的含水量相差很大，人的体液和血浆中 90%是水，肌肉和薄壁组织器官如肝、脑、肺、肾等含水 70%～80%，皮肤含水约 70%，骨骼约 20%，牙齿中含有 10%的水，脂肪组织含水较少，仅约 10%。

2. 促进营养素的消化、吸收、代谢和排泄

水把氧气、营养物质等运送到组织细胞，以利营养素的消化和吸收，又可以把代谢废物、有害物质通过呼吸、蒸发及大小便途径排出体外。水也可以直接参与体内的物质代谢，促进各种生化反应。

3. 调节体温与机体的润滑作用

水的比热容大，热容量也大，水能吸收较多的热而其本身的温度升高不大，因而不致使体温由于内外环境的改变而发生显著变化。人体通常由蒸发、出汗来调节体温的恒定。

此外，水还具有润滑作用，如泪液可以防止眼球干燥，唾液和胃液有助于食物吞咽和在胃肠道内消化，关节滑液可用以减少关节摩擦，防止机体损伤，并可使器官运动灵活。

二、水的需要量及其来源

人每天应该喝多少水，因个体年龄、体重、气候和活动量等而异，一般而言，年龄越大，每千克体重需要的水量相对越小，婴幼儿及青少年的需水量在不同阶段亦可有不同，到成年后相对稳定（表 1-9）。

表 1-9　人体每天需水量

年　龄	需水量/(mL/kg)	年　龄	需水量/(mL/kg)
1 周～1 岁	120～160	8～9 岁	70～100
2～3 岁	100～140	10～14 岁	50～80
4～7 岁	90～110	成人	40

成年人每天通过呼吸、皮肤、粪便、尿液排出的水分共有 2.5L 左右，食物和代谢水大约有 1.2L，其余的 1.3L 水必须从饮水中获得。《中国居民膳食指南（2016）》建议每天喝 1500～1700mL 水，具体喝水量随个体年龄、体重、劳动强度以及气候等因素而定。

人体水分的来源大致可分为饮料水、食物水和代谢水三类。

1. 饮料水

饮料水包括白开水、茶、咖啡、汤、奶和其他各种饮料，它们含水量大。

2. 食物水

许多食物含有大量水，一部分以结晶水形式存在，另一部分以结合水形式存在，都可以被人体吸收利用。不同食物其含水量亦不相同。

3. 代谢水

代谢水指来自体内氧化或代谢过程的水，每 100g 营养物在体内的产水量为：碳水化合物 60mL、蛋白质 41mL、脂肪 107mL。

自测训练

1. 人体是如何实现对食物的消化吸收的？

2. 解释概念：必需氨基酸、氨基酸模式、限制性氨基酸、膳食纤维、必需脂肪酸、蛋白质的生物价、蛋白质的互补作用。

3. 人体所需的必需氨基酸、必需脂肪酸各包括什么？

4. 简述蛋白质、碳水化合物、脂肪的营养生理功能。缺乏这三种营养素对人体有何影响？

5. 简述蛋白质、碳水化合物、脂肪的食物来源。

6. 蛋白质营养价值的评价方法有哪些？

7. 脂肪营养价值的评价方法有哪些？

8. 维生素有哪些共同特点？

9. 人体缺乏维生素 B_1、维生素 B_2、维生素 C、维生素 D 和维生素 A 会得什么病？这几种维生素的主要膳食来源是什么？

10. 人体缺乏钙、锌和铁会得什么病？它们的主要膳食来源是什么？

11. 碘的生理功能是什么？为什么要对食盐加碘？

12. 水对人体有什么作用？

第二章
食品营养评价

【学习目标】

熟悉食品标签、配料和食品营养标签的概念和要求；知道食品能量密度和营养质量指数评价方法；熟悉各类食物的营养素分布和营养特点；重点掌握各类食物的营养价值及保健作用。

第一节 食品标签、配料和食品营养标签

一、食品标签

食品标签是指食品包装上的文字、图形、符号及一切说明物，是对食品质量特性、安全特性、食用（饮用）说明的描述。通过食品标签，消费者可以了解食品的基本来源、属性和营养含量、安全食用期限等基本信息。

《预包装食品标签通则》（GB 7718—2004）是我国强制性国家标准，于2005年10月1日颁布实施。2012年4月20日《食品安全国家标准 预包装食品标签通则》（GB 7718—2011）代替《预包装食品标签通则》（GB 7718—2004）并实施。

GB 7718—2011标准规定了用于预包装食品的范围、术语和定义、基本要求、标示内容和其他。

① 对预包装食品、食品标签、配料、生产日期、保质期、规格做了新的规定和定义。

② 对标示内容中的食品名称、配料表、配料的定量标示、净含量和规格以及制造者、经销者的名称和地址、联系方式、生产日期、保质期、贮存条件、食品生产许可证编号、产品标准代号等都做了要求。

③ GB 7718—2011与GB 7718—2004相比，主要变化如下：修改了适用范围；修改了预包装食品和生产日期的定义，增加了规格的定义，取消了保存期的定义；修改了食品添加剂的标示方式；增加了规格的标示方式；修改了生产者、经销者的名称、地址和联系方式的标示方式；修改了强制标示内容的文字、符号、数字的高度不小于1.8mm时的包装物或包装容器的最大表面面积；增加了食品中可能含有致敏物质时的推荐标示要求；修改了附录A中最大表面面积的计算方法；增加了附录B和附录C。

二、食品的配料

食品的配料是食品标签上的重要内容，是指在制造或加工食品时使用的，并存在（包括以改性的形式存在）于食品中的主要原料或辅料物质，如食品添加剂。食品标签上的配料表是一个产品的原料构成，包括名称和量化的信息。食品配料表可以帮助消费者了解食品的属性、来源。

食品原料配方的基本格式和表示方法如下所述。

① 食品原料配方一般以“配料”或“配料表”为名，个别也以“原料”或“原料与辅料”为名，标注于食品标签的主要版面。加工助剂不需要标示。

② 各种配料应按制造或加工食品时加入量的递减顺序一一排列；加入量不超过2%的配料可以不按递减顺序排列。

③ 如果某种配料是由两种或两种以上的其他配料构成的复合配料（不包括复合食品添加剂），应在配料表中标示复合配料的名称，随后将复合配料的原始配料在括号内按加入量的递减顺序标示。当某种复合配料已有国家标准、行业标准或地方标准，且其加入量小于食品总量的25%时，不需要标示复合配料的原始配料。

④ 食品添加剂应当标示其在GB 2760—2014中的食品添加剂通用名称。

食品添加剂通用名称可标示为食品添加剂的具体名称，也可标示为食品添加剂的功能类别名称并同时标示食品添加剂的具体名称或国际编码（INS号）。

当采用同时标示食品添加剂的功能类别名称和国际编码的形式时，若某种食品添加剂尚不存在相应的国际编码，或因致敏物质标示需要，可以标示其具体名称。食品添加剂的名称不包括其制法。加入量小于食品总量25%的复合配料中含有的食品添加剂，若符合GB 2760—2014规定的带入原则且在最终产品中不起工艺作用的，不需要标示。

三、食品营养标签

食品营养标签是食品标签上营养特性的说明，包括营养成分表和附加的营养信息。它是消费者了解食品的营养信息、获取营养知识最简单、最直接的途径，通过营养标签，消费者可以了解食品的营养特性，比较并根据自身需要选择食品，计算食用一定量食品对日营养素需要的贡献值，从而有利于平衡膳食，降低膳食相关疾病的发生危险。食品营养素含量也是食品营养质量和食品相关营养声称的基础。自2013年1月1日起，我国已强制推行食品营养标签管理制度，强制标示能量和蛋白质、脂肪、碳水化合物、钠这四种营养成分的含量值及参考值，强制要求营养标签格式见表2-1。

表2-1 强制要求营养标签格式

项目	每100克(g)或毫升(mL)或每份	营养素参考值%或NRV%
能量	千焦(kJ)	%
蛋白质	克(g)	%
脂肪	克(g)	%
碳水化合物	克(g)	%
钠	毫克(mg)	%

1. 食品营养标签的基本构成

一般来讲，食品营养标签由营养成分标示和附加营养信息两部分组成，其中营养成分标示是最基本的信息。

营养成分标示是一个标准化的食品营养成分表，直接以数据形式显示某一食品中所含有的营养成分含量。营养成分标示项目可以涉及能量及所有营养成分含量，如蛋白质、脂肪和胆固醇、总碳水化合物、糖、膳食纤维、各种维生素、矿物质等的含量。营养标签中营养成分标示应当以每100克(g)或毫升(mL)和/或每份食品中的含量数值标示，并同时标示所含营养成分占营养素参考值（NRV）的百分比。

附加营养信息是对食品营养特性的描述，以便增加消费者对食物营养价值的理解。附加信息主要包括营养声称和健康声称。营养声称是指以文字形式对食品的营养特性做出的描述、建议或暗示，主要包括：

（1）**营养素含量声称**　即描述食物中营养素含量的高低，声称用语包括“含有”“高”“低”或“无”等。

（2）**比较声称**　即在两种或两种以上同类食品中对某营养与同类产品相比较的优势。声称用语包括“增加”和“减少”等。如是否为天然来源或好的来源，某营养素含量是高或者低。

（3）**功能声称**　即营养素的功能意义。它是指某营养成分可以维持人体正常生长、发育和正常生理功能等作用的声称，同时规定了营养成分功能声称应当符合的条件。

（4）**减少疾病危险的声称**　即以规定的语言标注食品中某营养素或其他物质在减少疾病发生危险、健康促进方面的意义。

2. 食品营养标签相关标准和法规

由于食品营养标签仅是食品标签的一部分，因此在大的标签标示原则方面与食品通用标签具有一般的共性特点。我国涉及营养标示方面的标准、法规主要有《食品安全国家标准预包装食品营养标签通则》(GB 28050—2011)、《食品安全国家标准 预包装食品标签通则》(GB 7718—2011)、《食品安全国家标准 婴幼儿谷类辅助食品》(GB 10769—2010)、《食品安全国家标准 保健食品》(GB 16740—2014)等。

其中，《食品安全国家标准 预包装食品营养标签通则》(GB 28050—2011)是在2007年《食品营养标签管理规范》的基础上修订而来，包括4个附录，即食品标签营养素参考值(NRV)及其使用方法，营养标签格式，能量和营养成分含量声称和比较声称的要求、条件和同义语，以及能量和营养成分功能声称标准用语。

《食品安全国家标准 预包装食品营养标签通则》(GB 28050—2011)规定，食品企业标示食品营养成分、营养声称、营养成分功能声称时，应首先标示能量和蛋白质、脂肪、碳水化合物、钠4种核心营养素及其含量。食品营养标签上还可以标示饱和脂肪（酸）、胆固醇、糖、膳食纤维、维生素和矿物质等。食品企业对能量和4种核心营养素的标示应当比其他营养成分的标示更为醒目。各营养成分的定义、测定方法、标示方法和顺序、数值的允许误差等应当符合《食品安全国家标准 预包装食品营养标签通则》(GB 28050—2011)的规定。《食品安全国家标准 预包装食品营养标签通则》(GB 28050—2011)还强调，营养标签的标示应当真实、客观，不得虚假，不得夸大产品的营养作用。《食品安全国家标准 预包装食品营养标签通则》(GB 28050—2011)还规定了营养标签的形状、位置、标示内容、顺序、字体、文字等内容，推荐了标示格式。其中，营养成分标示内容应当以一个“方框表”形式表示，方框可以设置为与包装的基线垂直。

3. 豁免强制标示营养标签的预包装食品

——生鲜食品，如包装的生肉、生鱼、生蔬菜和水果、禽蛋等；

——乙醇含量≥0.5%的饮料酒类；

——包装总表面积≤100cm^2 或最大表面面积≤20cm^2 的食品；

——现制现售的食品；

——包装的饮用水；

——每日食用量≤10g 或 10mL 的预包装食品；

——其他法律法规标准规定可以不标示营养标签的预包装食品。

豁免强制标示营养标签的预包装食品，如果在其包装上出现任何营养信息时，应按照本标准执行。

4. 营养素含量及其标示

营养成分标示通常有两种表达形式：绝对数值，即单位食品（每 100mL、每 100g、每包装）或每食用份食品中提供的营养素种类和含量；相对数值，即单位食品中营养素参考值（NRV）的百分比。其中，绝对数值是营养成分标示的基本格式，在此基础上可根据需要增加相对数值的标示。在营养成分标示时，所列营养成分的名称应采用规定的专用语，数据表达使用的单位应符合国际法定计量单位或按管理办法规定。

5. 营养素参考值（NRV）

专用于食品营养标签，用于比较食品营养成分含量的参考值。营养成分含量与 NRV 进行比较，能使消费者更好地理解营养成分含量的高低。许多国家用 NRLs 来替代膳食参考摄入量在标签上的使用，我国在居民膳食参考摄入量（DRIs）的基础上，结合我国居民膳食消费习惯和消耗量制定了 NRV，大致可以满足正常成人的营养需要，但不适用于 4 岁以下儿童。

食品标签营养素参考值（NRV）规定的能量和 32 种营养成分参考数值见表 2-2 [即《预包装食品营养标签通则》（GB 28050—2011）附录 A.1 所示]。

国际上，与营养标签相关的法规和标准不断面临改革和修订。2013 年，CAC 采纳了国际膳食补充剂联盟（IADSA）所倡导的营养素参考值（NRVs），将 11 种营养素加入营养标签准则，并要求对于声称含有营养素的食品需要在标签上注明。英国也于同年下半年开始在全国范围内强制推行“红绿灯食品标签”，要求食品生产厂商在包装正面的显著位置使用红绿灯颜色标注该食品中所含的脂肪与饱和脂肪、糖类、盐类含量的高中低 3 个水平。2014 年，美国提出新的食品营养成分标签改革方案，要求生产商必须在产品包装显著位置用加大字体注明食品总能量和反式脂肪酸含量，还会首次显示人工添加糖的含量等以更实际地描述食品的营养成分。

近几年，食品标签“营养化”“健康化”和“国际化”已成为世界范围内共同的追求和目标。尽管我国标准中规定了强制标注，然而据北京市营养源研究所采集河南、浙江、广西和黑龙江的样品表明，营养标签标示率达到 96.9%，相比澳大利亚、新西兰、美国等国家营养成分标签标示率达 100%、营养声称标示率达 40%、功能声称标示率达 5%，我国的营养标签管理工作与发达国家相比还有差距。

表 2-2 营养素参考值（NRV）

营养成分	NRV	营养成分	NRV
能量①	8400kJ	叶酸	400μgDFE
蛋白质	60g	泛酸	5mg
脂肪	≤60g	生物素	30μg
饱和脂肪酸	≤20g	胆碱	450mg
胆固醇	≤300mg	钙	800mg
碳水化合物	300g	磷	700mg
膳食纤维	25g	钾	2000mg
维生素 A	800μgRE	钠	2000mg
维生素 D	5μg	镁	300mg
维生素 E	14mg α-TE	铁	15mg
维生素 K	80μg	锌	15mg
维生素 B_1	1.4mg	碘	150μg
维生素 B_2	1.4mg	硒	50μg
维生素 B_6	1.4mg	铜	1.5mg
维生素 B_1	2.4μg	氟	1mg
维生素 C	100mg	锰	3mg
烟酸	14mga		

① 能量相当于 2000kcal；蛋白质、脂肪、碳水化合物供能分别占总能量的 13%、27%与 60%。

营养成分含量占营养素参考值（NRV）的百分数计算公式为：

$$NRV\% = \frac{X}{NRV} \times 100\%$$

式中，X 表示食品中某营养素的含量；NRV 为该营养素的营养素参考值。

对于 NRV 值低于某数值的营养成分，如脂肪的 NRV≤60g，在计算产品脂肪含量占 NRV 的百分比时，应该按照 60g 来计算。饱和脂肪、胆固醇也采取类似方式计算。

第二节 食品能量密度和营养质量指数评价

评价食物的营养价值有很多种方法，如感官的、化学的、物理的，甚至包括动物实验或人体实验。本节主要介绍食品能量密度和营养质量指数评价方法。

能量能够维持机体生命，很多营养素的生理功能都体现在机体的能量代谢上。反过来，如果能量摄入过高而营养素摄入过低，则造成了多余的能量负荷，导致肥胖、各种慢性病的发病率增加。因此，在综合评价一种食物时，需要在了解食物能量值的同时，把食物中的营养素与其提供的能量结合在一起，以判断食物能量和营养素之间的供求关系。

一、食物中能量密度计算

不同的食物能量差别极大，一般按能量由高到低排列有油脂、油料种子、干果、肉类、淀粉类食物，这些都是高能量食品；而蔬菜、水果能量较低。

为直观表示食品所提供能量的多少，可采用能量密度进行评估。选用 100g 食物为计量单位，根据食物标签的能量数值或者计算的能量数值，查询推荐的成人能量参考摄入量，根据公式求出能量密度：

$$能量密度 = \frac{一定量食物提供的能量值}{能量推荐摄入量}$$

不同种类食物的能量密度各不相同，这是了解不同食物能量高低以及对人体满足程度的一个简单分析方法。长期食用低能量和能量密度低的食物，会影响儿童生长发育；长期食用高能量和能量密度高的食物，则容易造成体重过重或肥胖。

二、营养质量指数计算

营养质量指数（INQ）是一种结合能量和营养素对食物进行综合营养评价的简便实用指标，它能直观、综合地反映食物能量和营养素需求的情况。

1. 计算 INQ

首先在求出能量密度之后，同理求出某一个所关心的营养素的密度，两者相除，得到 INQ 数值。

$$营养素密度=\frac{一定量食物提供的营养素含量}{相应营养素推荐摄入量}$$

$$食物营养质量指数(INQ)=\frac{营养素密度}{能量密度}$$

2. INQ 评价标准

INQ=1，表示食物提供营养素的能力与提供能量的能力相当，二者满足人体需要的程度相等。

INQ<1，表示该食物提供营养素的能力小于提供能量的能力，长期食用此种食物，可能发生该营养素的不足或能量过剩，则该食物的营养价值低。

INQ>1，说明该食物提供营养素的能力大于提供能量的能力，为“营养质量合格食物”，适合体重超重和肥胖者选择。

INQ 最大的特点就是根据不同人群的营养需求来分别计算。同一种食物，对正常人群可能是合格的，而对肥胖人群可能是不合格的，因此要做到因人而异。

第三节　各类食物的营养

食品种类繁多，但依其性质和来源可分为三大类：植物性食品，如稻谷、油料、蔬菜、水果、薯类等；动物性食品，如畜禽肉类、蛋类、奶类、水产食品等；加工食品，用以上两大类食物为原料加工而成的加工制品，如罐头食品、熏制和烧烤食品、油炸食品、速冻食品、膨化食品、饮料、方便食品和快餐食品、调味品等。

一、植物性食品的营养

1. 粮谷类

谷类主要有稻谷、小麦、玉米、高粱、小米、莜麦、荞麦等，谷类食品在我国居民膳食中占有重要地位，主要作为主食。

(1) **谷粒结构和营养素分布**　各种谷粒，尽管形态大小不同，但其基本结构相似，都是由谷皮、糊粉层、胚乳和胚四部分组成。

① 谷皮 位于谷粒最外层，占全粒的13%～15%，主要由纤维素和半纤维素组成，并含有较多的矿物质、B族维生素及其他营养素。谷皮不含淀粉，其中纤维和植酸含量高，因而在加工中作为糠皮除去。在加工精度不高的谷物中，允许保留少量谷皮成分。

② 糊粉层 介于谷皮和胚乳之间的一层厚壁细胞，占谷粒的6%～7%，除含纤维素外，还含有丰富的B族维生素、蛋白质、脂类物质、矿物质，其营养价值高。但糊粉层壁厚不易消化，且含有较多酶类，影响产品的储藏性能，一般在加工中与谷皮一起除去。

③ 胚乳 占谷粒的80%～90%，是种子的储藏组织，含有大量的淀粉和一定量的蛋白质，靠近胚的部分蛋白质含量高。谷胚易消化，适口性好，耐储藏，但维生素和矿物质等营养素含量低。

④ 胚 是种子中生理活性最强、营养价值最高的部分，含有丰富的脂肪、维生素B_1和矿物质，蛋白质和可溶性糖含量也较高。

(2) 谷类种子的营养价值

① 蛋白质 谷类种子的蛋白质含量一般在7%～16%，品种间有较大的差异。普通小麦含蛋白质8%～13%，大米和小米为7%～9%，燕麦的蛋白质含量可高达15%～17%。因谷粒外层蛋白质含量较高，所以精加工的米、面比粗米、标准粉中的植物蛋白质含量低。精面粉蛋白质含量为7.2%，而标准粉为9.9%。

在谷类蛋白质必需氨基酸含量中，赖氨酸的含量较低，尤其是小米和小麦中赖氨酸最少。谷类蛋白质一般都以赖氨酸为第一限制氨基酸，苏氨酸为第二限制氨基酸（玉米为色氨酸），它们的生物价比较低，除莜麦、大米及大麦可达70左右外，一般为50～60。燕麦和荞麦的蛋白质中赖氨酸相对丰富，生物价值较高。

为提高谷类食品的营养价值，可用赖氨酸进行强化或根据食物蛋白质互补的原理与富含蛋白质的食物（豆类、奶类、蛋类或肉类）共食，达到蛋白质互补的目的。

② 脂肪 谷类食物的脂肪含量一般仅有2%～3%，主要集中在糊粉层、谷皮、谷胚中。谷物油脂中含有丰富的亚油酸、卵磷脂和植物固醇，并含有大量的维生素E。所以，米糠油和胚芽油有防止动脉硬化和抗衰老的功效。

③ 碳水化合物 谷类种子是碳水化合物的丰富来源，其中淀粉是谷物的主要成分，占总谷量的70%以上，是人类最经济的能量来源。谷物胚乳中纤维素含量一般仅为0.3%或更少。燕麦中半纤维素水平高于大多数其他谷物，研究证明，燕麦麸皮中的可溶性半纤维素主要为β-葡聚糖物质，具有降低人体血清胆固醇的功能。

④ 维生素 谷类中的维生素主要是B族维生素，尤其是维生素B_1和烟酸含量较高，是膳食中这两种维生素的最重要来源。维生素大部分存在于胚芽、糊粉层和谷皮中，含量随加工精度增加而迅速下降。

谷物胚芽中富含维生素E，小麦胚芽中含量最高，玉米胚芽次之。小麦胚芽中维生素E的含量为30～50mg/100g，是植物原料中含量最高的一种，且以α-生育酚为主要成分，后者在体内的生理活性最高。因此，小麦胚芽成为研究开发天然维生素E的主要原料。

⑤ 矿物质 谷类一般含无机盐为1.5%～3%，主要集中在谷皮、糊粉层和谷胚中，胚乳中含量较低。在谷类全部灰分中，50%～60%为磷，多以植酸钙镁盐的形式存在，出粉率高的面粉含植酸量较多，对食物中钙（Ca）、铁（Fe）、铜（Cu）及锌（Zn）等元素的吸收有不良影响。其次是钾，占总灰分的1/4～1/3。镁的含量也较高，但钙含量较低，仅为磷含量的1/10。糙米、标准面粉的矿物质含量都分别高于精白米、面。燕麦的钙、铁含量大大高于一般谷物。所以以米、面等为主食的地区的人群，应辅以含钙丰富的食品，如奶类和

豆类等。

（3）主要谷物的营养特点

① 大米　蛋白质含量在8%左右，相较于其他谷物，大米蛋白质的质量更优，主要表现在下列三个方面：a. 第一限制性氨基酸赖氨酸含量比其他谷物高；b. 大米蛋白的氨基酸配比较其他谷物合理；c. 蛋白质利用率高。其生物效价和蛋白质功效比值都比其他谷物蛋白质高。可以说，大米是谷类食物中最好的蛋白质来源之一。

大米的营养价值与其加工精度直接相关，以精白米和糙米比较，精白米中蛋白质减少8.4%、脂肪减少56%、纤维素减少57%、钙减少43%、维生素 B_1 减少59%、维生素 B_2 减少29%、烟酸减少48%。因此，在以精白米为主食的地区的人群，常易患脚气病等B族维生素缺乏症。为提高大米的营养价值及使其更易于消化吸收，近年来开发出众多营养强化米类新品种，如“蒸谷米”“胚芽米”“清洁米”“强化米”等。

② 小麦　小麦含有12%～14%的蛋白质，蛋白质含量在谷类中是较高的，但小麦蛋白质的氨基酸组成不平衡，赖氨酸含量仅为2.4%左右，比世界卫生组织的推荐值5.5%少很多，而且苏氨酸、异亮氨酸含量也不足。小麦粉加工精度越高，面粉越白，其中的维生素、矿物质含量就越低。

③ 玉米　玉米含蛋白质8.5%左右，普通玉米中赖氨酸和色氨酸含量较低。玉米中含有硒、镁、谷胱甘肽、胡萝卜素和纤维素等营养物质，具有防治多种疾病的作用，如高血压、动脉硬化、泌尿系统结石和脑功能衰退等。近来发现玉米还具有防癌、抗癌功效。

④ 小米　小米有粳、糯之分，粳小米多作主食，糯小米可制作各种糕点，也可做粥饭。小米蛋白质含量在10%左右，色氨酸含量较一般谷物多，小米中其他必需氨基酸评分均大于100，所缺乏的只是赖氨酸。如果进行赖氨酸强化，或与高赖氨酸食品如豆类、蛋黄等搭配食用，小米则是一种优良的婴幼儿食品原料。小米维生素 B_1、维生素 B_2 含量也略高于大米，还含有少量胡萝卜素，是人们喜食的营养价值较高的谷物食品。

⑤ 荞麦　荞麦面的蛋白质含量高于大米、小麦粉和玉米面，脂肪含量低于玉米面而高于大米和小麦粉。荞麦含有70%的淀粉和7%～13%的蛋白质。荞麦中还含有丰富的维生素 B_1、维生素 B_2、烟酸和各种矿物质。荞麦的最大营养特点是含有特殊成分芦丁，芦丁具有降低血脂和血清胆固醇的效果，对高血压和心脏病有预防作用。

⑥ 燕麦　燕麦的营养价值很高，是一种高能量食物，其蛋白质和脂肪的含量高。燕麦脂肪含量为小麦的4倍，脂肪酸中亚油酸占38%～46%，油酸也比大多数其他谷物多。燕麦的蛋白质含量比小麦高，其氨基酸比例非常平衡，各种必需氨基酸的含量接近或高于世界卫生组织推荐值，且配比合理，尤其赖氨酸含量较高，脱壳燕麦的蛋白质含量通常比其他谷物高得多，人体利用率高，其蛋白质营养价值可与鸡蛋媲美。燕麦还含有维生素 B_1、维生素 B_2 及较多的维生素E，此外还含有其他禾谷类作物中缺乏的皂苷，对降低胆固醇、甘油三酯、β-脂蛋白有一定的好处。

2. 豆类、坚果类

（1）豆类　包括大豆、蚕豆、豌豆、绿豆、小豆、豇豆、普通菜豆、瓜尔豆等多种。

① 豆类的组成成分和营养物质　按照豆类中营养成分含量可将豆类分为两大类，一类是大豆（又分为黄豆、黑豆和青豆等），含有较多的蛋白质（35%～40%）和脂肪（15%～20%），碳水化合物含量相对较少（20%～30%）；另一类是除大豆以外的其他豆类，含有较多的碳水化合物（55%～65%）以及中等含量的蛋白质（20%～30%）和少量的脂肪（低于5%）。豆类还含有丰富的矿物质和维生素，其营养价值较高，尤其是蛋白质组成中较高的赖

氨酸含量可以与谷物蛋白质互补。每 100g 豆类可提供 1423kJ（340kcal）的能量，与谷物相当。但是豆类中含硫氨基酸含量较低，并含有胰蛋白酶抑制剂、血细胞凝集素、多酚化合物、肠胃胀气因子等抗营养物质，加工不彻底时对人体有不良生理作用。

豆类中所含的大量植酸会阻碍钙和铁的吸收；大豆中还含有丰富的脂氧合酶，它不仅是豆腥味的起因之一，而且在储藏中容易造成不饱和脂肪酸的氧化酸败和胡萝卜素的损失。

某些豆类，如大豆和菜豆中含有血细胞凝集素，这些凝集素与肠道壁上的上皮细胞膜结合，阻碍营养素的吸收，而有些凝集素则抑制蛋白质的生物合成。经过长时间的蒸煮和干热加工，豆类植物凝集素的活性和毒性可被破坏。

② 各种豆类的营养特点　食用豆类作物遍及世界各地，我国主要种植大豆、蚕豆、豌豆、绿豆和小豆。

a. 大豆　大豆籽粒是由种皮、胚所构成的。种皮除糊粉层含有一定量的蛋白质和脂肪外，其他部分几乎都是由纤维素、半纤维素、果胶质等组成，而胚则主要以蛋白质、碳水化合物和脂肪为主。大豆蛋白质是优质蛋白质，含有丰富的赖氨酸，但是缺少含硫氨基酸。

大豆的碳水化合物主要成分为蔗糖、棉籽糖、水苏糖、毛蕊花糖、阿拉伯半乳聚糖等。大豆油脂营养丰富，除丰富的亚油酸外，维生素 E 含量比较丰富。大豆中钙的含量较高，每 100g 含钙约为 191mg，其他如磷、钾、镁、铁等含量也较高，但是大豆中含有的植酸影响了钙、镁的吸收。大豆中的维生素含量很少，除维生素 E 外，大部分在加工中遭到破坏。

b. 蚕豆　蚕豆种子含有大量蛋白质，平均含量为 30%，蛋白质中氨基酸种类齐全，赖氨酸含量丰富，但色氨酸和蛋氨酸含量稍低。维生素含量均超过小麦和大米。

c. 豌豆　豌豆的蛋白质含量较高，富含人体必需的 8 种氨基酸，还含有脂肪、碳水化合物、胡萝卜素及多种维生素。

d. 绿豆　绿豆营养价值较高，含有丰富的蛋白质、淀粉、各种矿物质及多种 B 族维生素。绿豆中蛋白质的含量为 21%～28%，其蛋白质含有较多的赖氨酸。绿豆芽含有丰富的维生素 C，还含有纤维素，是便秘患者的健康蔬菜，有助于预防肿瘤、降低血胆固醇。

绿豆性味甘凉，有清热解毒之功效，对有机农药中毒、铅中毒、酒精中毒都有一定的解毒作用；绿豆汤能够消暑益气、止渴利尿，不仅能补充水分，而且能补充无机盐，对维持电解质平衡有着重要意义。

e. 红小豆　红小豆营养丰富，每 100g 红小豆含蛋白质 20.2g、脂肪 0.6g、碳水化合物 55.7g、钙 74mg、磷 305mg、铁 7.4mg 及胡萝卜素和维生素 B_1、维生素 B_2、维生素 E 等多种维生素。红小豆含有皂苷类物质，具有通便、利尿和消肿作用，能解酒、解毒。

(2) 坚果类　坚果类包括核桃、栗子、松子、花生、瓜子等有硬壳的食品，是一类营养丰富的食品。有些坚果淀粉含量很高，如栗子等；多数坚果的油脂含量很高，如核桃、榛子、杏仁、松子等。富含脂肪的坚果营养素优于淀粉类坚果。

① 坚果的营养价值

a. 蛋白质　富含油脂的坚果蛋白质含量多在 12%～35%，如花生为 25%、葵花籽为 24%、西瓜籽为 32%。淀粉类干果中以栗子的蛋白质含量最低，为 4%～5%，而莲子都在 12%以上。坚果类蛋白质的限制性氨基酸因品种而异。如花生、葵花籽的限制性氨基酸是蛋氨酸和异亮氨酸；核桃的限制性氨基酸为赖氨酸和含硫氨基酸。

b. 脂类　含油坚果类的脂肪含量在 40%～70%。花生的含油量为 40%，是重要的食用油籽；葵花籽和核桃的含油量达 50%以上；松子仁的含油量更高，达 70%。故而绝大多数坚果类食品所含能量很高，过量食用不利于控制体重。但坚果类中的脂肪多为不饱和脂肪酸，富含必需脂肪酸，特别是富含卵磷脂，有利于补脑、健脑。

c. 碳水化合物　富含油脂的坚果中可消化碳水化合物含量较少，多在15%以下，如花生为5.2%、榛子为4.9%。富含淀粉的坚果中碳水化合物的含量则较高。它们可在膳食中与粮食类主食一同烹调。含油坚果类的膳食纤维含量较高，如花生膳食纤维含量为6.3%、榛子为9.6%，它们还含有少量不能为人体吸收的低聚糖和多糖类物质。所以，含油坚果类是与豆类相近的低血糖食品。

d. 维生素　含油坚果类是维生素E和B族维生素的良好来源，杏仁中含较多的核黄素，淀粉类坚果的维生素含量不十分突出。

e. 矿物质　含油坚果类的铁、锌、铜、锰、硒等微量元素的含量在各种食品中相当突出，高于大豆，更远高于谷类。芝麻是补充微量元素的传统食品，其中钾、铁、锌、镁、铜、锰等元素含量均高，黑芝麻更高于白芝麻。另外，杏仁和榛子都是钙的良好来源。巴西坚果富含硒，开心果富含碘。

② 常见坚果的营养特点

a. 核桃　核桃也称为胡桃。核桃含脂肪60%以上，为坚果中脂肪含量最高者之一，主要是多不饱和脂肪酸，其中含亚油酸47%～73%，且富含亚麻酸和磷脂，有益于降低血胆固醇，对脑神经细胞有良好的滋补作用。同时，核桃含有大量的维生素E、B族维生素和丰富的钙、铁、锌等矿物质，是一种重要的保健食品。

b. 花生　花生也称落花生、地豆等，为重要的油料作物，也是植物蛋白质的重要来源，且富含磷脂及多种维生素和矿物质。所以，花生具有较高的营养价值。花生味甘、性平，可润肺、补脾、和胃、补中益气，是我国的传统滋补食品。

c. 榛子　榛子在我国东北、华北、西北广泛分布，其营养非常丰富，含有大量的维生素E、B族维生素和多种矿物质，其中钙、铁、锌等的含量高于核桃、花生等坚果。榛子具有补益脾胃、滋养气血、明目、强身的作用。

d. 杏仁　杏仁又名杏实，有甜杏仁和苦杏仁之分。甜杏仁只供食用，苦杏仁多为药用。我国是世界杏仁主产国之一。杏仁含有丰富的蛋白质和脂肪，其脂肪中的脂肪酸主要为油酸、亚油酸等不饱和脂肪酸。它还含有糖类、多种维生素和矿物质。杏仁味苦，性温，可祛痰、止咳、平喘、散风、润肠、消积。

e. 栗子　栗子又称栗果、板栗，栗子分布广泛，主产区为河北、湖北、贵州等地。栗子营养丰富，每100g栗子中含碳水化合物40.5g、蛋白质4.2g、脂肪0.7g及多种维生素和矿物质。栗子味甘、性温，可益气、补肾、强筋、健脾胃，是我国传统的滋补佳品。栗子中所含的不饱和脂肪酸和多种维生素能抗高血压、冠心病、动脉硬化。

f. 松子　松子又名海松子、新罗松子，有东北松子、西南松子、西北松子之分。松子含有丰富的脂肪，含量高达62.6%，主要为油酸、亚油酸等不饱和脂肪酸，还含有蛋白质、糖类、挥发油、多种矿物质和维生素。松子味甘、性温，具有补益气血、润燥滑肠、滋阴生津的功效。皮肤干燥、体瘦气短、燥咳无痰、经常便秘的人适合经常食用松子。

3. 水果、蔬菜

(1) 水果类　水果的特点是可以不经烹调直接食用，为人体提供水分、糖类、矿物质、维生素、膳食纤维等营养成分。但从营养素整体含量和总抗氧化能力来说，水果不如蔬菜。

① 水果的化学组成和营养成分

a. 水分　多数水果含水分达85%～90%，所以水果在食物成分表中各种营养素的成分偏低。而加工过程中去掉水分的果脯中矿物质等非水溶性营养素比例则大大增加。

b. 碳水化合物　水果中碳水化合物包括淀粉、蔗糖、果糖、葡萄糖及膳食纤维等。未成熟果实中淀粉含量较高，成熟之后淀粉转化为单糖或双糖，甜味增加。如香蕉在成熟过程中淀粉由20%降到5%，而可溶性糖由8%增至17%。

c. 维生素　水果中含有除维生素D和维生素B_{12}之外的各种维生素，但其B族维生素含量普遍较低。在各类水果中，柑橘类是维生素C的良好来源，而且可以一年四季提供充足的鲜果和果汁。草莓、山楂、酸枣、鲜枣、猕猴桃、龙眼等也是维生素C的优良来源。

d. 矿物质　水果中的矿物质含量在0.4%左右，主要矿物质是钾、镁、钙等，钠含量较低。在膳食中，水果是钾的重要来源。

e. 其他　水果中还含有大量有益健康的活性物质，如类胡萝卜素、黄酮类物质、有机酸、芳香物质等。水果中主要的有机酸有柠檬酸、苹果酸、酒石酸，仁果、核果、浆果和热带水果以柠檬酸为主，蔷薇科水果以苹果酸为主，葡萄中含有酒石酸。

② 常见水果的营养特点

a. 苹果　世界“四大水果”之一，每100g鲜苹果中含碳水化合物6.7～14g、蛋白质0.2～0.7g、脂肪0.1～0.4g，钾含量较高，是高血压患者的理想食品。苹果性味甘、凉、微酸，入脾胃可助于清胃生津、开胃醒酒，用于烦热、口渴、饮酒过度、胃有浊滞。

b. 桃　桃的各类营养素无明显特色，具有水果之共性。每100g鲜桃中含碳水化合物4.6～12.8g、蛋白质0.4～1.3g、脂肪0.1～0.2g。桃中含有较多的有机酸和纤维素，能促进消化腺的分泌，增加胃肠的蠕动，有利于消化。桃性味甘、平、酸，入心、肺，清热泻火，生津止渴，有益于清肺补心、活血通淋、通便润肠、敛汗止血。

c. 梨　从营养学上分析，梨也具有水果全部的共性。每100g梨中含有碳水化合物2.6～12.4g、蛋白质0.1～0.6g、脂肪0.1～0.5g及多种矿物质和维生素。梨味甘、微酸，性凉，有助于生津润燥、清热化痰、润肺止咳。梨属性寒凉，因此，胃肠虚弱者、孕妇、产妇等忌食。

d. 柑橘　柑橘含有丰富的有机酸和维生素，是维生素C、胡萝卜素和钾的重要来源，此外还含有陈皮苷、陈皮素、挥发油、铁、磷、钙、枸橼酸等。这些物质能调节人体的新陈代谢，尤其对老年人的心肺功能有补益作用。柑橘中还含有黄酮苷，有益于扩张冠状动脉、增强血管流量、增强微血管韧性。

e. 柠檬　柠檬中有机酸含量丰富，味道极酸，含酸量高达6.4%，具体有柠檬酸、苹果酸、奎宁酸、叶酸等。柠檬还含有糖类、橙皮苷、柚皮苷、香豆精、挥发油、多种维生素及矿物质等。柠檬味甘、酸、平，入肝、胃经，有助于生津止渴、祛暑、安胎、和胃，用于胃热齿黄、粉刺、口臭、减肥。柠檬中的柠檬酸可预防泌尿系统结石的形成及心血管疾病的发生。

f. 香蕉　香蕉含有较丰富的营养成分，每100g果肉中含碳水化合物25.8g、蛋白质1.2g、脂肪0.1g，以及钙、磷、铁、钾、胡萝卜素、维生素C、硫胺素、核黄素和烟酸等，特别是钾的含量高达330mg。香蕉味甘、凉，入肺、大肠经，有益于清热润肺、健脾开胃及降血压。香蕉可以降低胃酸，保护胃黏膜，促进溃疡的愈合。

g. 葡萄　葡萄中各种营养成分丰富，如蛋白质、维生素、矿物质及多种糖和酸。葡萄中含有的葡萄糖、有机酸、维生素等对大脑神经有补益和兴奋作用。葡萄中含有的白藜芦醇可以阻止健康细胞癌变，并能抑制癌细胞的扩散。葡萄性味甘、平、微酸，有益气增智、调补肝肾之功，可生津止渴、利水除湿，久服滋养容颜，有益于抗癌防癌。

h. 菠萝　菠萝含有较丰富的营养成分，菠萝中的蛋白酶可分解蛋白质，溶解血栓。有助于预防血栓的形成，预防和减少心脏病的发病率和死亡率。菠萝性味甘、平、寒，可止渴除烦、醒酒益气、清热利尿，并对胃热口渴、呕逆食少、膀胱热积、尿涩少、水肿等症有食疗功效。

【知识窗】

为什么水果吃多了不好?

营养平衡的一日饮食，必须由多种类别的食物组成。水果虽然有其营养优势，但不能替代粮食、鱼肉、蛋奶、蔬菜、坚果等其他食物。长期用水果代餐，会造成蛋白质摄取不足、贫血、缺锌、缺钙、维生素 B_1 缺乏等问题。那些因为想减肥而经常只靠吃水果饱腹的女性，极容易出现这些营养不良后果，有时甚至会导致手脚冰凉、精神委靡，甚至停经。

(2) **蔬菜** 蔬菜是人们日常生活的重要食品之一，其营养特点是：水分含量高，蛋白质和脂肪含量很低，但某些重要的维生素（如维生素 C 等）及矿物质含量十分丰富，是膳食中的主要维生素和矿物质来源。

① 蔬菜的营养价值

a. 水分 一般蔬菜中的含水量为 65%～95%，多数蔬菜的含水量在 90%以上，其他营养素的含量较低。

b. 蛋白质 新鲜蔬菜蛋白质含量通常在 3%以下。在各种蔬菜中，以鲜豆类、菌类和深绿色叶菜蛋白质含量较高。而菠菜、豌豆苗、韭菜等的赖氨酸、蛋氨酸含量比较丰富，可和谷类蛋白质营养互补。

c. 碳水化合物 蔬菜所含的碳水化合物包括糖、淀粉、纤维素、半纤维素和果胶等。大部分蔬菜的碳水化合物含量较低，仅为 2%～6%，几乎不含有淀粉（除根茎类，如马铃薯等）。蔬菜中以胡萝卜、洋葱和南瓜等含糖较多。蔬菜中主要的糖类是葡萄糖、果糖和蔗糖，其他糖类含量很少。

蔬菜中纤维素和半纤维素等膳食纤维含量较高。菌类蔬菜中的香菇多糖、银耳多糖具有多种保健作用。而藻类中的褐藻胶、红藻胶、卡拉胶等能够促进人体排出多余的胆固醇和体内的某些有害物质、致癌物质，对人体有益。

d. 维生素 蔬菜含有人体需要的多种维生素，包括维生素 B_1、维生素 B_2、维生素 B_6、烟酸、泛酸、生物素、叶酸、维生素 E 和维生素 K 等。在我国目前的膳食结构中，机体所需的维生素 C 几乎全部或大部分是由蔬菜提供的，同时也是维生素 B_2 的重要膳食来源。在绿、黄、橙等色泽的蔬菜中均含有较丰富的胡萝卜素，深色的蔬菜，如韭菜、胡萝卜、菠菜、莴笋叶等的维生素 B_2 含量都在 2mg/100g 以上。而维生素 C 含量较高的蔬菜有青椒、辣椒、菜花、苦瓜、芥蓝等。

e. 矿物质 蔬菜中含有丰富的矿物质，如钙、磷、铁、钾、钠、镁、铜等，是膳食中矿物质的主要来源，对维持体内酸碱平衡起重要作用。

蔬菜为高钾低钠食品，对心脏衰弱及高血压有一定的辅助疗效。含钾较多的有豆类蔬菜、辣椒、蘑菇、香菇等。蔬菜也是钙和铁的重要来源。如油菜、苋菜、芹菜、茴香等蔬菜中钙的含量都超过了 100mg/100g。绿叶蔬菜铁含量在 2～3mg/100g。但应注意草酸对钙、铁吸收的影响。另外，某些蔬菜中也富含锌和锰，如茄子、大白菜、白萝卜、南瓜等富含锌，而甜菜、包心菜等含锰较丰富。

此外，蔬菜还含有各种芳香物质、色素，使食品具有特殊的香味和颜色，可增进食欲，调节体内酸碱平衡，促进胃肠的蠕动等。蔬菜还含有一些酶类、杀菌物质和具有特殊功能的生理活性成分，对维持人体正常生理活动和免疫调节、增进健康有重要的营养价值。

② 常见蔬菜的特点

a. 白菜　被誉为“百菜之王”。白菜中富含维生素C和钙，每100g白菜中含维生素C 47mg、钙69mg，且含有大量的纤维素，食后可增加胃肠的蠕动和消化液的分泌，促进食物消化，具有防便秘的作用。

b. 甘蓝　我国各地均有栽培，包括结球甘蓝、花椰菜、球茎甘蓝、抱子甘蓝等。结球甘蓝又称洋白菜、卷心菜、牛心菜等，其叶球可供食用。花椰菜又名菜花。从营养成分看，菜花中维生素C含量较高，每100g含维生素C 61mg，钾含量也较高，每100g含钾200mg。卷心菜维生素C含量也较高，每100g含维生素C 40mg。甘蓝性平、味甘，有益脾和胃、缓急止痛作用。

c. 菠菜　菠菜中维生素C含量丰富，每100g菠菜含维生素C 32mg，但其草酸含量较高，影响铁等矿物质的吸收。

d. 油菜　油菜营养丰富，每100g油菜中含胡萝卜素1.59mg，比豆类多1倍，比番茄、瓜类、萝卜等多4倍，比茄子多30倍。其所含维生素C也比番茄、茄子多很多。油菜富含钙、铁，且草酸含量很低。

e. 香菜　香菜具有开胃健脾、增进食欲、祛风解毒、促进血液循环等功效。每100g香菜含钙170mg、铁5.6mg、胡萝卜素3.77mg、维生素C 41mg。常吃香菜对健康有益。

f. 芹菜　每100g鲜芹菜中含蛋白质1.2g、脂肪0.2g、碳水化合物3.3g。芹菜中钙、磷含量较高，还含有芹菜苷、甘露醇、有机酸等成分。

二、动物性食品的营养

动物性食品主要是指由人工饲养、驯化的畜、禽的肉制品、蛋奶制品及水产品。动物性食品在人类的饮食中占有重要地位，是人类获取蛋白质、矿物质和维生素的重要来源之一，对人类的生存和发展具有重要意义。

1. 肉及其制品

肉类是指来源于各种动物宰杀后所得可食部分的统称。它不仅包括动物的骨骼、肌肉，还包括许多可食用的器官，如心、肝、肾、胃、肠、脾、肺、舌、脑等器官，以及血、皮、骨等。根据动物来源不同，一般将肉类分为畜、禽两大类。畜类主要有猪、羊、牛、兔、马、驴、狗、骡、鹿等哺乳类动物的肌肉、内脏及其制品。禽类主要包括鸡、鸭、鹅、鸽子、鹌鹑、鸵鸟等的肌肉及其制品。

肉类的主要营养成分及组成特点如下。

① 水分　肌肉中的水分含量约为75%，分别以结合水、不易流动水和自由水的形式存在。结合水约占肌肉总水分的5%，与蛋白质分子表面的极性基团靠静电引力紧密结合，形成水分子层；总水分的80%为不易流动水，存在于肌原纤维及肌膜之间；自由水约占肌肉总水分的15%，存在于细胞外间隙，能够自由流动。

② 蛋白质　畜、禽类食品是人类最主要的蛋白质供应源，含有人体必需的各种氨基酸，营养价值高，属于优质蛋白。畜、禽肉蛋白质含量为10%～20%，因动物种类、年龄、肥瘦程度及部位不同而异，猪肉为13.2%左右，牛肉、马肉、骆驼肉、鸡肉、鹌鹑肉的蛋白质含量均达到20%，羊肉的蛋白质含量介于猪肉和牛肉之间，鸭肉、鹅肉、狗肉在

16%～18%。

不同部位的肉，因肥瘦程度不同，蛋白质含量差异较大。猪通脊肉蛋白质含量约为21%，后臀尖约15%，肋条肉约10%；牛通脊肉的蛋白质含量为22%，后腿肉约20%，肋腹肉约18%，前腿为16%；羊前腿肉的蛋白质含量为22%，后腿肉约为18%，通脊和胸腹肉约为17%；鸡胸肉约为20%，鸡翅约为17%。

一般来说，心、肝、肾等内脏器官的蛋白质含量较高，而脂肪含量较少。不同内脏的蛋白质含量存在差异，畜类肝脏含蛋白质较高，为18%～20%，心、肾含蛋白质14%～17%；禽类的内脏中，肝脏和心脏含蛋白质13%～17%。

畜禽肉的蛋白质为完全蛋白质，含有人体必需的各种氨基酸，并且必需氨基酸的构成比例接近人体需要。因此，它们易被人体充分利用，营养价值高，属于优质蛋白质。

③ 脂肪　脂肪含量因动物的种类、年龄、肥育状况、部位等不同差别很大，低者为2%，高者可达89%以上。畜肉中，猪瘦肉脂肪含量为6.2%，羊瘦肉为3.9%，牛瘦肉为2.3%；禽肉中，火鸡和鹌鹑的脂肪含量不足3%，鸡和鸽子的脂肪含量类似，在14%～17%，鸭和鹅的脂肪含量达20%左右。肥育过程对脂肪含量的影响较大，肥育良好的牛肉脂肪含量可达18%，而差的仅为4%。畜龄越高，含脂量越高。

畜肉脂肪组成以饱和脂肪酸为主，主要由硬脂酸、棕榈酸和油酸等组成，熔点较高。禽肉脂肪含有较多的亚油酸，熔点低，易于消化吸收。胆固醇以动物脑中的含量最高，每100g可达2000mg以上；肥肉中的胆固醇含量比瘦肉高90%。人体每天应当摄入一定量的胆固醇（300mg/d），但如果太多的话，可能抑制体内胆固醇的合成，并使体内胆固醇的正常调节机制发生障碍，导致血液胆固醇浓度升高，进而可能在血管内壁沉积，造成高胆固醇引发的心血管疾病。

必需脂肪酸的含量与组成是衡量食物油脂营养价值的重要指标。动物脂肪所含有的必需脂肪酸明显低于植物油脂，因此其营养价值低于植物油脂。在动物中，禽类脂肪所含必需脂肪酸的量高于家畜脂肪；家畜脂肪中，猪脂肪的必需脂肪酸含量又高于牛、羊等反刍动物。

④ 碳水化合物　畜肉碳水化合物含量为1%～3%，平均1.5%，主要以糖原形式存在于肌肉和肝脏中。

⑤ 矿物质　畜肉矿物质含量一般为0.8%～1.2%，瘦肉中的含量高于肥肉，内脏高于瘦肉。畜肉是铁、锌的重要来源，铁含量为5mg/100g左右，肉类中的铁以血红素铁的形式存在，生物利用率高，其吸收率不受食物中各种干扰物质的影响。畜肉中含锌、铜、硒等微量元素较为丰富，且其吸收利用率比植物性食品高。

禽肉含钾、钠、钙、镁、磷、铁、锰、锌、铜、硒、硫、氯等多种矿物质，总含量为1%～2%，其中钾的含量最高，其次是磷。禽类肝脏富含多种矿物质，且平均水平高于禽肉。禽类肝脏和血液中铁的含量十分丰富，高达10～30mg/100g，可称铁的最佳膳食来源。

⑥ 维生素　畜禽肉可提供多种维生素，主要以B族维生素和维生素A为主，维生素C含量低。内脏中维生素C含量比肌肉中多，其中肝脏含量最为丰富，是各种维生素在动物体内的储存场所。

⑦ 浸出物　浸出物是指除蛋白质、盐、维生素外能溶于水的浸出物质，包括含氮浸出物和无氮浸出物。

含氮浸出物为非蛋白质的含氮物质，占肌肉化学成分的1.65%，占总含氮物质的11%，多以游离状态存在，是肉品呈味的主要成分，可分为核苷酸类、胍基化合物类、嘌呤、游离氨基酸、肉毒碱、尿素、胺等。无氮浸出物为不含氮的可浸出有机化合物，包括糖类和有机酸，占肌肉化学成分的1.2%。糖类在肌肉中含量很少，主要有糖原、葡萄糖、葡萄糖-6-磷酸酯、果糖和核糖。肌肉中的有机酸主要是糖酵解生成的乳酸，另外还有羟基乙酸、丁二酸及微量的糖酵解中间产物。

2. 蛋及蛋制品

蛋类包括鸡蛋、鸭蛋、鹌鹑蛋、鹅蛋等，以及其加工制成的咸蛋、松花蛋等。它们在营养方面具有共性，都是蛋白质、B族维生素的良好来源，也是脂肪、维生素A、维生素D和微量元素的较好来源。

(1) 蛋的结构 各种禽鸟的蛋结构十分类似，主要由蛋壳、蛋清和蛋黄三部分组成。蛋壳主要由93%～96%碳酸钙、0.5%～1%碳酸镁、0.5%～2.8%磷酸钙和磷酸镁、少量黏多糖组成。

蛋清为白色半透明黏性溶胶状物质，分为三层：外层稀蛋清、中层浓蛋清和内层稀蛋清。它们含水量分别为89%、84%和86%。新鲜蛋清pH为7.6～7.8；新鲜蛋黄pH为6.0～6.6。

(2) 蛋类的主要营养成分及组成特点 蛋的营养成分受到品种、饲料、温度等多方面因素的影响，但差别不大，各种蛋的营养成分有共同之处。

① 蛋白质 蛋类蛋白质含量一般在10%以上。鸡蛋蛋白质的含量为12%左右，蛋清中稍低，蛋黄中较高，加工成咸蛋或松花蛋后，蛋白质含量变化不大。鸭蛋的蛋白质含量与鸡蛋类似。

蛋清中所含的蛋白质超过40种，其中主要包括卵清蛋白、伴清蛋白、卵黏蛋白等糖蛋白。

蛋黄中的主要蛋白质是与脂类相结合的脂蛋白和磷蛋白，其中低密度脂蛋白占65%、卵黄球蛋白占10%、卵黄高磷蛋白占4%、高密度脂蛋白占16%。蛋黄中的蛋白质均具有良好的乳化性质，有受热形成凝胶的性质。

生鸡蛋蛋清中含有抗蛋白酶活性的卵巨球蛋白、卵类黏蛋白和卵抑制剂，使其消化吸收率仅为50%左右。烹调后可使各种抗营养因子完全失活，消化率达96%。所以，鸡蛋烹调时应使其蛋清完全凝固。

② 脂肪 鸡蛋清中含脂肪极少，98%的脂肪存在于蛋黄中。鸡蛋黄中脂肪含量为30%～33%，其中中性脂肪占62%～65%、磷脂占30%～33%、固醇占4%～5%，还有微量脑苷脂类。蛋黄中中性脂肪的脂肪酸中以单不饱和脂肪酸油酸含量最为丰富，约占50%，亚油酸约占10%，其余主要是硬脂酸、棕榈酸和棕榈油酸。蛋黄是磷脂的极好来源，其所含卵磷脂具有降低血胆固醇的效果，并能促进脂溶性维生素的吸收。各种禽蛋的蛋黄中总磷脂含量相似，它们使蛋黄具有良好的乳化性状，但因含有较多的不饱和脂肪酸，容易受到脂肪氧化的影响。

③ 碳水化合物 鸡蛋中的碳水化合物含量极低，约为1%，以两种状态存在：一部分与蛋白质相结合而存在；另一部分游离存在。游离的碳水化合物中98%为葡萄糖，其余为微量的果糖、阿拉伯糖、甘露糖、木糖和核糖。这些葡萄糖可造成蛋粉制作过程中发生美拉德反应，因此，生产上在干燥工艺之前采用葡萄糖氧化酶除去蛋中的葡萄糖，使其在加工储藏过程中不发生褐变。

④ 维生素 蛋中维生素含量较高，且品种较为完全，包括所有的B族维生素、维生素A、维生素D、维生素E、维生素K和微量的维生素C。其中含维生素A、维生素D、维生素B_1、维生素B_2、维生素B_{12}等较为丰富，含量最多的是维生素A与核黄素。鸭蛋和鹅蛋的维生素含量总体高于鸡蛋。绝大部分的维生素A、维生素D、维生素E和大部分维生素

B_1 都存在于蛋黄中。

⑤ 矿物质　蛋中的矿物质主要存在于蛋黄部分，蛋白部分含量较低。蛋黄中含矿物质1.0%～1.5%，其中磷最为丰富，占60%以上，钙占13%左右。蛋黄是多种微量元素的良好来源，包括铁、硫、镁、钾、钠等。蛋中所含铁元素量较高，但以非血红素铁形式存在。由于卵黄高磷蛋白对铁的吸收具有干扰作用，故而蛋黄中铁的生物利用率较低，仅为3%左右。蛋中的矿物质含量受饲料因素影响较大。不同禽类所产蛋中矿物质含量也有差别，如鹅蛋的蛋黄和鸭蛋的蛋白中含铁较高，鹌鹑蛋含锌量高于鸡蛋，鸵鸟蛋各种矿物质含量与鸡蛋相似。

3. 水产品

水产动物种类繁多，全世界仅鱼类就有2.5万～3.0万种，更有软体类、甲壳类、海兽类等众多海洋动物。这些丰富的海洋动物资源作为高生物价的蛋白质、脂肪和脂溶性维生素的来源，在人类的营养领域具有重要作用。

(1) 水产品的定义和分类　水域中蕴藏的经济动、植物（鱼类、软体类、甲壳类、海兽类和藻类）的群体数量，统称为水产资源。自水域中人工捕捞、获取的水产资源叫水产品。由可以供人类食用的水产资源加工而成的食品，称为水产食品。

按照获取的水域不同，水产食品资源可以分为淡水水产资源和海水水产资源两种；按照生物学分类，可以分为水产动物和藻类。

(2) 水产品主要营养成分及组成特点

① 蛋白质　鱼类蛋白质含量为15%～20%。鱼、虾等水产类原料的肌肉组织含量比较高，肌肉纤维细短，间质蛋白含量少，水分含量高，组织柔软细嫩，比畜、禽类肌肉更容易消化、吸收。水产动物的必需氨基酸含量与组成都略优于禽畜产品。

水产品除含蛋白质外，还含有较多的其他含氮化合物，主要有游离氨基酸、肽、胺类、嘌呤类和牛磺酸等。特别是牛磺酸，它是一种能够促进胎儿和婴儿大脑发育、防止动脉硬化、维持血压、保护视力的有益物质。

② 脂肪　脂肪含量为1%～10%，平均5%，呈不均匀分布，主要存在于皮下和脏器周围，肌肉组织中含量甚少。不同品种的鱼中脂肪含量有较大差异，银鱼、鳕鱼的脂肪含量只有1%左右，而河鳗的脂肪含量高达28.4%。虾类的脂肪含量很低，蟹类的脂肪主要存在于蟹黄中。

鱼类的脂肪多呈液态，熔点比较低，消化吸收率比较高，可达到95%。其中不饱和脂肪酸占70%～80%，特别在海产鱼中，不饱和脂肪酸的含量更高，用海产鱼油来防治动脉粥样硬化，具有明显的效果。但也因为鱼油中脂肪酸可含有1～6个不饱和双键，很容易氧化酸败。水产动物脂肪酸组成的最突出特点是二十碳五烯酸（EPA）和二十二碳六烯酸（DHA）的含量很高，分别为2.7%～20.4%和1.3%～33.7%，而禽畜类肌肉中则几乎不含有。鱼类的胆固醇含量不高，每100g鱼肉中含有胆固醇60～114mg，但鱼子中的含量比较高，每100g鱼子中含354～934mg；虾和蟹肉中胆固醇含量也不高，但每100g虾子中胆固醇可高达940mg，每100g蟹黄中胆固醇含量也高达466mg。

③ 碳水化合物　碳水化合物含量约1.5%，主要存在形式是糖原。鱼类肌肉中的糖原含量与其致死方式有关，被捕杀者糖原含量最高；挣扎疲劳后死去的鱼类，体内糖原消耗严重，含量降低。

④ 矿物质　鱼类矿物质含量为1%～2%，磷的含量最高，约占矿物质总量的40%；此外，锌、钙、钠、氯、钾、镁等的含量也比较高。钙在小虾皮中的含量特别高，可达到

2%，但吸收率低。海产品中含有丰富的碘，有的海鱼中碘含量可达到500～1000μg/100g；而淡水鱼的碘含量只有50～400μg/100g。很多海产品中还含有丰富的微量元素，例如每100g牡蛎含锌高达128mg，是人类膳食结构中锌的很好的食物来源。

⑤ 维生素　鱼类是维生素 B_2（核黄素）、烟酸的良好来源。鱼油和鱼肝油是维生素A和维生素D的重要来源，维生素 B_1（硫胺素）、维生素 B_2、烟酸等的含量也较高，而维生素C含量则低。但有些鱼体内含有硫胺素酶，新鲜鱼如果不及时加工处理，鱼肉中的硫胺素则被分解破坏。

4. 奶类

奶和奶制品（也称乳与乳制品）是营养价值最高的食品之一，是其他任何食物所难以替代的。所有哺乳动物生命的最初几个月，都完全依靠吸吮乳汁获取生长发育所必需的养分。

(1) 奶的营养成分及组成特点　奶是膳食中蛋白质、钙、磷、维生素A、维生素D和维生素 B_2 的重要来源之一。其中水分占85%～88%，含有丰富的蛋白质、脂肪、碳水化合物、维生素和矿物质。各种成分中，以乳糖和矿物质的含量较为恒定，它们也是维持牛乳渗透压的主要物质，牛乳渗透压与血浆渗透压相同。牛的乳汁成分受乳牛品种和各种环境因素的影响而有所波动。在各种乳汁成分中，乳脂肪变动幅度最大，蛋白质次之，而乳糖和钙的含量变化较小。

① 蛋白质　牛乳中的蛋白质含量比较恒定，约为3.0%，含氮物的5%为非蛋白氮。牛乳蛋白质可分为酪蛋白和乳清蛋白两类，酪蛋白约占总蛋白质的80%。牛乳蛋白质为优质蛋白质，生物价为85，容易被人体消化吸收。

羊乳的蛋白质含量约为3.6%，略高于牛乳，而酪蛋白含量略低于牛乳，在胃中形成的凝块小而细软，容易消化。婴儿对羊乳的消化率可达94%以上。牦牛乳和水牛乳的蛋白质含量明显高于普通牛乳，为4.56%。

② 脂肪　天然牛乳脂肪含量为2.8%～4.0%。乳中磷脂含量为20～50mg/100mL，胆固醇含量约为13mg/100mL。水牛乳脂肪含量在各种乳类中最高，为9.5%～12.5%。随饲料不同、季节变化，乳中脂类成分略有变化。

牛乳脂肪最主要成分为甘油三酯，另外还有少量的甘油单酯和甘油二酯，以及角鲨烯、类胡萝卜素和脂溶性维生素等。牛乳中已被分离出来的脂肪酸达400种之多。乳牛为反刍动物，细菌在瘤胃中分解纤维素和淀粉可产生挥发性脂肪酸，故牛乳脂肪中短链脂肪酸含量较高，14碳以下的脂肪酸含量达14%，挥发性、水溶性脂肪酸达8%。这种组成特点也赋予了牛乳特殊的风味。

③ 碳水化合物　乳糖是天然牛乳中最主要的碳水化合物，含量约为4.6%，占牛乳碳水化合物总量的99.8%。羊乳中的乳糖含量与牛乳基本一致。

乳糖可促进钙、铁、锌等矿物质的吸收；促进肠内乳酸菌的生长和繁殖。部分成年人因肠道内乳糖酶活性不足，大量食用乳制品可能发生乳糖不耐症，表现为进食牛乳或其他乳制品后出现腹痛、腹胀、腹泻等胃肠道不耐受症状。

④ 矿物质　牛乳中的矿物质主要包括钠、钾、钙、镁、氯、磷、硫、铁等，大部分与有机酸结合形成盐类，少部分与蛋白质结合后吸附在脂肪球膜上。牛乳是弱碱性食品，牛乳中的钾、钠、镁等元素含量较丰富，但铁、锌等元素含量较低。乳中矿物质含量因品种、饲料、泌乳期等因素而有所差异，例如初乳含量最高、常乳含量略有下降；发酵乳中钙含量高并具有较高的生物利用率，为膳食中最好的天然钙来源。

羊乳中的矿物质含量比牛乳略高，达0.85%，其中钙、磷含量丰富，也是钙的最佳天然补充物之一。羊乳铁含量与牛乳相当，钴含量比牛乳高6倍。

⑤ 维生素　牛乳是各种维生素的良好来源。它含有几乎所有种类的维生素，包括维生素A、维生素D、维生素E、维生素K、各种B族维生素和微量的维生素C。乳中各种维生素的含量差异较大，受多种因素的影响，比如：叶酸含量受季节影响明显，而饲料中钴含量则直接影响乳中维生素B_{12}的浓度，乳中的维生素D含量与紫外光照射时间相关，与饲料密切相关的还有维生素A等。

⑥ 酶类　牛乳蛋白质部分来源于血浆蛋白质，含有大量活性酶，如氧化还原酶、转移酶和水解酶。水解酶中包括了淀粉酶、脂肪酶、酯酶、蛋白酶、磷酸酯酶等。各种水解酶可以帮助消化营养物质，对幼小动物的营养吸收具有重要意义。乳过氧化物酶是一种含血红素的糖蛋白，也具有一定的抗菌作用。牛乳中碱性磷酸酯酶是重要的热杀菌指示酶，牛乳加热后测定此酶活性可推知加热效果。酯酶是乳脂肪发生缓慢水解而酸败的原因。

⑦ 有机酸　牛乳pH为6.6左右，有机酸含量不高，其中90%为柠檬酸，可以促进钙在乳中的分散。其含量随乳牛营养状况和泌乳期而变化。此外，牛乳中尚含有微量的丙酮酸、尿酸、丙酸、丁酸、醋酸、乳酸等。牛乳中的丁酸也称酪酸，是牛乳脂肪的代表性成分之一。丁酸具有抑制乳腺癌和肠癌等肿瘤细胞生长、分化的作用，可诱导肿瘤细胞凋亡，抑制癌细胞转移。

⑧ 其他生理活性物质　乳中含有大量的生理活性物质，其中较为重要的有乳铁蛋白、免疫球蛋白、共轭亚油酸、生长因子和多种生物活性肽等。这些生理活性物质对促进人体健康有着重要意义。

（2）乳制品

① 发酵乳（酸乳）　发酵乳是以乳为原料，添加或不添加调味料，接种发酵剂后经特定工艺制成的液态或凝乳状酸味乳制品。发酵乳中最普遍的产品为酸乳，酸乳是在消毒鲜乳中接种乳酸杆菌并使其在控制条件下生长繁殖而制成。酸乳中维生素A、维生素B_1、维生素B_2等的含量与鲜乳相似，但叶酸和胆碱明显增加。牛乳经乳酸菌发酵后游离的氨基酸和肽增加，所以更易被人体消化吸收，且乳糖减少，使乳糖酶活性低的成人易于接受。此外，酸乳具有调整肠道菌群功能，防止腐败胺类对人体的不良作用。

② 奶粉　奶粉是以鲜乳为原料，添加或不添加食品添加剂辅料，脱脂或不脱脂，经过浓缩和喷雾干燥后，去除乳中几乎全部自由水分制成的粉状产品。根据食用目的，可制成全脂奶粉、脱脂奶粉、调制奶粉等。

全脂奶粉保存了原料乳中的所有脂肪成分，1g全脂奶粉的营养成分相当于7g左右原料牛乳所含的固体物质，其中脂肪含量不低于26%。

脱脂奶粉脂肪含量不超过2%，脱脂过程使脂溶性维生素损失较多，其他营养成分变化不大。脱脂奶粉中的乳糖吸湿性强，因此易发生结块现象，储存中需注意。

调制奶粉主要是减少了牛乳粉中酪蛋白、甘油三酯、钙、磷和钠的含量，添加了乳清蛋白、亚油酸和乳糖，并强化了某些维生素和微量元素等。

③ 干酪　干酪也称奶酪，是在原料乳中加入适当量的乳酸菌发酵剂或凝乳酶，使蛋白质发生凝固，并加盐，压榨排除乳清之后的产品。奶酪中含有多种维生素。脂溶性维生素大多保留在蛋白质凝块中，而大部分水溶性B族维生素损失于乳清之中，原料乳中维生素C含量本来就很低，在酪化过程中几乎全部丢失。硬质干酪是钙的极佳来源，软干酪含钙较低。而干酪中镁的含量约是原料乳中镁含量的5倍。

④ 冰激凌　冰激凌为冷冻乳制品，以乳与乳制品为主要原料，加入蛋或蛋制品、甜味剂、香精、稳定剂、乳化剂及食用色素等混合后制成的产品。按成分不同，冰激凌可分为乳

冰激凌和乳冰两类。乳冰激凌为乳脂肪不低于6%、总固形物不低于30%的冰激凌；乳冰为乳脂肪不低于3%、总固形物不低于30%的冰激凌。

⑤ 炼乳　炼乳是以乳为原料，除去水分之后经装罐灭菌制成的浓缩产品。按是否加糖，可分为淡炼乳和调制甜炼乳两类。淡炼乳中固形物为25%～50%，蛋白质≥6%，脂肪≥7.5%。甜炼乳蔗糖含量≤45%，乳固体≥28%，蛋白质≥6.8%，脂肪≥8%。甜炼乳水分活度较低，储藏性能较好。淡炼乳保存了牛乳中的大部分营养成分，它是蛋白质和钙的良好来源。甜炼乳因为添加了较多蔗糖，所含能量较高，营养价值低于淡炼乳。

三、加工食品的营养

食品经过各种工艺处理，可极大地改善食品风味，丰富花色品种，促进食欲，提高消化吸收率。同时，加工食品也可能在不同程度上存在原料中营养素的损失。

1. 罐头食品的营养

罐头食品是指经过一定处理的、密封在容器中并经杀菌而在室温下能够较长时间保存的食品。各种食物原料均可加工成为罐头，常见的有肉类罐头、水产类罐头、果蔬罐头、坚果类罐头等。

其主要营养特点为：

(1) **肉类罐头**　由于高温高压适时地加工，使原料中蛋白质、脂肪等营养成分分解，氨基酸、含氮浸出物、脂肪酸等溶出，使之更加容易消化吸收；除维生素C略有所损失，其他营养成分与新鲜肉相比变化不大。

(2) **蔬菜、水果罐头食品**　与相应的新鲜果蔬相比，各种营养成分均有不同程度的损失。

2. 熏制和烧烤食品的营养

熏制和烧烤食品主要是肉、鱼类等动物类食品经过盐腌、烟熏或烘烤的食品，如烤肉、烤香肠、熏鱼、熏红肠、熏火腿等。

其主要营养特点为：

(1) **营养物的损失**　在熏烤过程中，原料中的磷酸盐、乳酸盐、肌酸、肌苷以及蛋白质等营养物质会有一定的流失，由于高温长时间的熏烤，原料中的脂溶性维生素会被氧化，水溶性维生素亦会遭到破坏。

(2) **产生有害物质**　在熏烤过程中，熏烤材料（如石油、煤炭和木柴）燃烧不完全，形成苯并芘等多环芳烃化合物，造成对食物的污染。这些多环芳烃化合物都具有强的致癌性。

3. 油炸食品的营养

油炸食品是经过高温油脂（达300℃以上）处理的食品，包括油炸粮谷类、坚干果及其他类等。

其主要营养特点为：

(1) **营养物的损失**　高温油脂使原料中各种营养素均遭到破坏，尤其是脂溶性维生素和脂肪酸溶于油中而损失。

(2) **产生有害物质**　高温油脂反复使用，使油脂氧化分解形成酮类和醛类物质，同时生成多种形式的聚合物，如己二烯环状单聚体、二聚体、三聚体和多聚体等，单聚体、二聚体能被机体吸收，产生毒性危害。

4. 速冻食品的营养

速冻食品一般指在－25℃以下条件速冻，并在－20～－15℃条件下储存的食品。包括速冻肉鱼等动物性食品和饺子、馒头、汤圆等主食。

其主要营养特点为：

速冻食品基本保持原风味，因为快速低温处理，营养成分破坏较少，其营养价值基本与原料食物相同。但是，如果解冻方法不适当，会形成较大的冰晶体，破坏动植物细胞，导致细胞内营养素溢出而损失。因此，要缓慢解冻，以减少营养物质的流失。

5. 膨化食品的营养

膨化食品主要以谷物、豆类、薯类、蔬菜为原料，经过膨化而成。

其主要营养特点为：

膨化是高温短时过程，加工过程中物料中的营养成分几乎没有损失，而且在加工过程中物料经过高温、高压处理，杀菌和杀灭虫卵都比较彻底。因此，膨化处理后的食品，很难因细菌或害虫的活动而遭破坏，具有较长的保存期。

6. 饮料的营养

饮料是指通常能使人愉快的、供人们消耗性消费的任何液体饮品，包括非乙醇饮料和乙醇饮料。

其主要营养特点为：

(1) **非乙醇饮料** 非乙醇饮料也称软饮料，根据其原料不同，有原果汁（如鲜橙汁、苹果汁、葡萄汁等）及其配制饮料，蔬菜原汁及其配制饮料，乳饮料，碳酸饮料，茶等。它们主要以解渴为目的，主要成分是水。

果汁、蔬菜汁含有原料中的营养素，但是在加工过程中营养素遭到较大的破坏，尤其是维生素 C，其营养价值远不如鲜果蔬。

大多数碳酸饮料是由水、食用色素、食用香精、甜味剂、防腐剂、二氧化碳等调配制作而成，基本上没有营养价值，而且长期过量饮用含食品添加剂的饮品，还对人体有危害，饮料饮用过多还会影响食欲，影响其他营养素的摄取。

茶叶中的营养成分包括蛋白质、脂肪、碳水化合物、多种维生素和矿物质，是人体所需维生素和矿物质的良好来源。茶叶含有如多酚类、生物碱、芳香物质、皂苷、茶多糖等物质，它们是茶叶的功效成分，具有重要的保健作用。

(2) **乙醇饮料** 根据其工艺不同，有酿造酒也称发酵酒（如黄酒、糯米酒、果酒、啤酒等)、蒸馏酒（各类白酒）和配制酒（鸡尾酒、药酒等)。

酿造酒含有多种氨基酸、微量脂类和糖类物质、B 族维生素、微量元素等，还有促进血液循环、软化血管等药用价值，可以活血化瘀、祛寒。蒸馏酒有较高的酒精度，能供给机体一定的能量，还能祛寒、促进血液循环，没有其他营养学意义；相反，过多饮用，蒸馏酒中的甲醇、醛类及杂醇油类对人体神经系统、生殖系统、肝脏、心脏等有损害。配制酒除药酒具有一定的药用价值外，营养意义不大。

7. 方便食品和快餐食品的营养

方便食品和快餐食品是为满足人们生活节奏的加快，减少家庭厨房工作的需要而发展起来的一大类新型食品，包括各种主食面包、方便面、方便米饭、副食罐头等。

其主要营养特点为：

(1) **主食面包**　原料经过发酵产生较多菌体，使面包蛋白质总量略有增加，还产生游离氨基酸和一些生物活性物质，同时B族维生素含量也有所提高。另外，酵母菌产生的酶能分解植酸，消除影响钙、铁等无机盐吸收的因素，提高消化吸收率。

(2) **方便面**　长期以此为主食，营养较单一，注意补充维生素和动物蛋白。

(3) **方便米饭**　基本上能保存普通米饭的营养价值，但长期以此为主食，营养较单一，注意补充维生素和动物蛋白。

(4) **其他**　包括饺子、烧卖、烧饼、馄饨、馒头、汤圆、汤料等，大多采用速冻方式加工、冷冻方式保存，其营养价值可参见速冻食品。

8. 调味品的营养

调味品是以粮食、蔬菜等为原料，经发酵、腌渍、水解、混合等工艺制成的各种用于烹调调味和食品加工的产品以及各种食品添加剂。

其主要营养特点为：

(1) **酱油**　酱油含蛋白质、多肽和多种氨基酸，以及食盐和磷酸盐、钙、镁、钾、铁等。此外，还含有多种糖类及有机酸。

(2) **醋类**　与酱油相比，醋的蛋白质、脂肪和碳水化合物含量都不高，但含有较为丰富的钙和铁。食用醋用于食品的烹调，能增添风味，去除腥味。食醋还能帮助消化、促进食欲，并具有防治某些疾病及保健的作用。

(3) **味精**　味精是鲜味调味品，既是咸味的助味剂，也具有调和其他味道、掩盖不良味道的作用，它是谷氨酸单钠结晶而成的晶体。

(4) **盐**　即氯化钠。钠离子可以提供最纯正的咸味，而氯离子具有助味作用。

(5) **糖和甜味剂**　天然食品中含有很多种类的单糖和双糖，均具有甜味，其中以果糖最高，蔗糖次之，乳糖甜度最低。人们平时最常使用的食糖主要成分为蔗糖，都属于纯能量食品。

木糖醇、甘露醇等糖醇类物质为糖类加氢制成，进食后不升高血糖，不引起龋齿，目前已广泛用于糖尿病病人、减肥者食用的甜食。

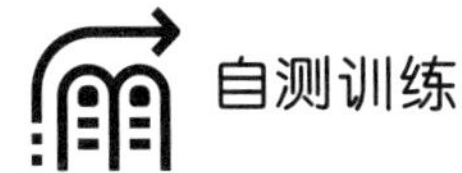

自测训练

1. 食品标签、配料和食品营养标签的概念和要求是什么？《食品安全国家标准 预包装食品营养标签通则》(GB 28050—2011) 的具体内容是什么？NRV%是如何计算出来的？
2. 什么叫INQ？如何计算？如何用INQ比较不同食物的营养价值。
3. 谷类在膳食中有何重要意义？
4. 为什么经常少量食用坚果类有养生作用，过量则易造成肥胖？
5. 蔬菜和水果的营养价值有什么不同？
6. 如何解释“多吃鱼、少吃肉”对健康更有益处？
7. 鱼、肉、蛋、奶四类动物性食品的营养价值有何不同？
8. 加工食品有何营养价值？

第三章
各类人群的合理膳食

【学习目标】

了解处于特殊生理阶段、特殊生活环境、特殊工作环境和特殊职业人群的生理特点，掌握不同人群的膳食要求，了解其膳食安排、饮食禁忌及常见的饮食营养误区，能结合不同人群的营养需要安排膳食。

各类人群主要指的是处于特殊生理阶段、特殊生活环境、特殊工作环境和特殊职业的人群。处于特殊生理阶段的人群包括孕妇、乳母、婴幼儿、学龄前和学龄期儿童、中老年人；处于特殊生活环境和工作环境的人群包括处于高温或低温、接触有毒有害因素的人群和运动员等。

这些人群的生理代谢特点、营养需要也不同于正常人群。特殊人群是脆弱人群，是营养师和医务人员关注的重点人群，也是国家重点保护的人群，应该对他们实行特殊的营养保障，以保护其身体健康。

第一节　婴幼儿的营养与膳食

婴儿一般是指出生后到1岁期间，而幼儿指1～3岁。婴幼儿时期良好的营养，是一生体格和智力发育的基础，也是预防成年慢性疾病的保证。

一、婴幼儿的生理特点

婴幼儿的生长发育是其一生发育最旺盛的阶段，在出生的第一年中，头4～6个月后其体重从出生时约3kg增加至约6kg，而在1岁前，又再增加至9kg以上。所以，婴儿发育的速度是很快的。从营养及生理方面来说，这一阶段至少有如下几个特点。

① 乳儿出生5～6个月之后到第二年末，大脑都在快速地发育，到1～2岁时发育最快，是脑发育的关键期。

② 在这一阶段，对婴儿来说，唾液腺的分泌功能还低，咀嚼肌虽然已较早发育，有利于吮吸，但舌和牙齿还不能完成口腔消化食物的第一步，胃的容量很小，仅30～35mL，黏液腺和肌层很薄，胃的幽门括约肌比较健全，但贲门却往往仍未能紧闭。胃液虽然含盐酸、蛋白酶、凝乳酶等，但其分泌能力距离成人的消化功能还很远，故对肠液分泌及蠕动的调节还未健全。

③ 乳儿体内营养素的储备量相对较小，适应能力也低。对某些物质容易发生过敏，而这种不耐受性又往往不易察觉，有时误以为是肠道感染。因为其最基本的表现之一是腹泻，而腹泻却又会导致营养素的丢失。

二、婴幼儿的营养需求

婴幼儿对各种营养素的需要量相对地较成人为高，下面简要介绍几个方面。

（1）**热量** 按千克体重的热量需要在初生到6个月为0.33～0.38MJ。其间热量需要的构成亦有变动。幼儿阶段每日的供给量为3.35～5.23MJ。

（2）**蛋白质** 0.5岁以下的婴儿，每日供给的蛋白质为9～20g，0.5～4岁，幼儿每日供给的蛋白质为20～30g，其来源包括母乳（奶类）和辅食添加蛋白质两部分。此外，组氨酸对婴幼儿是必需的氨基酸。9种必需氨基酸的需要量均比成人大，并要求氨基酸间有一个合适的比例或模式。

（3）**脂肪** 一般认为婴儿每日每千克体重需要脂肪4g，约占总热量供给的35%，随着婴儿逐渐长大脂肪供给量略为减少，至6岁时每日每千克体重需3g。脂肪除供给必需脂肪酸外还促进脂溶性维生素的吸收。人乳所含热量有48%～54%来自脂肪，牛乳为46%～50%。

（4）**碳水化合物** 婴儿需要碳水化合物，母乳喂养时，其热量供给一半来自碳水化合物，婴儿膳食中如果没有碳水化合物，则很难避免疾病的发生，幼儿亦是如此。

（5）**其他各种营养素** 包括中国居民膳食营养素参考摄入量（2013版）中暂未列入的各种营养素对婴幼儿都是重要的。此外，婴儿对水的需要比成人更为敏感，失水的后果也较成人严重，在温带地区，每日摄入水量按每千克体重150mL是适宜的。在母乳喂养时，从出生到4个月内，婴儿可从母乳中取得各种营养素，但水分仍需按情况补充。

三、婴幼儿的膳食安排

1. 婴儿喂养方式及膳食指导

6月龄内
婴儿的合理膳食

婴儿时期喂养非常重要。通常婴儿喂养方式分母乳喂养、混合喂养和人工喂养。

（1）**母乳喂养** 母乳喂养是人类最原始的喂养方法，也是最科学、最有效的喂养方式。

母乳喂养主要有以下优点。

① 人类的乳汁是其他任何哺乳动物的乳汁所无法比拟的。人乳中的蛋白质含量比牛乳少，并以易于消化吸收的乳清蛋白为主；人乳的能量、脂肪数量和种类都比牛乳多；人乳中的乳糖含量约7%，高于牛乳。乳糖不仅提供婴儿相当一部分的能量，而且它在肠道中被乳酸菌利用后产生乳酸。乳酸在肠道内可抑制大肠杆菌的生长，同时亦可促进钙的吸收；人乳中的钙含量比牛乳低，但钙磷比例为2∶1，有利于钙的吸收。铁的含量人乳与牛乳接近，但人乳中铁的吸收率达50%，而牛乳仅10%。另外，人乳中的锌、铜含量远高于牛乳，有利于婴儿的生长发育；人乳中维生素的含量易受乳母的营养状态的影响，尤其是水溶性维生素和脂溶性的维生素A。营养良好乳母的乳汁中维生素能满足0～6个月婴儿的需要，而不需要额外补充维生素。但维生素D例外，尤其是在日照较少的地区。

② 母乳中还含有免疫活性物质，如免疫球蛋白，有助于婴儿抵抗疾病。母乳中含有分泌型抗体及其他具有抗微生物、促进免疫系统成熟及保护新生儿消化系统的活性因子，从而抵抗感染性疾病，特别是呼吸道及消化道的感染。婴儿吸吮母乳还有助于其牙齿的发育。母乳喂养应持续到2周岁。

③ 母乳喂养可减少或消除婴儿暴露于污染的食物及容器的机会。

母乳喂养有利于预防成年期慢性病，有研究报道，婴儿期母乳喂养持续时间较长者Ⅱ型糖尿病发病的危险相对较低，给小于4月龄婴儿喂牛乳似乎是较早Ⅱ型糖尿病的触发因素。

④ 母乳喂养可增进母子之间的感情，有助于乳母和婴儿的情绪安定，有益于婴儿的智力发育。

⑤ 母乳喂养经济方便又不易引起过敏。

(2) 混合喂养和人工喂养 凡不用人乳而以牛乳、羊乳或其他乳品喂养婴儿的称人工喂养；若母乳和牛乳等同时喂养的称混合喂养。下面就常见的婴儿代乳品进行介绍。

① 配方奶粉 绝大多数婴儿配方奶粉是在牛乳的基础上，降低蛋白质的总量，以减轻肾负荷；调整蛋白质的构成，以满足婴儿的需要，如将乳清蛋白的比例增加至60%，同时减少酪蛋白至40%，以利于消化吸收；并模拟母乳增加婴儿需要的牛磺酸和肉碱，在脂肪方面，脱去部分或全部富含饱和脂肪酸的奶油，代之以富含多不饱和脂肪酸的植物油，并调配其脂肪酸的构成和比例，使之接近于母乳，以满足婴儿对脂肪酸的需要，如调整 *n*-3 与 *n*-6 系列脂肪酸的比例，并添加有助于大脑发育的长链多不饱和脂肪酸，如二十二碳六烯酸(DHA)，使脂肪成分更接近于母乳。减少矿物质总量，调整钙、磷比例至（1.3～1.5）∶1，增加铁、锌等矿物质和维生素A、维生素D。

② 牛乳 牛乳是人工喂养中使用最普遍的，由于牛乳蛋白质含量高，糖含量低，因此，常用水或米汤稀释再加少量白糖使其蛋白质和糖含量接近人乳。配好的牛乳喂给婴儿前应煮沸3～4min杀菌。

③ 豆制代乳粉 是以大豆为主体蛋白的代乳制品。例如，用加热处理的大豆粉添加蛋黄粉，以增补植物蛋白的不足，也可添加米粉、蔗糖、骨粉、矿物质和维生素等。另外，也可在大豆蛋白提取物的基础上，加入甲硫氨酸和L-肉碱以及矿物质和维生素等组成配方粉。其特点是不含乳糖，适用于对牛乳过敏或乳糖酶活性低下的婴儿使用。

人工喂养所需乳量可根据婴儿的能量需要量来计算，新生儿第1周的能量需要量约为250kJ/(kg·d)，第2周约为397kJ/(kg·d)，再根据代乳品每100mL提供的能量来确定一天所需的奶量。开始每天分6～8次喂养，较大婴儿可逐渐减少喂养次数。代乳品配制后应煮沸消毒。

在坚持母乳喂养的同时，用婴儿代乳品补充母乳的不足，即为混合喂养。混合喂养时代乳品补充用量应以婴儿吃饱为度，具体用量应根据婴儿体重、母乳缺少的程度而定。

(3) 婴儿膳食指导

① 6月龄内婴儿

- 产后尽早开奶，坚持新生儿第一口食物是母乳；
- 坚持6月龄内纯母乳喂养；
- 顺应喂养，建立良好的生活规律；
- 生后数日开始补充维生素D，不需补钙；
- 婴儿配方奶是不能纯母乳喂养时的无奈选择；
- 监测体格指标，保持健康生长。

② 7～24月龄婴儿

- 继续母乳喂养，满6月龄起添加辅食；
- 从富含铁的泥糊状食物开始，逐步添加达到食物多样；
- 提倡顺应喂养，鼓励进食但不强迫进食；
- 辅食不加调味品，尽量减少糖和盐的摄入；
- 注重饮食卫生和进食安全；

- 定期监测体格指标，追求健康生长。

2. 幼儿的膳食安排

（1）营养齐全、搭配合理　蛋白质、脂肪、碳水化合物的质量比接近1∶1∶(4～5)，所占能量比分别为12%～15%、25%～35%、50%～65%。动物蛋白（或加豆类）应占总蛋白的1/2。平均每人每天各类食物的参考量为粮谷类100～150g，鲜牛乳350～400mL或全脂奶粉80～90g，鱼、肉、禽、蛋类或豆制品（以干豆计）80～100g，蔬菜、水果类150～250g，植物油20g，糖0～20g。此外，应注意膳食多样化，从而发挥出各类食物营养成分的互补作用。

（2）合理加工与烹调　幼儿的食物质地应细、软、碎、烂，避免刺激性强和油腻的食物。食物烹调时还应具有较好的色、香、味、形，并经常更换烹调方法，以刺激小儿胃酸的分泌，促进食欲。

（3）合理安排进餐　幼儿的胃容量相对较小且肝储备的糖原不多，加上幼儿活泼好动，容易饥饿，故幼儿每天进餐的次数要相应增加。在1～2岁每天可进餐5～6次，2～3岁时可进餐4～5次，每餐间隔3～3.5h。一般可安排早、中、晚三餐，午点和晚点两点。正确选择零食种类和数量，应以有利于能量补充、不影响正餐的食欲和食量为原则。

（4）营造幽静和舒适的进餐环境　环境嘈杂，尤其是吃饭时看电视，会转移幼儿的注意力，并使其情绪兴奋或紧张，影响食欲与消化。另外，在就餐时或就餐前不应责备或打骂幼儿，发怒时，消化液分泌减少，降低食欲。进餐时，应有固定的场所，并有适于幼儿身体特点的桌椅和餐具。

（5）注意饮食卫生　幼儿抵抗力差，容易感染。因此，对幼儿的饮食卫生应特别注意：餐前、便后要洗手；不吃不洁的食物，少吃生冷的食物；瓜果应洗净才吃，动物性食品应彻底煮熟煮透。应从小培养小儿良好的卫生习惯。

（6）适当加强运动，保证饮水　鼓励幼儿多做户外运动。适量的运动对幼儿的体能、智能的锻炼培养和维持能量平衡是有利的。同时，增加户外运动还能促进幼儿身体中维生素D的合成。每天足量饮水，保证身体需要，最好是白开水，为1250～2000mL。高糖饮料容易引起龋齿，还会使能量摄入过多，不宜多喝。

【知识窗】

幼儿吃果冻的危害

一些家长认为果冻是水果制品，富含各种维生素，有营养，对小孩有益。其实果冻并不是完全的水果制品，它的主要成分是卡拉胶、琼脂、明胶和香精、色素等。

幼儿常吃果冻具有以下几方面危害：

① 果冻不易消化吸收，长期摄入会影响幼儿对脂肪、蛋白质的吸收，干扰对铁、锌等微量元素的吸收和利用，影响幼儿发育。

② 食用含糖多的食物还会消耗大量的维生素B_1，使幼儿出现好动、易怒、注意力不集中等现象。

③ 果冻的主要成分是卡拉胶，它富有弹性，对于学龄前的儿童，特别是婴幼儿来说，因为他们的气管比较狭窄，进食能力还不健全，食用果冻时不小心就可能把果冻吸入气管里，从而引发严重后果。

3. 幼儿食谱举例

见表3-1。

表3-1 幼儿食谱

<table>
<tr><th rowspan="2">餐次</th><th colspan="2">配方一</th><th colspan="2">配方二</th><th colspan="2">配方三</th></tr>
<tr><th>食物名称</th><th>食物原料</th><th>食物名称</th><th>食物原料</th><th>食物名称</th><th>食物原料</th></tr>
<tr><td rowspan="3">早餐</td><td>牛乳</td><td>鲜乳200mL或
全脂奶粉50g</td><td>牛乳</td><td>鲜乳200mL或
全脂奶粉50g</td><td>牛乳</td><td>鲜乳200mL或
全脂奶粉50g</td></tr>
<tr><td>蛋黄</td><td>1个(17g)</td><td rowspan="2">肉末粥</td><td rowspan="2">大米15g
碎瘦肉10g</td><td rowspan="2">肉包</td><td rowspan="2">面粉30g
混合肉15g</td></tr>
<tr><td>白粥</td><td>大米15g</td></tr>
<tr><td rowspan="4">午餐</td><td>番茄
猪肝泥汤</td><td>番茄50g
猪肝20g</td><td>冬菇炖鸡</td><td>鸡肉30g
香菇(干)5g</td><td>花生炖排骨</td><td>排骨30g
花生20g</td></tr>
<tr><td>盐水油菜</td><td>碎油菜叶30g</td><td>蒸鸡蛋</td><td>鸡蛋50g</td><td>红烧鱼脯</td><td>草鱼脯20g</td></tr>
<tr><td>蒸草鱼</td><td>去刺鱼肉20g</td><td>炒白菜</td><td>碎白菜50g</td><td>炒芥菜</td><td>碎芥菜40g</td></tr>
<tr><td>软米饭</td><td>大米25g</td><td>软米饭</td><td>大米25g</td><td>软米饭</td><td>大米25g</td></tr>
<tr><td rowspan="2">午点</td><td>蛋糕</td><td>鸡蛋15g
面粉25g</td><td>肉包子</td><td>面粉25g
混合肉10g</td><td>红豆糖水</td><td>红豆10g
白糖10g</td></tr>
<tr><td>水果</td><td>橘子50g</td><td>水果</td><td>香蕉80g</td><td>水果</td><td>苹果60g</td></tr>
<tr><td rowspan="3">晚餐</td><td>鸡蛋瘦肉
丸汤</td><td>碎瘦肉10g
鸡蛋白15g</td><td>黄瓜炒肉末</td><td>黄瓜40g
瘦肉末10g</td><td>苦瓜炒肉</td><td>苦瓜40g
碎瘦肉10g</td></tr>
<tr><td>豆腐
炒白菜</td><td>嫩豆腐50g
小白菜50g</td><td>鱼丸汤</td><td>鲢鱼肉20g</td><td>蒸鸡蛋
菠菜汤</td><td>鸡蛋30g
菠菜30g</td></tr>
<tr><td>软米饭</td><td>大米30g</td><td>软米饭</td><td>大米30g</td><td>软米饭</td><td>大米30g</td></tr>
<tr><td>晚点</td><td>牛乳</td><td>鲜乳150mL
或奶粉30g</td><td>豆浆</td><td>大豆10g
白糖15g</td><td>牛乳</td><td>鲜乳150mL
或奶粉30g</td></tr>
<tr><td>植物油</td><td colspan="2">20g</td><td colspan="2">20g</td><td colspan="2">20g</td></tr>
</table>

注：植物油为一日烹调用油。

第二节 儿童、青少年的营养与膳食

不同年龄段的划分方法很多，通常称3～6岁为学龄前儿童，7～12岁为学龄儿童，13～15岁为少年，16～18岁为青年，18～50岁为成年。

一、儿童的营养膳食

1. 儿童的生理特点

儿童包括学龄前儿童和学龄儿童阶段，虽然此阶段生长发育的速度不如婴幼儿，但仍然旺盛。所以，他（她）们对营养的要求相对比成人高，而消化能力也比幼儿健全，但还未完全成熟。

这一阶段的儿童有很强的活动能力，骨骼的发育也快，尤其以臀部与腿部为著；热量的需要相对大，但肝脏糖原储备有限，因此，相对地比成人容易饥饿。他（她）们的餐次应比成人有所增加，同时又应节制杂乱的零食。

2. 儿童的营养需要

学龄前3～4年的儿童其机体特点仍在不断地变化。这一阶段的孩子个体差异可以较大，膳食供应量是按群体来提出的。

(1) **热能**　3～14岁需要5.02～11.92MJ/d。

(2) **蛋白质**　学龄前儿童供给量为25～40g/d，7～14岁儿童则为40～75g/d，比成人大。蛋白质在供热比方面亦应高于成人，宜在12%～14%。

(3) **矿物质**　钙、磷、铁、锌、碘及其他微量元素对学龄前儿童都很重要。钙的供应量每天需要800～1200mg，高于成人的供应量。铁为每天10～18mg。应限制食盐的摄入量，避免吃太咸的食物。

(4) **维生素**　维生素A（以视黄醇计），3～14岁为360～820μgRE，14岁以上青少年的供应量与成人相当，每日800～820μgRE，较幼儿大得多。维生素D的供应量为10μg，与成人一样。B族维生素及维生素C等，接近于成人标准。

儿童的胃容量比成人小，但营养要求比成人高，所以需要增加餐次，并使早餐在每日总量中的比例不少于1/4。同时注意食物的精度和质量，有良好的进食环境。

3. 儿童合理膳食指南与具体安排

(1) 儿童合理膳食指南

① 学龄前儿童

- 规律就餐，自主进食不挑食，培养良好的饮食习惯；
- 每天饮奶，足量饮水，正确选择零食；
- 食物应合理烹调，易于消化，少调料、少油炸；
- 参与食物选择与制作，增进对食物的认知与喜爱；
- 经常参加户外活动，保障健康生长。

② 学龄儿童

- 认识食物，学习烹饪，提高营养科学素养；
- 三餐合理，规律进餐，培养健康饮食行为；
- 合理选择零食，足量饮水，不喝含糖饮料；
- 不偏食节食，不暴饮暴食，保持适宜体重增长；
- 保证每天至少活动60分钟，增加户外活动时间。

(2) 儿童合理膳食具体安排

① 食物多样，谷类为主。给予多种食物，才能满足其对各营养素的需求。儿童应以谷类食物为主体，并适当注意粗细粮搭配。

② 常吃适量的鱼、肉、禽、蛋类，多吃蔬菜、水果类。鱼、肉、禽、蛋类等动物性食物是优质蛋白质、脂溶性维生素和矿物质的良好来源，蔬菜、水果是维生素、膳食纤维等的良好来源，同时，应注意加工方法，使食品易消化。可适当选择虾类海产品及动物肝。

③ 每天喝奶，常吃大豆及其制品。奶或奶制品富含蛋白质、钙，对儿童的补充很重要。豆类是高蛋白、低脂肪的食物，含有丰富的矿物质和维生素。

④ 膳食清淡少盐，合理安排零食，避免过瘦与肥胖。对于儿童膳食，应尽可能安排原汁原味食品，以避免干扰及影响儿童的感知和味觉。儿童膳食应清淡、少盐、少油。安排零食以不影响儿童的正餐食欲为原则。尤其是甜品，宜放在餐后进食，而不在餐前。食量与体

力活动要适当，以保持正常体重，避免过瘦与肥胖。

⑤ 吃清洁卫生不变质的食物，同时注意卫生问题，不吃污染变质不卫生的食物。在饮食前将手洗干净，注意卫生，以免引起肠道传染病。

⑥ 适当的户外活动有利于代谢，太阳的照射有助于孩子体内合成维生素 D。

⑦ 培养儿童不挑食、不偏食的良好饮食习惯。

4. 儿童一日食谱举例

见表 3-2。

表 3-2 儿童一日食谱举例

餐次	食谱	食物量
早餐	面包、牛乳、水果	面包 100g、牛乳 250g、苹果 80g
午餐	红烧鸡块海带	鸡肉 80g、海带 30g、鲜香菇 10g
	素炒笋片	莴笋 75g
	番茄蛋汤	番茄 20g、鸡蛋 10g
	米饭	大米 125g
晚餐	肉丝炒蒜苗	蒜苗 75g、瘦肉丝 35g
	芹菜炒豆干	芹菜 45g、豆腐干 45g
	馒头、小米粥	面粉 80g、小米 25g
全日烹调用油		19g

二、青少年的营养膳食

1. 青少年的发育特点

一般 12 岁左右青春期开始，出现第二个生长高峰，身高每年可增加 5～7cm，个别的可达 10～12cm；体重年增长 4～5kg，个别可达 8～10kg。此阶段不但生长快，而且第二性征逐步出现，加之活动量大，学习负担重，其对能量和营养素的需求都超过成年人。

2. 青春期营养需要

（1）**能量** 青春期的能量需要为：女孩 8.79～9.62MJ/d；男孩 10.88～11.92MJ/d。

（2）**蛋白质** 供热比 13%～15%，14～18 岁 60～75g/d。动物蛋白和大豆蛋白占 1/2。

（3）**碳水化合物** 供热比 50%～65%，每天应该有 120～150g 的碳水化合物供应。

（4）**矿物质** 钙的需要量为：800～1000mg/d；铁的需要量为：女性 18～20mg/d，男性 12～16mg/d；碘的需要量为：120μg/d；锌的需要量为：7.5～12.5mg/d。

3. 青少年合理膳食原则

（1）**三餐定时定量，保证吃好早餐，避免盲目节食** 2018 年中国 7 个城市中小学生早餐行为调查显示，我国超过 80%学生早餐营养质量较差，均没有达到国家标准。三餐定时定量，保证吃好早餐，对于青少年的生长发育、学习都非常重要。还应注意不要盲目节食。

（2）**吃富含铁和维生素 C 的食物** 青少年由于生长迅速，铁需要量增加。女孩月经来潮后还会有生理性铁丢失，更易发生贫血。2018年中国青少年青春期贫血的发生率达38%。即使轻度的缺铁性贫血，也会对青少年的生长发育和健康产生不良影响，造成青少年体力、身体抵抗力以及学习能力的下降。维生素C可以显著增加膳食中铁的消化吸收率。所以，青少年应注意饮食多样化，常吃含铁丰富的食物及维生素C含量丰富的新鲜蔬菜、水果等。

（3）**每天进行充足的户外运动** 青少年每天进行充足的户外运动，能够增强体质和耐力；提高机体各部位的柔韧性和协调性；保持健康体重，预防和控制肥胖；对某些慢性病也有一定的预防作用。户外运动时还能接受一定的紫外线照射，有利于体内维生素D的合成，保证骨骼的健康发育。

（4）**不抽烟、不饮酒** 我国烟草和酒类消费者中，儿童青少年已成为一个不可忽视的群体。2014年，我国发布了第1个专项青少年烟草调查的国家报告，结果显示：13～15岁在校青少年的烟草使用率为6.9%，高于2010年《中国控制吸烟报告》的6.3%，男生（11.2%）高于女生（2.2%）、农村（7.8%）高于城市（4.8%）。2014年5月，中国疾病预防控制中心营养与食品安全所公布了《我国三大城市青少年和孕妇饮酒状况调查报告》，该项报告基于2013年对北京、上海和广州三个城市的136所学校随机抽选的1.4万余名学生及其家长开展的饮酒现状调查，报告显示青少年饮酒行为存在普遍化、低龄化、女生饮酒比例上升和饮酒地点日常化等特点。

青少年正处于迅速生长发育阶段，身体各系统、器官还未成熟，对外界不利因素和刺激的抵抗能力都比较差，因而，抽烟和饮酒对青少年的不利影响远远超过对成年人。另外，青少年的吸烟和饮酒行为还直接关系到其成人后的行为。因此，青少年应养成不吸烟、不饮酒的好习惯。

另外，不可过分迷信和依赖“健脑品”“益智品”等对智力和考试成绩的作用，因为人的智力受许多因素的影响，营养只是诸多因素之一，而各类天然食物中已经包含了人体所需的各种营养素，只要不挑食、偏食，就能满足身体和紧张学习的需要。

4. 青少年一日食谱举例

见表3-3。

表3-3 青少年一日食谱举例

餐次	食谱	食物量
早餐	馒头	面粉125g
	花生酱、牛乳、煎鸡蛋	花生酱15g、牛乳250g、煎鸡蛋1个
	水果	香蕉80g
午餐	米饭	大米150g
	鲜笋炒生鱼片	鱼肉35g、春笋75g
	肉片炒青菜豆干	青菜75g、肥瘦猪肉30g、豆腐干25g
	萝卜排骨汤	白萝卜50g、排骨50g
晚餐	米饭	大米150g
	鸡丁炒青椒	鸡肉35g、青椒75g
	海带炖豆腐	海带15g、南豆腐75g
全日烹调用油		20g

第三节　老年人的营养与膳食

俗话说“生、老、病、死不可违”，而防病治病、延缓衰老是可以做到的，人类寿命的延长受很多因素的影响，饮食是长寿的基础。

一、老年人的生理代谢特点

1. 基础代谢率降低

老年人基础代谢率较中青年降低10%～15%，这与代谢速率减慢、代谢量减少有关。

2. 细胞功能降低，机体成分改变

老年人机体的合成代谢与分解代谢失衡，合成代谢小于分解代谢。细胞功能下降随年龄的增长而改变，如体脂逐渐增加、水分减少、骨质改变（骨密度降低）等，并随着年龄的增长而发生明显的变化。

3. 器官功能的改变

随着年龄的增长，各器官功能发生不同程度的下降（如心、脑、肺、肝、肾等的功能），心率减慢，心搏输出量减少，血管逐渐硬化，口腔疾患（如牙齿松动、脱落以及舌炎等）影响进食，胃肠道功能下降（如消化液分泌减少，消化酶活力下降，肠蠕动减慢，易发生便秘），机体免疫力下降。

二、老年人的营养需要

1. 热能

老年人所需能量较中青年低。中等体力活动50～65岁所需能量为8.16～10.25MJ/d。

2. 对蛋白质的需要

一般认为，老年人膳食中优质蛋白质应占总蛋白质的1/3～1/2为宜，一般按成年人供给标准即可。每日总量为55～65g，其生热量占膳食总热能的13%～14%。

3. 对脂类的需要

老年人由于胆汁减少，脂肪酶活力下降，所以对脂肪的消化吸收能力降低，因此，高脂膳食易引起老年性疾病。

现已确认老年人体内的色素是各种细胞膜中不饱和脂肪酸氧化产物，老年斑是一种不能被细胞清除的细胞废物，有碍于细胞的正常功能。老年人应适量补充抗氧化营养素，如维生素C、维生素E。脂肪的摄入以占总热能的20%～30%为宜，应控制在下限值。胆固醇应控制在小于300mg，多摄入含DHA（$C_{22:6}$）、EPA（$C_{20:5}$）的食品，它们主要存在于深海鱼油中，有抗动脉粥样硬化和抗肿瘤的作用。

4. 碳水化合物

老年人由于糖耐量低，胰岛素分泌减少，而且对血糖的调节作用减弱，因此，易发生血糖上升，导致糖尿病。因此，老年人应选择含有复合碳水化合物的淀粉类食物，并选择一些杂粮。适当摄入水果和蔬菜等富含膳食纤维的食物。老年人不能摄入太多纯糖（蔗糖、葡萄糖等），以防血糖过高。

老年人摄取的碳水化合物所产生的能量以占总热能的50%～65%为宜，不要一次摄取太多，要分配到各餐中。

5. 矿物质与微量元素

老年人由于生理功能的减弱，易引起某些元素的不足或缺乏，最明显的是钙、铁等元素。

(1) 钙　老年人易发生负钙平衡而导致骨质疏松。特别是老年妇女，自发性的腰、胸骨折较多见。所以，老年人应该多到户外活动，多晒太阳，并保证每日的膳食中供给足够的钙（1000mg）。

(2) 铁　老年人对铁的吸收差，易出现缺铁性贫血。但是铁不能摄入过多，否则会在肝、胰、淋巴结等处沉积，导致肝硬化和糖尿病。

(3) 锌　锌也是老年人容易缺乏的微量元素。老年人如果味觉差也可能是因为缺锌。一般认为，高蛋白食物含锌量较高，而海产品（牡蛎、贝等）是锌的良好来源，肉、蛋、奶次之，口蘑、香菇锌含量较高，蔬果锌含量不高。

(4) 其他微量元素　铬能防治糖尿病和动脉粥样硬化，30μg/d；硒能清除自由基，保护细胞膜，抗衰老，抗肿瘤，60μg/d；氟能预防骨质疏松，保护牙齿健康。因此，老年人喝点淡茶对牙齿和骨骼有益，而且具有抗氧化的作用。

6. 维生素

维生素A、维生素E、维生素C、维生素B_6、维生素B_{12}、叶酸等维生素对于调节老年人体内代谢和增强抗病能力具有重要的作用。

7. 水

适量的水有利于防止便秘，也有利于肾脏清除代谢废物，还可预防结石的形成。《中国居民膳食指南（2016）》建议每天喝1500～1700mL水。具体喝水量随个体年龄、体重、劳动强度、气候等而定。

三、老年人的饮食指南与具体安排

1. 老年人饮食指南

- 少量多餐细软，预防营养缺乏；
- 主动足量饮水，积极户外活动；
- 延缓肌肉衰减，维持适宜体重；
- 摄入充足食物，鼓励陪伴进餐。

2. 老年人饮食具体安排

(1) 食物营养要符合平衡膳食的原则与要求　老年人膳食应该是低热能、充足蛋白质、少量脂肪、多种维生素和矿物质的平衡膳食。热能的供给应以维持标准体重为原则，体重偏轻则适当增加热能，超标者应控制进食量（主要是限制油脂和糖的使用）。

（2）**食物多样化，重视预防营养不良和贫血** 老年人要重视预防营养不良与贫血，膳食应注意：①粗细粮搭配；②常吃杂豆（红豆、绿豆等）；③常吃大豆及其制品；④尽量养成喝牛乳的习惯；⑤适当食用畜、禽、鱼、虾；⑥有限度地吃蛋；⑦蔬菜要吃够；⑧多吃坚果与鲜果；⑨少吃油、盐、糖、酒、咖啡、浓茶及添加色素的食品。

（3）**食物烹调要适合老年人特点，适宜消化吸收** 老年人食物的烹饪加工应软、烂、易嚼易咽、易消化。但烹饪时应最大限度地保留食物的营养，粮食不宜过于精细，烹饪温度不宜过高，浸泡时间不宜太长。

（4）**饮食应有节制、有规律** 老年人的饮食应定时定量、不过饥过饱、不过冷过热、不暴饮暴食；避免每日饮酒和睡前饮酒（切忌烈性酒），可偶尔喝点葡萄酒；食物不宜过咸，宜清淡；不宜饮浓茶；不过多摄取动物性脂肪和糖等。

（5）**多做户外运动，维持健康体重** 老年人多做户外运动能延缓机体功能衰退。

四、老年人一日食谱举例

老年人因器官功能逐渐减退，活动减少，每日能量需要低于青壮年，有的营养素摄入量亦应稍低，而有些营养素则不能减少，如维生素、矿物质等微量营养素。老年人一日食谱举例见表 3-4、表 3-5。

表 3-4 60 岁老年人一日食谱举例

餐次	食物名称	用量	餐次	食物名称	用量
早餐	馒头	面粉 40g	晚餐	米饭	粳米 150g
	牛乳卧鸡蛋	牛乳 250g 鸡蛋 1 个		香菇烧小白菜	小白菜 200g 香菇 10g
午餐	烙饼	面粉 70g		炒胡萝卜丝	肥瘦猪肉 10g 胡萝卜 50g 冬笋 50g
	红豆小米粥	小米 35g 红豆 15g		菠菜紫菜汤	菠菜 50g 紫菜 10g
	炒合菜	猪肉 25g 绿豆芽 100g 菠菜 100g 韭菜 20g 粉条 20g	晚点	橘子	50g
			全日烹调用油		20g

表 3-5 70 岁老年人一日食谱举例

餐次	食物名称	用量	餐次	食物名称	用量
早餐	花卷	面粉 50g	晚餐	米饭	大米 100g
	牛乳	牛乳 200g		葱烧带鱼	带鱼 75g 大葱 15g
午餐	发面饼	面粉 150g		小白菜口蘑汤	小白菜 70g 干口蘑 10g 粉条 20g
	肉丝炒韭黄	猪肉丝 25g 韭黄 120g	晚点	橘子	50g
	虾皮三丝	虾米皮 10g 菠菜 50g 马铃薯 70g 胡萝卜 80g	全日烹调用油		20g

第四节 素食人群的营养与膳食

《中国居民膳食指南（2016）》新增加了素食人群膳食指南，具体要求是：

① 谷类为主，食物多样；适量增加全谷物。

② 增加大豆及其制品的摄入，每天 50～80g；选用发酵豆制品。

③ 常吃坚果、海藻和菌菇。

④ 蔬菜、水果应充足。

⑤ 合理选择烹调油。

第五节 孕妇和乳母的营养与膳食

一、妊娠期的生理特点

（1）**代谢升高** 合成代谢增强。因为怀孕期有两方面的合成代谢，一方面是身体合成一个完整的重量约为 3.2kg 的胎儿，另一方面是母体代谢上的适应以及生殖系统的进一步发育。

（2）**消化系统的状况和功能改变** 怀孕期由于激素与代谢的改变，往往出现恶心、食欲减退、异食消化不良等现象。后又因子宫增大而影响肠蠕动，往往引起便秘，同时机体又需要吸收更多的营养素。

（3）**机体许多器官的负荷增大** 如肾、心脏、肺、肝脏等的负荷增大。

（4）**对营养素要求的增高** 很多学者观察到妊娠期营养与母子双方健康之间存在着一定关系。母体营养不良往往会引起新生儿的体重低于正常标准及新生儿的死亡率增高，也易导致胎儿畸形、胎儿的大脑发育不良或产后智力低下。在妊娠后期，胎儿的大脑迅速发育，在这一期间的营养不足，或者有其他干扰因素，都不利于胎儿神经系统的正常发育。

二、妊娠期的营养需要

1. 热量

我国建议标准除按劳动性质分类所供给的热量之外，每日另加 1.25～1.90MJ。

2. 蛋白质

我国的供给标准：在怀孕第 4～6 个月应在原有供应量的基础上每日增加 15g，而在第 7～9个月每日增加 30g。

孕妇从尿中排出的氨基酸比孕前高，在八种必需氨基酸中，蛋氨酸、色氨酸及赖氨酸的排出都增加。因此，孕妇应摄入足够的优质蛋白质。

3. 碳水化合物

胎儿以葡萄糖为唯一的能量来源，因此消耗葡萄糖较多，如摄入不足，需动员体内脂肪分解，易发生酮症酸中毒，影响胎儿智能发育。碳水化合物的摄入以淀粉类多糖为宜，不必直接摄入葡萄糖或过多蔗糖，以免引起血糖波动。

4. 无机盐与微量元素

(1) 钙 怀孕中后期每天要多补充200mg钙。怀孕后期每日钙供给量应为1200mg。但大量钙会妨碍铁的吸收，故钙剂使用的品种、剂量、时间要恰当。

(2) 铁 孕中期因血容量增加及胎儿需要，每日共需铁3mg，孕后期为4mg。动植物混合性食物中铁吸收率平均为10%，故需35mg/d。新生儿生长与母亲血清铁和血红蛋白含量呈正相关。

(3) 锌 羊水中的锌有抑菌效果。缺锌可致子宫收缩无力，易导致产后出血。孕妇严重缺锌者可致胎儿发生中枢神经系统畸形；中度缺锌可致宫内发育迟缓，免疫功能差，大脑发育受阻。孕妇需锌9.5mg/d。

(4) 碘 妊娠期碘摄入量不足，孕妇易发生甲状腺肿大，严重缺碘可致胎儿大脑与身体发育迟滞，造成克汀病。我国推荐的孕妇碘供给量为230μg/d。妊娠中、后期以每周进食一次海带为宜。

(5) 维生素 其中的水溶性维生素需要量一般比孕前高。硫胺素的补充除应与碳水化合物的进食相配合外，一般都主张在需要量的基础上再增加0.2～0.3mg，以满足需要。

① 维生素A 孕妇维生素A不足的临床症状少见，但可见到暗适应时间延长。孕妇血维生素A水平高于非孕妇女。在妊娠中期血维生素A高于早期，孕后期又高于中期。维生素A过多可能产生致畸作用。

② 维生素D 缺乏维生素D可致孕妇骨质软化、骨盆畸形。一般孕妇血中维生素D_3含量随孕期发展而下降。孕妇应多接受日光照射，多吃海鱼、禽畜肝脏、蛋、奶。

③ 维生素E 孕妇血浆中维生素E含量增高2倍，血维生素E水平与维生素A含量呈正相关。胎儿血中维生素E仅为母血含量的1/3，说明维生素E经胎盘传递受限。

早产儿在产前维生素E储备不足，出生后肠道又不能很好吸收，易发生维生素E缺乏，出现贫血、水肿、皮肤红疹与脱皮症状，重者发生溶血性贫血。

④ 维生素B_1 维生素B_1不足孕妇常有膝腰反射迟钝、胃肠蠕动减慢、消化不良症状。提倡孕妇适当多食用粗粮、杂粮，并改善烹调方法。

⑤ 维生素B_2 由于孕妇的热能与蛋白质需要量增加，维生素B_2的需要量也增加。孕妇除应多食用肝脏、蛋黄等食物外，还可采用黄小米、黄豆渣等富含维生素B_2的食品来补充。

⑥ 叶酸 叶酸缺乏可能导致胎儿神经管畸形，过多可能产生神经系统的损伤。孕期推荐用量为600μg/d。

⑦ 维生素C 孕期不能缺少维生素C。应多吃蔬菜，以增加维生素C摄入量。推荐用量为115mg/d。

必要时，应适当用钙、铁、B族维生素及维生素C等制剂以辅助和补充食物摄入的不足。但不一定所有这些制剂都需普遍应用，并应注意合适的剂量。

三、孕期的膳食指南

孕期妇女的
合理膳食

1. 备孕妇女膳食要求

按照 2016 年中国居民特定人群膳食指南，具体要求有：

① 调整孕前体重至适宜水平。

② 常吃含铁丰富的食物，选用碘盐，孕前 3 个月开始补充叶酸。

③ 禁烟酒，保持健康生活方式。

2. 孕期妇女膳食要求及安排

(1) 按照 2016 年中国居民特定人群膳食指南，具体要求有：

① 补充叶酸，常吃含铁丰富的食物，选用碘盐。

② 孕吐严重者，可少量多餐，保证摄入含必要量碳水化合物的食物。

③ 孕中晚期适量增加奶、鱼、禽、蛋、瘦肉的摄入。

④ 适量身体活动，维持孕期适宜增重。

⑤ 禁烟酒，愉快孕育新生命，积极准备母乳喂养。

(2) 孕早期膳食要点　孕早期胚胎生长速度较缓慢，所需要营养与孕前没有太大的差别。值得注意的是早孕反应对营养素的摄入的影响，特别注意以下几点：

① 按照孕妇的喜好，选择促进食欲的食物。

② 选择清淡、容易消化的食物，以减少呕吐，如粥、面包干、馒头、饼干、甘薯等。

③ 想吃就吃，少食多餐。

④ 为防止酮体对胎儿早期脑发育的不良影响，孕妇完全不能进食时，也应每日静脉补充至少 150g 葡萄糖。

⑤ 为预防胎儿神经管畸形，在计划妊娠时就开始补充叶酸 400～600μg/d。

⑥ 戒烟、禁酒。

(3) 孕早期食谱举例

见表 3-6。

表 3-6　孕早期食谱举例

餐次	食谱	食物量
早餐	馒头	面粉 100g
	猪骨粥	大米 25g、猪骨 50g
午餐	清蒸鲫鱼	鲫鱼 50g
	荷兰豆炒腰花	荷兰豆 150g、猪腰 40g
	米饭	大米 100g
午点	水果	柑橘 100g
晚餐	牛肉炒菜心	菜心 100g、牛肉 30g
	枸杞咸蛋汤	枸杞叶 150g、咸鸭蛋 84g
	米饭	大米 100g
晚点	牛乳	牛乳 250g
全日烹调用油		25g

3. 孕中、后期营养与膳食

孕中、后期膳食要点如下所述。

① 适当增加鱼、禽、蛋、瘦肉、海产品的摄入量　鱼、禽、蛋、瘦肉、海产品是优质蛋白质的良好来源，其中鱼类除了提供优质蛋白质外，还可提供 n-3 多不饱和脂肪酸，这对胎儿脑和视网膜功能发育极为重要。建议从孕中、后期每日增加总计 50～100g 的鱼、禽、蛋、瘦肉的摄入量。最好能每周食入鱼类 2～3 次。保证每天吃 1 个鸡蛋。除食用加碘盐外，每周至少进食一次海产品，以满足孕期碘的需要。

② 适当增加奶类的摄入　奶或奶制品富含蛋白质、钙，对孕期蛋白质、钙的补充很重要。从孕中期开始，每日至少摄入 250mL 的牛乳或相当量的奶制品，以保证每天多补充 200mg 的钙。

③ 常吃含铁丰富的食物　从孕中期开始的血容量和血红蛋白增加，使得孕妇成为缺铁性贫血的高危人群。宜从孕中期开始增加铁的摄入量，建议常摄入含铁丰富的食物，如动物血、肝脏、瘦肉等，必要时可在医生指导下补充小剂量的铁剂。同时，注意多摄入富含维生素 C 的蔬菜、水果，或在补充铁剂时补充维生素 C，以促进铁的吸收和利用。

④ 适量运动，维持体重的适宜增长　孕妇应适时监测自身的体重，并根据体重增长的速率适当调节食物摄入量。孕妇还应根据自身的体能每天进行不少于 30min 的低强度身体活动，最好是能有 1～2h 的户外活动，如散步等，这有利于维持体重的适宜增长和自然分娩，有助于改善维生素 D 的营养状况，以促进胎儿骨骼的发育和母体自身的骨骼健康。

⑤ 戒烟禁酒，少吃刺激性食物　烟草、酒精对胚胎发育的各个阶段都有明显的毒性作用，如容易引起早产、流产、胎儿畸形等。有吸烟、饮酒习惯的妇女，孕期必须禁烟戒酒，并要远离吸烟环境。浓茶、咖啡应尽量避免，刺激性食物亦应尽量少吃。

4. 孕中、后期食谱举例

见表 3-7。

表 3-7　孕中、后期食谱举例

孕期	餐次	食谱	食物量
孕中期	早餐	馒头	面粉 50g
		稀饭	大米 50g
		煮鸡蛋	鸡蛋 1 个
		酱瓜	酱瓜 10g
		牛乳	牛乳 250g
	午餐	炒蚕豆	鲜蚕豆 100g
		红烧带鱼	带鱼 100g
		米饭	大米 100g
	午点	芝麻糊	米粉 25g、芝麻 25g
	晚餐	炒青菜	青菜 100g
		油豆腐烧肉	猪肉 50g、油豆腐 50g
		米饭	大米 100g
	晚点	水果	苹果 100g

续表

孕期	餐次	食谱	食物量
全日烹调用油			25g
孕后期	早餐	滑生鱼片面	菜心 50g、生鱼片 50g、挂面 100g
		荷包蛋	鸡蛋 1 个
		牛乳	牛乳 250g
	午餐	青椒炒肉丝	青椒 100g、瘦猪肉 50g
		鱼头紫菜汤	大鱼头 75g、紫菜 10g
		米饭	大米 150g
	午点	水果	柑橘 100g
	晚餐	牛肉炒白菜	白菜 150g、牛肉 50g
		莲藕眉豆猪骨汤	莲藕 100g、眉豆 20g、猪骨 75g
		米饭	大米 100g
	晚点	豆沙包	面粉 50g、红小豆 10g、白糖 10g
		煮鸡蛋	鸡蛋 1 个
		牛乳	奶粉 30g
全日烹调用油			25g

四、乳母的营养与膳食

1. 乳母的具体营养需要

(1) 热量 我国营养学会建议的标准为在乳母本身热量供给之外，为泌乳额外增加 2100kJ。FAO/WHO 建议则为额外增加 2310kJ。

(2) 蛋白质 人乳含蛋白质 1.1%～1.2%，如每日平均分泌 820g 的母乳，则从乳中排出的蛋白质为 10g，估计体内合成这些蛋白质的效率为 80%，则应每日提供优质的蛋白质 12.5g。我国营养学会建议每日为乳母额外增加 25g 蛋白质供给。

(3) 无机盐与维生素

① 钙 乳汁中钙的含量一般是稳定的，初乳含钙量为 48mg/100mL，过渡期 46mg/100mL，而成熟乳为 34mg/100mL。我国建议乳母的钙供应量为每天 1200mg。

② 铁 动物性食物在膳食中的比例大小，影响铁的吸收与利用。同时动物性食物本身也含有铁。我国的推荐供给量为 16mg/d。

③ 碘 母乳中含碘量为 4～9μg/100mL。乳母需要碘的量为每日 240μg，应用碘化食盐时也能从中获得一定量的碘。

④ 维生素 A 除母体的需要外，乳汁中的维生素 A 含量约为 61μg/100mL，并且比较稳定。我国建议标准为 1300μgRAE/d。

⑤ 硫胺素与核黄素 乳母需要合适的各种水溶性维生素，乳母的硫胺素摄入量充足时，有助于乳汁的分泌。人乳中这两种维生素的含量分别为 0.014mg/100mL 及 0.037mg/100mL。我国建议硫胺素、核黄素均为 1.5mg/d。

⑥ 维生素 C 在正常膳食条件下，乳汁中维生素 C 的含量平均每 100mL 为 5.2mg。我国推荐供给量标准为 150mg/d。

⑦ 水分　在乳母膳食和饮食中，需增加必要的水分，因为在乳汁中排出的水分为750mL以上，所以尽可能应用鲜汤、肉汁和各种乳母喜爱的汤，包括鱼汤、骨头汤、豆汤（甜味的）或以蔬菜、水果混合煮的肉汤都可。进食用豆、花生、肉类做成的粥也可补充水分。

2. 乳母的膳食指南

按照2016年中国居民特定人群膳食指南，要求如下。

（1）增加富含优质蛋白质及维生素A的动物性食物和海产品，选用碘盐　动物性食品如鱼、禽、蛋、瘦肉等可提供丰富的优质蛋白质，乳母每天应增加约80g的鱼、禽、蛋、瘦肉，其提供的蛋白质应占总蛋白质的1/3以上。如果增加动物性食品有困难，可多食用大豆类食品以补充优质蛋白质。为预防或纠正缺铁性贫血，也应多摄入动物肝脏、动物血、瘦肉等含铁丰富的食物。此外，乳母还应多吃海产品，对婴儿的生长发育有利。

奶类含钙量高，易于吸收利用，是钙的最好食物来源。乳母每日若能饮用牛乳500mL，则可从中得到约600mg优质钙。对那些不能或没有条件饮奶的乳母，建议适当多摄入可连骨带壳食用的小鱼小虾、大豆及其制品、芝麻酱及深绿色蔬菜等含钙丰富的食物。必要时可在保健医生的指导下适当补充钙制剂。此外，鱼、禽、畜类等动物性食品宜采用煮或煨的烹调方法，促使乳母多饮汤水，增加乳汁的分泌。

（2）产褥期食物多样，不过量，重视整个哺乳期营养　产褥期的膳食同样应保证多样化，膳食营养平衡，以满足营养需要为原则。有的地区乳母在产褥期膳食单调，大量进食鸡蛋等动物性食品，其他食品（如蔬菜、水果）则很少选用。要注意纠正这种食物选择和分配不均衡的问题，保持产褥期食物多样充足而不过量，以利于乳母健康。

（3）愉悦心情，充足睡眠，促进乳汁分泌

（4）坚持哺乳，适度运动，逐步恢复适宜体重　大多数妇女生育后，体重都会较孕前有不同程度的增加。有的妇女分娩后体重居高不下，导致生育性肥胖。因此，哺乳期妇女除注意合理膳食外，还应适当运动及做产后健身操，这样可促使产妇机体复原，保持健康体重，同时减少产后并发症的发生。坚持母乳喂养有利于减轻体重。

（5）忌烟酒，避免喝浓茶和咖啡　乳母吸烟（包括间接吸烟）、饮酒对婴儿健康有害，喝浓茶、咖啡也可能通过乳汁影响婴儿的健康。因此，为了婴儿的健康，哺乳期应忌烟酒，避免饮用浓茶和咖啡。

第六节　特殊环境人群的营养与膳食

特殊环境因素包括：气候环境的异常，如高温、低温、低压、低氧等；物质振动，如噪声、振动、超声波、旋转等；电离辐射，如X射线、γ射线；非电离射线，如紫外线、红外线、高频电磁场、微波、激光等；以及脑力劳动等。

一、高温环境下人群的营养与膳食

高温环境一般是指32℃以上的工作环境和35℃以上的生活环境。在这种高温条件下，人体的代谢和生理状态发生一系列变化，对于营养也有其特殊要求。

1. 高温环境下机体生理上的适应性改变

人体在高温环境下劳动和生活时，主要通过出汗和汗液蒸发使散热增加，以调节和维持正常体温。高温下出汗量大，每小时超过1.5L，最多一天可达10L以上。

(1) **水及无机盐的丢失**　丢失的汗液中99%以上为水分、0.3%为无机盐，而汗中无机盐以钠盐最多，为无机盐总排出量的54%～68%。除钠外，汗中无机盐的损失还包括钾、钙、镁、铁等。

(2) **水溶性维生素丢失**　特别是维生素C丢失较多，其次是硫胺素和核黄素，补充这些维生素有利于增强耐热能力和体力。

(3) **可溶性含氮物丢失**　汗中含氮量为20%～70%，大量出汗时因机体失水和体温升高引起蛋白质的分解增加，尿氮排出量增多。

(4) 消化液分泌减少。

(5) 能量代谢增加。

2. 高温环境下的营养需要

(1) **水和无机盐**　水分的补充以能补偿出汗的失水量、保持体内水的平衡为原则，过多饮水会增加心、肾的负担。补充水分要少量多次，以防影响食欲，并可减少水分蒸发量和排尿量。食盐需适当补充。含盐饮料的氯化钠浓度以0.1%为宜。可通过食用富含钾的新鲜蔬菜、水果和豆类补钾，并注意补充富含钙、铁的食品。补充含钠、钾、钙、镁、氯的混合盐片较好。

(2) **维生素**　维生素C的需要量增高。一般认为每日膳食供给量应为维生素C 150～200mg，硫胺素应为2.5～3mg，核黄素为2.5～3.5mg。

(3) **蛋白质和热量**　要适量增加蛋白质摄入，但过多会增加肾脏负担。一般每日摄入量占总热能的12%～15%，优质蛋白质应占50%。热能供给以推荐量标准为基础，在环境温度30℃时，每增加1℃，应增加膳食热能供给量的0.5%。

3. 高温环境人群的膳食

① 合理搭配、精心烹制谷类、豆类及动物性食物，以补充优质蛋白质及B族维生素。

② 补充含无机盐（尤其是钾盐）和维生素丰富的蔬菜、水果和豆类，其中水果中的有机酸可刺激食欲并有利于食物在胃内的消化。

以喝汤作为补充水及无机盐的重要途径。

二、低温环境下人群的营养与膳食

低温环境一般是指气温在10℃以下的外界环境，此时人体的代谢及对营养的需要发生一定的改变。

1. 影响能量代谢的因素及宏量营养素的需要

低温环境下人体热能消耗量增加，系由于寒冷使基础代谢升高10%～15%，且低温下的寒战、笨重防寒服使身体活动受限，能量消耗增加。此外，低温条件下体内一些酶的活力增高，使机体的氧化产热能力增强。因此，膳食中的热量供给应比常温下增加10%～15%，脂肪在膳食中的比例可适当增加，占总热能的35%～40%，蛋白质占总热能的13%～15%，动物蛋白最好为50%～65%，碳水化合物占总热能的45%～50%。

2. 低温下微量营养素的需要

低温环境下人体对维生素的需要量增加，特别是维生素C，除日常饮食充足外，可每日额外补充70～120mg，以提高耐寒能力。低温条件下体内氧化产能过程加强，故膳食中硫胺素、核黄素和烟酸的供给量要充足。维生素A有利于增强机体耐寒能力，每日供给为1000μg视黄醇当量。

寒冷地区易缺乏钙和钠，应注意补充。

三、脑力劳动者的营养与膳食

1. 脑力劳动者的营养要求

脑力劳动者的主要工作器官是大脑，人脑有很复杂的功能和旺盛的活力，其重量大约仅有1400g，不到体重的1/40，大脑葡萄糖消耗量占全身葡萄糖消耗量的65%，耗氧量占全身耗氧量的20%～25%，是体内需氧最多的器官。因此，脑力劳动者对营养具有特殊的要求。

(1) **能量** 脑细胞对能量的消耗量很大。但是脑组织中储存的能源如糖原物质很少（每克脑组织中含糖原为0.7～1.5μg），只够使用几分钟，因此脑的能量需要主要由血液中的葡萄糖提供。碳水化合物是脑力劳动者经济方便的能量来源，应保证充分的供应。

(2) **脂类物质** 人脑重量的60%是脂类物质，它是脑组织和神经组织重要的组成物质。特别是不饱和脂肪酸和磷脂，其中卵磷脂、神经鞘磷脂含有与记忆有关的胆碱和不饱和脂肪酸，脑力劳动者要多食用含磷脂较多的蛋类和含必需脂肪酸较多的植物油。

(3) **蛋白质** 蛋白质是构成大脑的重要物质，约占大脑重量的30%。人类的记忆、思维、语言和运动等各种能力均与脑组织的兴奋和抑制有密切的关系。当膳食中优质蛋白质供应充足时，可使大脑皮质处于好的生理功能状态；而蛋白质供应不足时，不仅影响大脑的生长发育和更新，还容易使人疲劳，工作效率低。因此，脑力劳动者膳食必须含有足够的优质蛋白质。

(4) **碳水化合物** 脑活动所需的能量主要依赖血糖的供应。为了保持有足够的葡萄糖向脑输送，应避免饥饿和过度疲劳。进食过多低分子糖（如蔗糖）容易造成脑内缺氧，使人出现焦躁、烦闷等精神不安的状态，也会增加体内维生素B_1和钙的消耗，从而影响记忆。

(5) **维生素和无机盐** 脑力劳动者需要丰富的维生素A、维生素D、维生素B_1、维生素B_2、维生素B_6、维生素C，它们对维持正常的视觉、氨基酸代谢、脑及神经功能正常有重要的作用。人体和动物实验表明，水溶性维生素严重不足时，会使记忆受损，补充维生素后，可以恢复到正常水平。

锌、铁、铜、碘等无机盐对脑的学习记忆，中枢神经系统的兴奋性，以及脑的供氧有重要作用。钙能抑制脑神经细胞的异常兴奋，使注意力集中，减少神经疲劳。

2. 脑力劳动者的合理膳食

① 在满足能量供给的前提下，注意保证蛋白质和维生素的供给。膳食中应该注意选择鸡蛋、大豆及其制品、动物脑髓、核桃、芝麻、龙眼、蜂蜜、菠萝、香蕉等健脑食品。

② 避免高糖和高脂肪膳食，以免由于运动少，造成肥胖、高血糖和高血脂。

③ 多饮茶水，这样既补充水分，又能摄取茶叶中的茶多酚等活性物质，有利于抵御计算机射线的危害。

④ 同时应多选用各种动物的肝脏、牛乳、羊乳、奶油、小米、核桃、胡萝卜、青菜、菠菜、大白菜、番茄、黄花菜、空心菜、枸杞子及各种新鲜水果等保护视力的食物，预防近

视及其他眼疾。

四、运动员的营养与膳食

运动员在训练和比赛的过程中，大脑活动紧张，肌肉运动强烈，使机体的能量消耗大大增加。有些运动项目，为了运动和比赛需要，还必须控制体重。所以，提供合理的膳食，对促进运动员的身体发育、提高身体素质（如体力、耐力、灵敏性和柔韧性）、在训练中取得好的结果、在比赛中发挥最佳的状态、及时消除疲劳、加速恢复体力、避免或减少运动伤害有重要的意义。

1. 运动员的营养要求

(1) 蛋白质 运动员的能量消耗因运动项目不同、运动强度和持续时间不同，有较大的差异。蛋白质每日供能占总能量的12%～18%。与一般人相比，运动员在消耗大量能量的同时，体内蛋白质分解代谢也增强，还可能出现负氮平衡。

因此，增加蛋白质的供应，有利于提高运动员的神经反射能力和体内酶的活性，促进肌肉的增长，增强肌肉的力量。各国运动员蛋白质的供应为每天1.5～2.5g/kg体重。儿童、少年运动员处于快速发育阶段，所需的蛋白质高于成人运动员，为每天2～3g/kg体重。

(2) 脂肪 一般要求为25%～30%，对低温环境和高耗能运动，如长距离的滑雪、游泳等，运动员脂肪的供给量应占总能量的35%。脂肪氧化消耗氧的量较多，缺氧运动项目如航空、登山等运动则要限制脂肪的摄入量，一般控制在总能量的20%～25%。

其中富含不饱和脂肪酸的植物油应相应增加，动物脂肪、胆固醇的摄入量应减少，防止心脑血管疾病的发生。

(3) 碳水化合物 碳水化合物容易消化吸收，氧化时耗氧量少，产能效率高，最终代谢产物是二氧化碳和水，不增加体液的酸度。因此，比赛前、比赛的过程中补充高糖食物，可以提高运动员的耐力。运动员碳水化合物的供给量一般应占能量的55%～65%；缺氧运动项目可提高到65%～70%。

(4) 无机盐和维生素 运动员大量出汗后，一定要饮用含有多种电解质的盐类饮料。运动员缺乏维生素会影响体内酶的活力及激素水平，提前发生疲劳。维生素的需要量取决于运动员的体重、运动项目和代谢情况。在大运动量或出大汗时，运动员每日需要的无机盐为钾3～4g、钠<5g、钙1.0～1.2g、镁400～500mg、铁20～25mg；每日需要的维生素为维生素A 1000～1800μg视黄醇当量、维生素B_1 3～5mg、维生素B_2 2～2.5mg、维生素C 150～200mg、烟酸20～30mg。

2. 运动员的合理膳食

(1) 运动员膳食安排的原则

① 应均衡供应所需的全部营养素，膳食应多样化。应包括粮食、油脂（以植物油为主）、食糖、乳及乳制品（保证有发酵乳供应）、动物性食品（鱼、肉、家禽、蛋类）、大豆制品及干豆制品、蔬菜及薯类、菌藻类、新鲜水果及硬果类。

② 尽可能提供碳水化合物含量较高或高能密度的食物，避免食物的体积过大，增加胃容量，影响运动成绩。

③ 应选择营养丰富又可口的食物，烹调既讲科学又有特色，注重膳食的色、香、味、形，能引起食欲，促进消化吸收。采用少量多餐制，除一日三餐外，可增加点心2～3次。

④ 注意食品卫生，严防食物中毒或由于饮食造成的伤害。

（2）运动员比赛期间的合理膳食

① 运动员在比赛前一般进行状态调整，膳食的能量相应地减少，以免增加体重。尽量少吃盐渍食品，少吃含纤维多的粗粮，多吃含糖多易消化的食物，以增加糖原和碱性食物的储备，如面包、米饭、蛋糕、蜂蜜、甜饼干、水果和新鲜蔬菜等。

② 比赛当日，运动员宜食用中等数量含高糖低脂肪的食物，以提供适宜的能量来维持正常的血糖水平和防止产生饥饿感，可以选择烤面包、软蛋糕、米饭、水果和新鲜蔬菜等。不食用对胃肠刺激大的食物，如过于辛辣或香料过浓的食物；不食用产气类的食物，如干豆、韭菜等；不食用体积大和膳食纤维过多的食物，如粗杂粮、酸菜、圆白菜、豆类等。

③ 比赛后的几天饮食应维持较高的能量，增加多糖、维生素和矿物质的供应，以补充比赛过程中的消耗，恢复体液的正常水平。

五、高原作业人群的营养与膳食

高原环境是指海拔高于 3000m 以上的地区。一般海拔在 3000～4500m 时，血氧饱和度 90%，无症状；在 4500～6000m 时血氧饱和度为 70%～80%，组织出现缺氧，在 6000～7000m 时血氧饱和度为 60%～70%，严重缺氧，未经历缺氧锻炼者可昏迷。

急性缺氧主要表现为头痛、头晕、昏迷、心悸、气促、胃肠症状（恶心、呕吐、食欲下降）、周身无力等。

① 高原作业人员能量供给应在非高原作业基础上增加 10%。

② 高原作业膳食中蛋白质、脂肪、碳水化合物构成适宜比例为 1∶1.1∶5，占总能量比为 12%～13%、25%～30%和 55%～65%。

③ 每日微量营养素的建议摄入量：维生素 A 1000μgRE，维生素 B_1 1.6～2.0mg，维生素 B_2 1.6～2.0mg，烟酸 16～20mg，维生素 C 100～150mg。补充 B 族维生素可提高氧的利用率，维生素 C 能改善缺氧状况下的氧化还原过程，提高氧的利用率。钙 800mg、铁 20mg，人体造血功能增强，需铁量增加。

六、接触电磁辐射人员的营养与膳食

电磁辐射对人体的影响与剂量和时间长短有很大关系。电磁辐射可以造成机体许多组织器官的损害，包括造血系统、神经系统、消化系统、免疫系统、内分泌系统等，以及多种功能损伤。同时，电磁辐射对人体营养代谢也有影响，主要使蛋白质合成受阻，分解增强；脂肪组织分解明显，出现以高甘油三酯为主的高脂血症；葡萄糖分解代谢受阻，常出现高血糖；使血中的多种维生素减少等。

① 应该供给充足的能量，蛋白质可占总能量的 12%～18%。蛋白质以优质蛋白质为主，以肉、蛋、牛乳、酸牛乳为佳，可以减轻小肠吸收功能障碍，改善照射后产生的负氮平衡。

② 膳食中要有适量的脂肪，脂肪选用富含必需脂肪酸和油酸的油脂，如葵花籽油、大豆油、玉米油、茶籽油或橄榄油。碳水化合物供给应占能量的 60%～65%。

③ 应适当选用对辐射防护效果较好的富含果糖和葡萄糖的水果来补充碳水化合物。

④ 应选用富含维生素、无机盐和抗氧化剂的蔬菜如卷心菜、马铃薯、番茄和水果，改善照射后维生素 C、维生素 B_2 及烟酸代谢的异常。酵母、蜂蜜、杏仁、银耳等食物的摄入对辐射损伤有良好的防护作用。

有专家建议，从事放射作业的人员其营养素供给量（每日）为：能量约10450kJ，蛋白质80～100g（其中动物性蛋白质占30%），脂肪50g，钙1g，铁15mg，碘150～200μg，维生素A 660μg视黄醇当量，维生素B_1 2mg，维生素B_2 2mg，维生素B_6 2.5mg，烟酸20mg，叶酸0.5mg，维生素B_{12} 3μg，维生素C 100mg。

第七节　职业性接触有害因素人群的营养与膳食

在某些人的工作环境中，常存在一定量的化学物质，其中有许多是有害有毒的化学物质，如农药、粉尘、铅、汞、苯、一氧化碳、二氧化硫等。这些化学物质长期、少量进入机体，就会发生职业性中毒，出现神经系统、血液系统、消化系统等的多种症状。而机体的营养状况与化学毒物的作用及其结果具有密切的联系，许多毒物如四氯化碳、三氯甲烷、二氧化氮、氯乙烯等均可形成自由基和促进脂质过氧化，引起生物膜脂质过氧化，破坏细胞结构，使之失去功能甚至发生癌变，但是，多种营养素具有一定的解毒、清除自由基和抑制脂质过氧化的作用。

一、营养素与毒物

1. 蛋白质

良好的蛋白质营养状况，既可提高机体对毒物的耐受能力，也可调节肝的活性至最佳状态，增强机体解毒能力。尤其是含硫氨基酸充足的优质蛋白质可提高谷胱甘肽还原酶的活性，增加机体对铅及其他重金属、卤化物、芳香烃类毒物的解毒作用。

2. 谷胱甘肽

谷胱甘肽（GSH）是由谷氨酸、半胱氨酸和甘氨酸组成的三肽。外源毒物经代谢活化后产生的亲电子代谢物，可与GSH结合，形成无毒的结合物，再经代谢后形成惰性产物硫醚氨酸排出体外。

3. 金属硫蛋白

能与镉、汞、锌、铜、铁等结合，使重金属暂时失去毒性作用。目前重金属中毒的治疗亦较多使用巯基络合物，如二巯基苯甲酸钠等。

4. 脂肪

膳食中脂肪能增加脂溶性毒物在肠道吸收和体内蓄积。膳食中脂肪的供能比＞30%时，使脂溶性毒物有机氯、苯以及铅、饱和烃类、卤代烃类、芳香烃类等在肠道吸收和体内蓄积增加。

5. 碳水化合物

增加膳食中碳水化合物的能量，可以提高机体对苯、卤代烃类和磷等毒物的抵抗力。糖原的减少对肝脏解毒功能有不良影响。

6. 维生素

(1) **维生素A** 动物实验证明，维生素A能降低某些毒物的致癌性，如黄曲霉毒素B_1、3,4-苯并芘、二甲基蒽、7,12-二甲基-1,2-苯并蒽等。因此，毒物摄入者应摄入较多的维生素A。

(2) **维生素C** 能清除毒物代谢时产生的自由基，保护机体免受大多数毒物造成的氧化损伤。维生素C还可使氧化型谷胱甘肽再生成还原型谷胱甘肽，继续发挥对毒物的解毒作用。此外，维生素C可提供活泼的羟基，有一定解毒作用。维生素C可以提高肝微粒体混合功能氧化酶（MFO）的活性，促进氧化或羟化反应，这是许多有机毒物解毒的重要途径。

7. 微量元素

(1) **铁** 缺铁会使某些酶活性降低，进而影响线粒体的生物氧化和解毒反应。例如镉、锰、铅等，补充铁对这些毒物有一定的防治作用。

(2) **锌** 锌在消化道可拮抗镉、铅、汞、铜等的吸收，在体内可恢复被铅等损害的一些酶的活性。锌具有抗氧化能力，能提高机体免疫力。故补锌能提高机体抗毒能力。

(3) **硒** 硒以硒胱氨酸的形式存在于谷胱甘肽过氧化物酶分子中。硒能发挥抗氧化作用，起到保护细胞膜的作用。硒亦参与抗氧化剂辅酶Q的组成。硒能与某些金属毒物（如汞、铅、镉等）形成难溶的硒化物，减轻这些毒物的毒性。

二、接触化学毒物人员的营养膳食原则

1. 铅作业人群的营养

铅作业是指从事接触铅或铅化合物的工作，包括冶金、蓄电池、印刷、陶瓷、玻璃、油漆、农药、颜料等行业。

铅主要侵害人的神经系统、造血系统和消化系统，引起慢性或急性中毒。

(1) **营养需要** 蛋白质供能比为14%～15%，应增加优质蛋白质的摄入；碳水化合物供能比在65%以上；脂肪供能比不宜超过25%；建议摄入钙800～1000mg/d，注意补充铁，改善贫血状态；补充维生素C达到150～200mg/d，适量补充维生素B_{12}、叶酸和铁，以促进血红蛋白的合成和红细胞的生成；维生素B_1、维生素B_2和维生素B_6均有神经系统保护作用，对防治铅中毒也有着重要的意义；保证一定量膳食纤维的摄入。

(2) **膳食原则** 在接触少量铅时，食物选择应以富含磷和硫的肉类和谷类等食物为主，使沉积于骨骼中的铅转入血液，形成可溶性磷酸氢铅，经尿排出；在急性铅中毒时，以富含钠、钾和钙等的水果、蔬菜以及奶类等食物为主，使血中高浓度的磷酸氢铅转变为磷酸铅沉积于骨中，缓解铅的急性毒性，随后采取富含钠、钾和钙的食物以及富含磷和硫的食物交替使用的方法，促进体内铅逐步排出。

(3) **铅作业者的一日参考膳食实例**

- 早餐：牛乳、花卷、煮鸡蛋、大蒜烧平菇。
- 加餐：猕猴桃或果汁。
- 午餐：米饭、千张肉丝、海米白菜、紫菜汤。
- 加餐：酸乳、饼干。
- 晚餐：米饭、西芹肉丝、土豆丝、番茄鸡蛋汤。

2. 苯作业人群的营养

苯是一种神经细胞毒性物质，主要存在于油漆、有机合成溶剂、农药、香料、橡胶等工业生产中。苯容易挥发，主要通过呼吸道进入人体，分布于骨髓、脂肪组织和肝脏中，引起神经和造血系统的损伤，影响造血功能。

(1) 膳食安排

① 增加优质蛋白质的供给　优质蛋白质尤其是含硫氨基酸丰富的食物可提高机体的解毒能力。建议动物蛋白质应占蛋白质总量的50%。鸡蛋、瘦肉、鱼、小米、小麦和黄豆等食物中含硫氨基酸较为丰富。

② 适当限制膳食脂肪的供给　脂肪供热比不超过25%，因苯对脂肪亲和力强，高脂膳食可增加苯在体内的蓄积。

③ 补充维生素C　苯作业工人体内维生素C含量偏低，同时维生素C提供羟基可使苯在体内羟化解毒。维生素C摄入量：应在平衡膳食的基础上每日增加维生素C 150mg。

④ 补充促进造血的有关营养素　适当补充铁、维生素B_{12}及叶酸，以促进血红蛋白的合成和红细胞的生成。对苯中毒引起的出血倾向者除补充维生素C外，还应补充维生素K。

(2) 苯作业者的一日参考膳食实例

- 早餐：山药粥、花卷、拌菜花。
- 加餐：猕猴桃或苹果、梨。
- 午餐：二米饭、玉米虾仁、海带炖鸡、虾皮紫菜汤。
- 加餐：牛乳、全麦面包。
- 晚餐：二米粥、烙饼、香菇烧油菜、柿子椒炒瘦肉丝。

3. 汞作业人员的营养

汞作业是指从事接触汞或汞化合物的工作，包括汞矿开采、冶金、仪器仪表制造、电器器材制造、化工、军火及医药等。

慢性汞中毒可引起蛋白尿，使机体不断丧失蛋白质，另外肝脏、肾脏也会受到损伤。

(1) 对汞作业人员的膳食安排

① 应保证有足够的动物性食品与豆制品，这些食物含有较多的甲硫氨酸，其中的巯基可与汞结合，使汞失去对含巯基酶系统的毒性作用。

② 微量元素硒与维生素E对汞中毒均有明显的保护作用。在调配日常膳食时，应注意选择含蛋白质、硒较高的海产品、肉类、肝脏等，含维生素E较多的绿色蔬菜、奶、蛋、鱼、花生与芝麻等。

(2) 汞作业者的一日参考膳食实例

- 早餐：小米粥、馒头、煮鸡蛋、凉拌空心菜。
- 加餐：猕猴桃、枣或苹果、梨。
- 午餐：胡萝卜炖牛腩、家常豆腐、木耳芦笋蘑菇汤、米饭。
- 加餐：果汁、全麦面包。
- 晚餐：木耳炒猪肝、烧菜花、馒头、白粥。

4. 农药作业人员的营养要求

(1) 农药作业者的膳食安排

① 蛋白质供应充足　每日膳食供应蛋白质90g以上，可降低农药在体内的毒性，加速

有机磷农药的分解代谢。此外，半胱氨酸可促进有机磷农药的分解。

② 适当限制膳食脂肪的摄入　为避免高脂肪膳食所导致的毒物在小肠吸收的增加，专家建议脂肪供能不宜超过25%。

③ 保证蔬菜和水果的摄入量　蔬菜、水果中丰富的维生素和矿物元素不仅有利于增加机体解毒功能，而且其中丰富的植物纤维、果胶、植酸等成分，对于促进毒物排出具有重要作用。

维生素C、维生素PP、叶酸、蛋氨酸对乐果的细胞毒性作用有防治效果；维生素B_1、维生素B_2、维生素C、维生素PP、叶酸、蛋氨酸对敌螨通的细胞毒性作用也有防治效果；此外，滴滴涕、狄氏剂造成体内维生素A缺乏，继而增加其他化学物质的毒性，因此，应供给适量的维生素A。

(2) 农药作业者的一日参考膳食实例

- 早餐：燕麦粥、煮鸡蛋、花卷、凉拌茼蒿。
- 加餐：酸乳、全麦面包。
- 午餐：米饭、土豆炖牛腩、麻酱拌菠菜、海米豆腐汤。
- 加餐：花生、猕猴桃。
- 晚餐：白粥、紫米馒头、青椒炒猪肝。

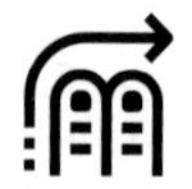

自测训练

1. 婴幼儿有什么营养需求？为什么要提倡母乳喂养？
2. 如何根据孕妇的营养需要安排孕妇妊娠期三个阶段的膳食？
3. 如何根据儿童、青少年的生理、营养需要特点，合理安排饮食？
4. 老年人的营养需求及膳食特点是什么？
5. 如何安排运动员赛前、赛后的膳食？
6. 营养素与毒物有何关系？如何安排职业性接触有害因素人群的营养膳食？

第四章 膳食与疾病

【学习目标】

了解膳食与疾病的关系，了解高血压、糖尿病、肥胖症、心血管疾病等目前的发展状况、发病原因和特征，重点掌握如何通过膳食来控制和预防高血压、糖尿病、肥胖症、心血管疾病等。

人体所需的各种营养素均来自于食物，食物是保证人体健康的物质基础。而人体健康在很大程度上取决于营养素的平衡，人通过饮食，汲取其中有益于身体的成分，以维持健康并从事各项活动，但如果营养素摄入不平衡，无论是缺乏或过剩都可能导致疾病的发生。

第一节 膳食营养与肥胖症

肥胖症是一组常见的、古老的代谢症候群。当人体进食热量多于消耗热量时，多余的热量就会以脂肪形式储存于体内，其量超过正常生理需要量，且达一定值时遂演变为肥胖症。

近年来由于生活条件的改善，肥胖症人群日益增多，发病率明显升高，已引起世界各国的普遍重视。据科学家预测，如果现在不开始对肥胖进行预防的话，到 2050 年世界将会变成一个胖子的世界，这将会给个人、家庭和社会带来极大的困扰和负担。而据 2018 年消费大数据中心统计，我国超重或肥胖者人数较多。所以，不论在国内还是国外，肥胖病都已成为当前最广泛的严重威胁人类健康的疾病之一。

人发胖后，会发生许多异常的代谢和生物化学变化，血液中的胆固醇和血脂增高，这可能引起动脉粥样硬化和心脏病。肥胖人群中高血压的发生率可达 22.3%～52%，较正常体重人群明显增高，而且，随着肥胖程度的增加，高血压发病率成倍地增长。肥胖还容易并发糖尿病、胆结石、胰腺炎等。

美国癌症研究所（AICR）和世界癌症研究基金会更新了迄今为止关于生活方式和癌症预防的较全面和权威的报告：能量平衡和肥胖。

这份新报告引发了对肥胖导致癌症危机的警报，有强有力的科学证据表明超重和肥胖导致至少 12 种癌症：结肠癌、食道癌（腺癌）、肾癌、子宫内膜癌、乳腺癌、胃癌（贲门）、肝癌、胆囊癌、卵巢癌、胰腺癌、前列腺癌（晚期）、咽喉癌。

超重的人患癌风险也会增大，比如，处于超重类别（BMI 25 至 <30）会使肝癌风险增加 30%；与健康体重范围内的人（BMI 18.5～24.9）相比，体重指数超过 30 可使风险增加 60%。

肥胖与肾脏病也有关系。肥胖者的肾脏病可能是由于减肥者的饥饿疗法和糖类含量低的饮食造成的。这种情况还会引起机体组织的损失和钠、钾的大量排泄。此外，肥胖也是造成高血黏稠度、高尿酸血症、脂肪肝以及高胰岛素血症等代谢综合征多种指标异常的原因。

如果儿童肥胖，对功能器官的发育会造成不利影响，加重功能器官的负担，使心脏供血和肺供气增多。因此，肥胖儿童常感到怕热多汗、气喘心悸、行动不便等。

一、肥胖的原因及判断标准

1. 肥胖的原因

（1）**长期能量摄入过多**　产热营养物质过剩可以转化成脂肪，脂肪以细胞组织的形式存在于人体内，当脂肪组织过多即形成单纯性肥胖。由于脂肪储存还必须有相应的支持组织，所以，每增加 1kg 脂肪，体重将增加 1.5kg。因此，肥胖总是表现为体重过高。含脂肪和高糖的食物增重效果明显，经常以饮料代替白开水、喜吃零食、夜晚或睡前进食都会增加肥胖的发生率。

（2）**与遗传有关**　孩子是否肥胖与父母的体重存在着联系。据调查，父亲或母亲仅一方肥胖，其子女肥胖约占 40%；父母双方肥胖，其子女肥胖约占 60%。遗传因素造成的肥胖常自幼发胖，且伴有高脂血症或高脂蛋白血症。不同种族、性别和年龄的人群对致肥胖因子的易感性不同，研究表明，遗传因素对肥胖形成的作用占 20%～40%。

（3）**活动过少**　运动是消耗能量的主要方式。运动减少，能量消耗降低，未消耗的能量以脂肪的形式储存于全身脂肪库中。其实部分人摄入的能量并不太多，但因活动太少，能量无消耗的机会，同样可以造成能量过剩，脂肪增多，导致肥胖症。

（4）**代谢因素**　肥胖者合成代谢亢进，与正常人相比有着显著差别，特别是脂肪合成增加而分解减少，在休息和活动时能量消耗均较一般人为少。此外，体温升高，基础代谢要随之增高，而肥胖者对环境温度变化的应激反应低下。所以，肥胖者用于产热的能量消耗减少，把多余的能量以脂肪的形式储藏起来，形成和维持肥胖。

（5）**内分泌因素**　肥胖者胰岛素分泌偏多，促进脂肪合成，抑制脂肪分解。另外，肥胖者存在胰岛素抵抗，脂肪细胞膜上胰岛素受体较不敏感，脂肪细胞上单位面积的胰岛素受体密度减少，也促进脂肪合成。进食过多可通过对小肠的刺激产生过多的肠抑胃肽，肠抑胃肽刺激胰岛 β 细胞释放胰岛素，同样促进脂肪合成。随年龄增长，甲状腺功能、性腺功能亦趋低下时，脂肪代谢发生紊乱，体内脂肪分解减慢而合成增多，使脂肪堆积。

2. 肥胖的判断标准

健康人体内都含有脂肪，但到底脂肪达到多少会危害人体健康，无绝对界限，这有一个由量变到质变的过程。程度重的胖瘦一望而知，但轻度的胖瘦如何测知，可参考以下方法。

（1）**体重**　成人的理想体重计算如下。

男性：标准体重（kg）＝身高（cm）－105

女性：标准体重（kg）＝身高（cm）－100

肥胖度以超出标准体重的百分率来计算：

$$\text{肥胖度}(\%)=\frac{\text{实际体重}-\text{标准体重}}{\text{标准体重}}\times 100\%$$

如：一个身高 165cm 的男子，他的标准体重应该是：165－105＝60（kg）

如果肥胖度的数值在 10%～20%之间，有肥胖倾向；20%～29%为轻度肥胖；30%～49%为中度肥胖；≥50%为重度肥胖；±10%属于正常范围；如在－20%以下为消瘦。

目前国际上多用体质指数（body mass index，简称 BMI）作为衡量体重及健康状况的标准，它是一种计算身高、体重的指数。大多数个体的 BMI 与身体脂肪的百分含量有明显的相关性，能较好地反映机体的肥胖程度（见表 4-1）。

$$体质指数(BMI)=\frac{体重(kg)}{身高(m)的平方}$$

表 4-1 不同 BMI 与健康的关系

BMI 范围	性质	BMI 范围	性质
<18.5	体重不足	25～30	超重
18.5～24.9	理想体重	>30	严重超重或肥胖

说明：对肌肉很发达的运动员或有水肿的病人，BMI 可能过高估计其肥胖程度。老年人的肌肉组织与其脂肪组织相比，肌肉组织的减少较多，BMI 可能过低估计其肥胖程度。同时，对不满 18 岁的人来说，用 BMI 衡量也不是很准。

（2）**体脂率** 是指人体内脂肪质量在人体总体重中所占的比例，又称体脂百分数，它反映了人体内脂肪含量的多少。肥胖会提高罹患各种疾病的风险，例如高血压、糖尿病、高脂血症等。而计划怀孕的女性也不能忽视肥胖引起的妊娠并发症与难产的风险。

成年女性的体脂率计算公式：参数 a＝腰围（cm）×0.74

参数 b＝体重(kg)×0.082＋34.89

体脂肪质量(kg)＝$a-b$

体脂率＝(身体脂肪总质量÷体重)×100％

成年男性的体脂率计算公式：参数 a＝腰围（cm）×0.74

参数 b＝体重(kg)×0.082＋44.74

体脂肪质量(kg)＝$a-b$

体脂率＝(身体脂肪总质量÷体重)×100％

成年人的体脂率正常范围分别是女性 20％～25％、男性 15％～18％，若体脂率过高，体重超过正常值的 20％以上就可视为肥胖。运动员的体脂率可随运动项目而定，一般男运动员为 7％～15％、女运动员为 12％～25％。

（3）**皮下脂肪厚度** 也可根据报道的三头肌、二头肌、肩胛下角和髂骨上缘四点皮褶厚度之和判断肥胖程度且较为准确，具体推测见表 4-2。

表 4-2 不同年龄男、女四点皮褶厚度之和与体脂含量的关系 单位：％

四点皮褶厚度/mm	男				女			
	17～20 岁	30～39 岁	40～49 岁	≥50 岁	16～20 岁	30～39 岁	40～49 岁	≥50 岁
20	8.1	12.2	12.2	12.6	14.1	17.0	19.8	21.4
30	12.9	16.2	17.7	18.6	19.5	21.8	24.5	26.2
40	16.4	19.2	21.4	22.9	23.4	25.5	28.2	30.3
50	19.0	21.5	24.6	26.5	26.5	28.2	31.0	33.4
60	21.2	23.5	27.1	29.2	29.1	30.5	33.2	35.7

二、肥胖症患者的营养防治

1. 控制饮食

不是由于疾病而导致的单纯性肥胖病人，应考虑自己是否食量大，吃得过多，如果是这样，就应该控制饭量，并且要与锻炼相结合，使能量供给低于消耗。有的肥胖者急于减重而采用周期性绝食的方法，但饿过之后，食量反而大增，又补偿了前一段的亏损，这样不仅减肥徒劳无功，而且过度的饥饿会造成血糖低，使人四肢无力，不但影响工作，还会损害健康。

世界卫生组织（WHO）的建议是：限制来自于总脂肪和糖的能量摄入；增加水果、蔬菜以及豆类、全谷类及坚果的食用量；定期运动，儿童每天60min，成人每周150min。

每周减肥0.5～1kg，一个月减1～3kg，这种“匀速”减肥的方法，对身体损伤小且不易反弹。

正确的饮食要点是：

(1) 控制膳食的热量摄入 造成肥胖的根本原因在于能量摄入超过了能量支出，多余能量转化为脂肪储存于体内，因此，保持能量平衡是控制肥胖的主要措施。膳食中应食用低热量食品，尽量多地消耗其脂肪的库存。首先，应限制食用精制糖与各种甜食、酒精性饮料和高热能食品（核桃、花生、瓜子、巧克力）。酒与糖一样也是纯热能食品，尤其高酒精度的酒含热量更高。

减少热能需减少纯淀粉食品（如粉丝、粉皮、淀粉）和精制粮食的摄入。减粮的步骤是在原基础上减少100g，过一段时间再减50g，逐渐递减到每天250g，以此作为维持量。

大多数富含膳食纤维的食物只含有少量的脂肪，能量密度小，可控制膳食能量的摄入；膳食纤维对抗饥饿有重要的作用，当膳食纤维在胃和肠道内吸水后，使胃和肠道扩张，产生饱腹感，就会发出已经饱了的信号，从而抑制人们再吃更多的食物，亦有助于糖尿病和肥胖病人控制饮食；另外，膳食纤维能延缓碳水化合物的吸收并能减少食物的消化率，也能起到控制体重的作用。因此，膳食纤维有利于控制肥胖。

(2) 增加蛋白质摄入 我国传统膳食以粮食为主，大约1/2～2/3蛋白质来自粮食。当减少粮食摄入时，蛋白质摄入也相应减少。而在减体重过程中，不仅身体脂肪减少，同时蛋白质也在消耗。因此，膳食中必须增加蛋白质的摄入以弥补这方面的亏损，摄食量为每天60～75g。食物来源以豆制品为主，适当搭配含脂肪少的动物性食品。由于蛋白质在体内代谢时具有“特别动力作用”，因此，增加膳食蛋白质也有利于身体耗能，从而有利于减肥。

(3) 脂肪摄入量要适当 不同食物提供的能量不同，油、肉、高脂食物的能量较高，减肥期间要少吃。橄榄油、山茶籽油、杏仁油、菜籽油和高油酸花生油富含单不饱和脂肪酸，每天摄入量也应控制在20～25g。

多用蒸、煮、炖等方法，少用炸、煎、烤。餐馆菜品的用油量往往高于家庭，最好在家吃饭。

(4) 膳食纤维的摄入 膳食中必须有足够量的新鲜蔬菜尤其是绿叶蔬菜和水果。蔬菜、水果、大豆、坚果都是被鼓励多摄入的食物类别。蔬菜含膳食纤维多，水分充足，属低热能食物，有充饥作用，如拌豆芽、拌菠菜、拌萝卜丝、拌芹菜等。同时，蔬菜有利于防止便秘。谷类食物应以杂粮为主，杂粮含膳食纤维多，如燕麦片可以延缓食物消化吸收的速率，能够控制体重，减轻肥胖。

(5) 少吃盐 减肥期间每日食盐摄入量可保持在1～2g，体重降至正常后每日3～5g，有利于减少水潴留，降低食欲，预防高血压，使体重下降，且对防治肥胖并发症有利。

(6) 不食用强烈刺激食欲的食物和调料 这类食物可以刺激胃酸分泌增加，容易使人增加饥饿感，促进食欲，进食量增加，导致减肥失败。不吃高温煎炸、香味浓郁、油脂含量多的食物，尽量用蒸、煮、炖、酱、凉拌等烹调方法。食谱要多样化，以便长期坚持，主食尽量做到粗、细粮搭配，豆、粮搭配。

(7) 少吃夜食 睡前饮食，易使大量的热量积蓄，所以，夜间饮食易引起肥胖。同时还应注意夜宵的量不要太多。

(8) **良好的饮食习惯** 养成良好的饮食习惯是防止肥胖的有效措施之一，吃饭时要细嚼慢咽，使食物与唾液充分混合，有助于消化吸收，可延长用餐时间，即使吃得少也可达到饱腹作用。一日三餐要定时定量，早餐一定要吃，晚餐一定要少。绝不可不吃早餐，中午对付，晚上会餐，这样不利于减肥。所以，一定要将饮食分为有规律的三餐，同时要控制只吃八分饱，饭后不要立即入睡。

另外，饮酒可增加热量，而且乙醇可以影响肝脏分解脂肪的功能，使脂肪大量积存于体内；饮酒还可增加食欲，加大饭量，对减肥降脂不利。

2. 增加热量消耗

增加热量消耗主要是增加体育活动，促进热量消耗，从而使脂肪分解。体育锻炼不拘形式，但要循序渐进。成年人最好每天运动半小时。

一般来说，运动相同的时间，跳绳、游泳消耗热量较多，篮球、足球、羽毛球次之，骑车、跑步、走路更少一点。慢跑、骑车、游泳、羽毛球、跳舞等都是不错的选择。

3. 其他方法

由于减肥具有广泛的社会性和社会活动的特点，所以，还有许多其他减肥的方法，如口服药减肥、气功减肥、按摩减肥、针刺减肥、手术减肥等，要根据自己的特点选择。

4. 儿童减肥

对于儿童减肥要慎重，因为儿童正处于生长发育时期，按每个月减 0.5～1kg 体重计，每天的热能摄入应减少 481～963kJ。减热能的方式主要是减少甜食、多油食品及肉类，如少吃一块巧克力（约 15g）就减少 335kJ 的热量，少吃 10g 白糖或糖块可减少 167kJ 热量等。如患儿食量过大，主食也应适当控制，并多食用粗杂粮与杂豆类、薯类、蔬菜类等。另外，应鼓励儿童生活自理，多运动，增加热能的消耗，但要注意，除热能外，各种营养素要按同年龄儿童的标准充分供给。

5. 肥胖症患者的食物选择

(1) **对肥胖症患者不利的食物** 主要有牛髓、肥猪肉、猪肝、鸡肉、鸭蛋、龙眼肉、葡萄、白糖等。此外，还应当忌吃糖果、巧克力、咖啡、花生米、奶油、羊油、牛油、甜食、蛋黄等。

(2) **肥胖症患者可以多吃的食物** 主要有冬瓜、黄瓜、赤小豆、萝卜、金针菇、荷叶、竹笋、海带、山楂、黑木耳、兔肉、茶叶、玉米、绿豆芽、苹果、杨梅、山药、韭菜、大白菜、醋、蜂蜜、番茄、青菜、菜瓜、豆腐、芹菜、发菜、瘦猪肉、鱼类、乳类等。

(3) **低热能普通饮食食谱** 见表 4-3。

表 4-3 低热能普通饮食食谱（可作参考）

餐次	膳食内容
早餐	豆浆 250mL，椒盐花卷 50g，拌黄瓜 200g
午餐	米饭 100g，清蒸鱼(鱼 100g)，素菜汤(豌豆尖 350g)
晚餐	米饭 100g，青笋烧兔(青笋 150g，兔肉 150g)，炒生菜(生菜 200g)
全日用油	15g

注：上述食谱中，含蛋白质 80.3g、脂肪 27.8g、碳水化合物 207.7g，热能 5.86×10^3kJ。

第二节　膳食营养与糖尿病

一、糖尿病概述

1. 糖尿病诊断标准与特征

糖尿病是一种以代谢紊乱为主的疾病，主要是因胰岛素的绝对与相对不足造成的糖代谢障碍性疾病，由于胰岛素的缺乏，引起人体内糖、脂肪、蛋白质代谢紊乱以及继发的维生素、水、电解质代谢紊乱等，血中葡萄糖不能被正常地转入机体细胞产生能量或转化成糖原而储存，而是滞留于血液中。故而，导致以血糖升高和尿糖值增加为主要特点的一系列症状。

(1) 糖尿病诊断标准

① 典型糖尿病症状（烦渴多饮、多尿、多食、不明原因的体重下降），随机血糖或加上静脉血浆葡萄糖（mmol/L）≥11.1。

② 空腹血糖或加上静脉血浆葡萄糖（mmol/L）≥7.0。

③ 葡萄糖负荷后 2h 血糖无典型糖尿病症状者，需改日复查确认静脉血浆葡萄糖（mmol/L）≥11.1。

注：空腹状态指至少 8h 没有进食热量；随机血糖指不考虑上次用餐时间，一天中任意时间的血糖，不能用来诊断空腹血糖异常或糖耐量异常。

(2) 糖尿病特征　患糖尿病的人，由于葡萄糖不能被机体所利用，体内脂肪分解便不能彻底进行，所以会产生大量酮体，出现酮症；体内能量不足，机体蛋白质便被大量分解产生能量，大量的蛋白质分解产物和酮体会加重肾脏排泄负担，易引起肾病，早期表现为蛋白尿、浮肿，晚期发生肾功能衰竭，是Ⅱ型糖尿病最主要的死亡原因。血中葡萄糖含量高，易形成血栓，导致下肢坏疽、白内障及心脑血管疾病，这些均为糖尿病并发症，是威胁人类生命的主要因素。由于血糖升高，红细胞膜和血红蛋白糖化，导致血管内皮细胞缺血、缺氧及损伤，血管收缩与扩张不协调，血小板黏聚，脂质在血管壁沉积，形成高血糖、高血脂、高黏血症、高血压，致使糖尿病、心脑血管病发病率和死亡率上升。

患糖尿病的人，还很容易受细菌感染，复原的时间比正常人长，所以患者常有脚溃疡，严重者更可引致脚组织坏死，易生疖肿。这是由于病人的血糖升高、蛋白质分解增加和机体的抵抗力降低，就容易引起皮肤病菌感染，诱发急性代谢紊乱，引起酮症酸中毒。总之，由糖尿病引发的疾病还有很多，因此，糖尿病算得上是“百病之母”，要引起高度重视。

2. 糖尿病的类型

糖尿病分为胰岛素依赖型（Ⅰ型）和非胰岛素依赖型（Ⅱ型）两种，Ⅰ型糖尿病患者大多为儿童及青少年，多为病毒感染导致胰岛细胞受损；Ⅱ型糖尿病多发生于成年人，多因机体对胰岛素的敏感性降低，胰岛素分泌量相对不足造成。我国糖尿病以Ⅱ型糖尿病为主，2013 年全国调查中Ⅱ型糖尿病患病率为 10.4%，男性高于女性（11.1% 比 9.6%），经济发达地区的糖尿病患病率明显高于不发达地区，城市高于农村（12.0% 比 8.9%）。我国糖尿病的发病率增加速度很快，据 2018 年健康大数据中心统计，我国糖尿病患者总数约 9240 万人，患病率 9.7%，形势不容乐观。糖尿病多发生于 40～60 岁的中老年人，2013 年的调查中 60 岁以上的老年人糖尿病患病率均在 20% 以上，肥胖者更多见。世界卫生组织预测：到 2025 年，全球糖尿病患者可能会达到 3 亿人。

二、糖尿病的病因

1. 遗传因素

研究提示，遗传缺陷是Ⅰ型糖尿病的发病基础。科学家的研究提示：Ⅰ型糖尿病有家族性发病的特点。

Ⅱ型糖尿病也有一定的遗传现象，假如父或母患非胰岛素依赖型糖尿病（Ⅱ型糖尿病），子女发病的危险率为 5%～10%，如父母均患非胰岛素依赖型糖尿病，则子女发病的危险率更高。

2. 血糖代谢异常

高血糖和糖尿病的形成是一个复杂的过程。正常情况下，人体的血糖代谢存在一个平衡状态，当血糖浓度过低时，肝糖原分解成葡萄糖，与此同时，人体就会产生饥饿感而进食；当食物经过胃肠道吸收转化为葡萄糖进入血液，两者的共同作用使血糖浓度升高。而当血糖浓度过高时，葡萄糖合成肝糖原，同时非糖物质转化为葡萄糖的速度下降，血糖浓度下降。一旦这个平衡状态被破坏，人体就会出现糖耐量的异常。

那么血糖代谢的平衡状态是由什么来维持的呢？胰岛素直接参与血糖的代谢，维持血糖的平衡。如果机体由于肥胖、高血压等出现对胰岛素不敏感或胰岛素受体敏感性下降（即胰岛素抵抗），胰岛素的需求量就会增大。此时，控制胰岛素分泌的胰岛 β 细胞就会分泌更多的胰岛素来满足需求，而胰岛素分泌的增多又反过来会促使胰岛素抵抗加重。如此恶性循环，长期会造成胰岛素细胞疲劳，当 β 细胞因疲劳出现功能障碍时，胰岛素分泌就相对不足。此时，组织细胞对血糖的利用率下降，糖代谢紊乱，机体就会出现高血糖，如果血糖水平不下降或持续上升，就会出现糖耐量异常，最终可能转化为糖尿病。

3. 肥胖

目前普遍认为，肥胖是糖尿病的一个重要诱发因素，有 60%～80%的成年糖尿病患者在发病前均为肥胖者，肥胖是诱发Ⅱ型糖尿病的最重要的因素之一。肥胖的程度与糖尿病的发病率成正比。

2013 年按体质指数（BMI）分层显示，BMI＜25 者糖尿病患病率为 7.8%、25 ≤ BMI＜30 者患病率为 15.4%，BMI≥30 者患病率为 21.2%。中度肥胖者其糖尿病发病率比正常体重者高 4 倍，而极度肥胖者则要高 30 倍，且腹部肥胖较臀部肥胖者发生糖尿病的危险性更大。

4. 饮食

高糖高脂肪饮食可诱发糖尿病，尤其是有些人长期以精米、精面为主食，造成微量元素及维生素的大量丢失，也可能诱发糖尿病。据调查资料表明，食用五谷杂粮（特别是粗粮）的人中，很少有糖尿病患者。

5. 体力活动

体力活动的减少亦是目前糖尿病患病率增高的一个重要因素。体力活动可增加组织对胰岛素的敏感性，降低体重，改善代谢，减轻胰岛素抵抗，使高胰岛素血症缓解，降低心血管并发症。

6. 应激因素

应激是当人体受到外界致病因素影响时机体的保护性生理反应。当处于急性心肌梗死、严重外伤、大手术等应激情况时，胰高血糖素、糖皮质激素等对抗胰岛素的激素增加，使部分患者发生高血糖。这些人中部分患者随疾病的好转可恢复正常，而另一部分则成为糖尿病。

7. 精神因素

因为精神的紧张、情绪的激动、心理的压力等会引起某些应激激素分泌大量增加，而这些都是升高血糖的激素，也是与胰岛素对抗的激素。这些激素长期大量释放，势必造成内分泌代谢调节紊乱，引起高血糖，导致糖尿病。

三、糖尿病的营养防治

1. 糖尿病患者的饮食疗法

糖尿病是代谢性疾病，其发病与治疗都与饮食有密切的关系。因此，饮食调整是治疗糖尿病的基础疗法，是一切治疗方法的前提，适用于各型糖尿病患者。轻型病例以食疗为主即可收到好的效果，中、重型病人，也必须在饮食疗法的基础上，合理应用体疗和药物疗法。只有饮食控制得好，口服降糖药或胰岛素才能发挥良好疗效，否则，只依赖药物而忽略食疗，临床很难取得好的效果。

(1) **合理调整三大营养素的比例** 科学合理的饮食治疗关键是在保证基本热量摄入的前提下，还要保证合理的营养供给。这就需要计算患者的标准体重，并根据其工作强度或活动量计算每天所需要的总热量，合理调整饮食中糖、脂肪、蛋白质三大营养素的比例，既达到治疗疾病的目的，又要满足人体的生理需要。一般来说，糖尿病病人饮食中碳水化合物应占总热量的50%～60%；蛋白质摄入量不应超过每日总热量的15%；每日脂肪摄入总量不能超过总热量的30%。如肥胖病人，尤其是有血脂过高或有动脉硬化者，脂肪摄入量应视具体情况进行调整。同时还要分析各种食物成分所含营养素及热量的多少，最后再选择和搭配食物。

糖尿病患者比正常人更易并发心血管疾病，高脂膳食不利于糖尿病患者健康。一方面，高脂膳食易引起高血脂、动脉壁脂质沉积、高血压、肥胖等，促进动脉硬化的发生；另一方面，高脂膳食不利于代谢。实验证明，高脂膳食能使胰岛素的受体在许多器官内减少，还降低糖原的合成率和葡萄糖的氧化率，易导致胰岛素抵抗的出现以及细胞内葡萄糖代谢不良。应尽量少吃或不吃富含饱和脂肪酸的食物，如肥肉、动物油、黄油、奶油等，膳食脂肪应主要来源于富含多不饱和脂肪酸和单不饱和脂肪酸的植物油，如豆油、花生油等。

(2) **控制体重** 肥胖是糖尿病的主要危险因素，体重与糖尿病发生呈直线正相关，肥胖者对葡萄糖和胰岛素反应下降，容易发生高胰岛素血症。控制饮食可使肥胖的糖尿病患者体重下降，并提高机体对胰岛素的敏感性。值得注意的是，限食宜逐步进行，体重过低也不利，应该达到并保持理想体重。

糖尿病患者要保持血糖在一定范围内，既要避免高血糖，又要避免低血糖。因此，应将维持理想体重所需的能量分配到不同的餐次中，每日至少应进餐3次，增加蔬菜摄入和适当多吃粗粮，增加膳食纤维的摄入。饮食疗法应根据病情随时调整、灵活掌握，消瘦病人可适当放宽，保证总热量。肥胖病人必须严格控制饮食，以低热量脂肪饮食为主，减轻体重。对于用胰岛素治疗者，应注意酌情在上午9～10点、下午3～4点或睡前加餐，防止发生低血糖，体力劳动或活动多时也应注意适当增加主食或加餐。

（3）**供给充足的食物纤维** 含膳食纤维多的食物能够降低空腹血糖、餐后血糖以及改善糖耐量。蔬菜、麦麸、豆类及整谷均含有大量膳食纤维。膳食纤维是非淀粉多糖，其中包括纤维素、半纤维素、果胶和黏胶等。膳食纤维不能被胃肠的消化酶分解，而在大肠中可被细菌分解代谢产生短链脂肪酸，为肠道菌群提供营养，同时也有少量短链脂肪酸被人体吸收提供能量。果胶和黏胶能够保持水分，膨胀肠内容物，使粪便体积增加，从而能够减少食物在肠道的传送时间。因此，主张糖尿病患者饮食中要增加膳食纤维的量。

（4）**定期做运动** 定期运动对糖尿病患者有好处。运动强化心跳、控制血糖、促进血液循环至四肢末梢；运动可降低胆固醇及脂肪的浓度，并升高高密度脂蛋白的浓度，能控制体重，增加活力，使睡眠安稳。

（5）**科学地安排好主食与副食** 虽然主食是血糖的主要来源，应予以控制，但是副食中的蛋白质、脂肪进入体内照样有一部分也可变成血糖，成为血糖的来源，蛋白质和脂肪在代谢中分别有58%和10%变成葡萄糖。这类副食过多，也可使体重增加，对病情不利。因此，除合理控制主食外，副食也应合理搭配，否则同样不能取得预期效果。

（6）**选择好适宜糖尿病患者的食物**

① 不宜吃的食物 易使血糖迅速升高的食物有白糖、红糖、冰糖、葡萄糖、麦芽糖、蜂蜜、巧克力、奶糖、水果糖、蜜饯、水果罐头、汽水、果汁、甜饮料、果酱、冰激凌、甜饼干、蛋糕、甜面包及糖制糕点等。

易使血脂升高的食物有牛油、羊油、猪油、黄油、奶油、肥肉等。对富含胆固醇的食物，更应特别注意，应该不用或少用。

② 适宜吃的食物

a. 大豆及其制品 这类食品除富含蛋白质、无机盐、维生素之外，在豆油中还有较多的不饱和脂肪酸，既能降低血胆固醇，又能降低血甘油三酯，所含的谷固醇也有降脂作用。

b. 粗杂粮 如莜麦面、荞麦面、燕麦片、玉米面含多种微量元素、B族维生素和食用纤维。实验证明，它们有延缓血糖升高的作用。可用玉米面、豆面、白面按2∶2∶1的比例做成三合面馒头、烙饼、面条，长期食用，既有利于降糖降脂，又能减少饥饿感。

c. 蔬菜 苦瓜、芹菜、空心菜、胡萝卜、青嫩番瓜、柚子、大蒜、番石榴、芝麻、蘑菇、冬菇、花菜、莴苣、豌豆等除可补充大量维生素外，还可降血脂、延缓葡萄糖吸收、帮助血糖稳定。尤其是蔬菜中的苦瓜含有丰富的营养成分，如蛋白质、膳食纤维、维生素C、维生素E、β-胡萝卜素、硫胺素、核黄素、烟酸及微量元素（钾、钠、钙、镁、磷等）。此外，通过对苦瓜汁和苦瓜籽的提取，发现其中含有5-羟基色胺、苦瓜生物碱、胡萝卜甾醇、苦瓜素及降糖效果明显的降糖活性成分。

（7）**供给适量的碳水化合物** 碳水化合物应占总能量的50%～60%，折合主食为250～350g，肥胖者应在150～200g。糖尿病患者一般不宜多吃水果。但是由于水果中含有较多的果胶，果胶有延缓葡萄糖吸收的作用，因此，在病情稳定时可以少吃一些水果。吃水果时，要以含糖量低为选择原则，如荔枝、柚子、山楂等，同时，一般认为在两餐之间（血糖下降时）少量食用较为合适。

（8）**限制饮食中胆固醇的含量** 因糖尿病患者病情控制不好时，易使血清胆固醇升高，造成糖尿病血管并发症、冠心病等，所以糖尿病患者饮食中要限制胆固醇的摄入，应不用或少用肥肉和动物内脏，如心、肝、肾、脑等，因这类食物都含有较多的胆固醇。

（9）**供给充足的无机盐和维生素** 凡是病情控制不好的患者，易并发感染或酮症酸中毒，要注意补充维生素和无机盐，如可以经常食用粗粮、干豆类、蛋、动物内脏和绿叶蔬菜等含B族维生素较多的食品。老年糖尿病患者膳食中，应增加铬的含量，铬能够改善糖耐量，降低血清胆固醇和血脂，含铬的食物有酵母、牛肉、肝、蘑菇等。同时，要注意多吃一些含锌和钙的食物，防止牙齿脱落和骨质疏松。糖尿病患者不要吃得过咸，防止高血压的发生。

（10）**糖尿病患者不宜饮酒** 长期饮酒对肝脏不利，易引起高脂血症和脂肪肝。另外，有的患者服用降糖药后饮酒易出现心慌、气短症状，甚至出现低血糖。

（11）**为了正确执行饮食疗法，饮食控制常用食品交换份法** 饮食疗法应科学合理，不可太过与不及，既不能主观随意，也不能限制过严，应根据自己的病情、体重、身高，严格地进行计算，在控制总热量的前提下，科学、合理地安排好饮食。可采用食品交换份法，具体计算见第五章。

2. 孕期糖尿病患者的饮食调理

正常孕妇妊娠中后期尿里常常出现一些葡萄糖，分娩后会自然消失，这是正常的生理现象，不属于病态，无需治疗。糖尿病患者一旦怀孕，身体的新陈代谢会变得格外复杂，血糖水平瞬息万变，如果不注意饮食调理，极易出现酸中毒。

（1）**总热能与三大营养素之间的比例** 糖尿病孕妇一般只能从事极轻体力劳动或完全休息，所以一天总热能以7.53MJ左右比较适宜。热能来源要以粮谷为主，因为胎儿需要从母体得到的热能几乎全靠葡萄糖供给，一个体重3000g的胎儿每天需要相当于50g粮食的葡萄糖；适量的膳食糖类本身能促进胰岛素的生理功能，从而改善患者的糖耐量。粮谷的品种要选用粗粮（如标准粉、糙米等），患者应经常吃粗杂粮的豆类，粮谷类一天300～400g；个别极消瘦的人，接受胰岛素治疗的可以摄食到400～500g。摄食蛋白质要稍多，每天80～100g；摄食脂肪要少，每天40～50g。碳水化合物、蛋白质和脂肪三大营养素各占热能的55％～60％、18％～20％和20％～25％。

（2）**要有充足的新鲜蔬菜和水果** 新鲜蔬菜能提供较多的钙、铁、胡萝卜素、维生素C，是孕妇与胎儿非常需要的营养素。但应注意不宜吃含糖多的水果和含淀粉多的根茎类蔬菜（如马铃薯、山药等）。

（3）**少量多餐** 糖尿病孕妇的一个重要特点是血糖变化快，两餐间和夜里容易发生低血糖。低血糖对母亲、胎儿的健康威胁很大，要尽量避免，尤其在妊娠后期更要注意。比较好的办法是少食多餐，使血糖浓度的波动小。如以一天吃350g粮食为例，早、午、晚三餐可分别吃50g、100g、100g，上下午餐间各吃25g，睡前吃50g。

（4）**盐要少** 一般每天摄入不超过5g，有浮肿和高血压症状时应减至1～3g。

第三节 膳食营养与高血压

高血压是以体循环动脉压增高为主要表现的临床综合征，是最常见的心血管疾病。高血压可分为原发性及继发性两大类。在绝大多数患者中，高血压的病因不明，称之为原发性高血压；血压升高是某些疾病的一种临床表现，本身有明确而独立的病因，称为继发性高血压。近年来，尽管人们对高血压的研究或认识已有很大提高，相应的诊断或治疗方法也不断进步，但它仍是导致心脑血管疾病甚至死亡的主要原因之一。

我国高血压普遍存在着患病率高、死亡率高、残疾率高以及知晓率低、治疗率低、控制率低的“三高”“三低”特征。全国高血压发病率有北方高于南方、男性高于女性的特点。而且，近年我国高血压发病率上升尤为明显，据2018年健康大数据中心统计数据，目前我国高血压患者2.7亿，患病率25.2%。如不加以控制，还会有大幅度增加。

我国对高血压的分类基本上采用世界卫生组织和国际高血压学会在1999年给出的标准，具体见表4-4。

表4-4　血压水平的定义和分类　　　单位：mmHg

分类	收缩压	舒张压
理想血压	＜120	＜80
正常血压	＜130	＜85
正常偏高	130～139	85～89
高血压1级(轻度)	140～159	90～99
高血压2级(中度)	160～179	100～109
高血压3级(重度)	≥180	≥110

美国2017年11月发布了多个专业协会联合制定的新的高血压诊治指南，这部指南修改了采用多年的高血压诊断标准，将原属于正常高值的血压范围（130～139)/(80～89)mm Hg(1mmHg=0.133kPa）定义为1级高血压，而原≥140/90mmHg的高血压状态则升级为2级高血压。

一、高血压的发病因素

1. 肥胖

体重与血压有明显的关系，体质指数（BMI)、皮褶厚度、腰臀围比、脂肪细胞重量均与高血压存在正相关，尤其是腹部脂肪堆积比皮下脂肪过多，更能引起高血压的发生。据抽样调查结果表明，25岁以上、40岁以下人群，正常体重下患病率只有11.3%，而肥胖者患病率达到44.5%；40～60岁年龄段，正常体重患病率为29.1%，而肥胖者则高达54.1%；60岁以上年龄段，正常体重的人患病率为54.2%，而肥胖者则高达72.1%。

2. 高盐饮食

中国人饮食中盐的含量高于欧美人。我国北方地区，平均每人每天摄入12～18g食盐；南方地区每人每天摄入8g左右的食盐。饮食特点除了含盐量高以外，还有低钾、低钙和低动物蛋白质的倾向。高钠可使血压升高，低钠有助于降低血压，而高钙和高钾饮食可降低高血压的发病率。临床观察发现，患者在严格限制摄盐后，血压有所下降。

3. 饮酒

虽然少量的饮酒不会很快对血压产生不良作用，但是，无论是收缩压还是舒张压，都与每天的饮酒量相关。与不饮酒的人群相比，持续饮酒的男性在4年内发生高血压的危险性增加40%。

4. 遗传

高血压具有明显的遗传特征，如父母均患高血压，其子女的高血压发病率可达46%；父母中一人患高血压，子女高血压发病率为28%；父母血压正常，子女高血压发病率仅为3%。同一个家庭中出现多个高血压患者，不仅仅是因为他们有相同的生活方式，更重要的是有遗传基因存在。

5. 劳动性质

不同职业的人，高血压的发病率有很大差别。有关资料显示，以脑力劳动为主者高血压发病率为7.78%，体力劳动者为4.68%。而从事神经紧张度高的职业如司机、售票员等，可使大脑皮层下血管运动中枢平衡失调，形成以血管收缩占优势的状态，血管收缩可导致血压升高，其患病率高达11.3%左右。

另外，高血压与性格及心理状态密切相关，易急躁、易发怒、易激动性格的人易患高血压。这是由于这些表现可以使人体内的肾上腺素、多巴胺和胰岛素分泌明显高于正常人，这些物质能使神经系统兴奋，心跳加快，血管收缩，血压升高，时间久了人就易患高血压。

二、高血压的危害

1. 对心脏的影响

高血压对心脏的影响表现在两方面：一是适应代偿性改变，如心脏高功能状态和心肌的肥大；二是代偿失调性改变和损害，如冠状动脉粥样硬化、心力衰竭和心律失常等。

2. 对大脑的影响

大脑是最易受高血压影响的。高血压对大脑的影响是通过对脑血管造成损害和压力本身的作用引起的。正常情况下，当血压升高时，脑血管即自动收缩；反之，血压下降时，脑血管又自动舒张。大脑通过脑血管的这种自身调节机制才能使脑血流量不受血压波动的影响，经常保持相对稳定状态。正常人脑血管的自身调节范围是8.00～16.00kPa（60～120mmHg）。高血压患者，由于对高血压产生了慢性适应，其调节范围可变为14.7～24.0kPa（110～180mmHg）。血压波动在上述范围内，通过脑血管的自身调节，可使脑血流量维持稳定；但若血压突然升高且超过此调节上限时，脑血管的自身调节机制就会失效，因而不再继续收缩发生被动扩张，结果脑血流量突然增加，毛细血管的压力急剧升高，体液外渗，引起水肿，甚至发生斑点出血等病理变化，从而引起高血压脑病。

3. 对肾的影响

高血压对肾的影响表现为两方面：一是高血压引起肾脏病变，而肾脏病变又加重高血压；二是肾脏病变引起高血压，高血压又促进肾脏病变。持续性高血压可引起肾小动脉和微动脉的硬化、纤维组织增生，促进肾大血管的粥样硬化与血栓形成，从而使肾缺血、肾单位萎缩和纤维化。轻者可致肾功能降低，出现多尿、夜尿和等渗尿等；重者可导致肾功能衰竭。因高血压而发生肾功能衰竭者约占高血压并发症的5%。

4. 对视网膜血管的影响

高血压可导致视网膜血管出现不同程度的改变和损害，如血管痉挛、硬化、渗出和出血等，有时还发生视神经盘水肿。视网膜血管痉挛是对血压升高的自身调节反应；渗出是小血管壁通透性增高和血管内压增高所致；出血则是小血管在高血压作用下管壁破坏的结果。此外，长期血压增高可使已经硬化的血管突发破裂，从而造成脑卒中（中风）、脑出血等严重后果。

三、高血压的营养防治

1. 合理饮食

（1）**总热能的摄入以能保持标准体重为宜** 热能来源以粮谷薯类为主，尽量少吃精制的食物与甜食。脂肪不能超过总热能的25%，其中多不饱和脂肪酸与饱和脂肪酸的比值在1.0左右效果较好。在脂肪总量中，畜类脂肪占1/3，水产和禽类脂肪、植物油占2/3，大致可达到脂肪不超过总热能25%的要求。这是因为多不饱和脂肪酸中的亚油酸是合成体内花生四烯酸的原料，后者又是合成前列腺素的原料，而前列腺素能促使盐和水排泄，并有对抗升压物质的作用。

控制能量时，提倡吃复合糖类（如淀粉、玉米），少吃葡萄糖、果糖，这类糖属于单糖，易引起血脂升高。烹调时，选用植物油，可多吃海鱼，海鱼含有不饱和脂肪酸，能使胆固醇氧化，从而降低血浆胆固醇，还可延长血小板的凝聚，抑制血栓形成，防止中风。海鱼中还含有较多的亚油酸，对增加微血管的弹性，防止血管破裂，防止高血压并发症有一定的作用。

（2）**应选择低钠高钾食物** 膳食钠摄入与血压呈正相关。有研究显示，每摄入2.3g钠，可致血压升高2mmHg；对高血压患者限制食盐，可使血压降低。在食盐摄入量高的地区，人的血压随年龄增长而升高，而摄入量低的地区却没有此现象。食盐是由钠离子和氯离子构成的，钠离子能使钠敏感者血压增高。因此，已有高血压病及有高血压倾向的人都应该少吃食盐，一般来说可长期控制在每天3～5g，严重高血压患者要控制到1～2g（包括盐制食品和调味品）。

钾是体内的一种重要元素，膳食钾摄入高的人群，比低钾人群高血压发生率低，补钾的抗高血压作用可能与其诱导的尿钠排泄、神经影响、血管扩张、肾素抑制等有关。成年人每天从饮食中摄取钾和钠的适当数量分别是2000mg和1400～1500mg，由于人的习惯，吃盐较多，所以实际上摄入的钠要比钾多得多。高血压病人体内多有钠潴留而钾减少的现象。特别是在服排盐利尿剂降压时，钾的排出量多于钠的排出量。因此，高血压病人要多吃低钠高钾的食物。

① 粮食 在粮食食品中，除加碱馒头和加盐发酵粉的面食是高钠食物，其他都可多食。

② 豆类 几乎所有的豆类都是低钠高钾食物。其中尤以黑豆（钾比钠高2199倍）、黄豆（钾比钠高1810倍）最显著。但发芽的豆，钾的含量会大大减少。

③ 鲜果类 大都是低钠高钾食物。其中尤以蜜桃、香蕉、鲜荔枝等最显著，枇杷、柑橘、梨、柿子、苹果也都是高钾低钠水果，果品中的杏含钠较高。

④ 蔬菜类 高钾低钠的蔬菜有笋、马铃薯、蛇瓜、大葱、红薯、龙须菜、香椿、香瓜、西瓜、菜瓜、丝瓜、苋菜、豌豆、番茄、柿子椒等。菱角含钠较高。

（3）**适量摄入蛋白质** 高血压病人每周吃2～3次鱼类蛋白质，可改善血管弹性和通透性，增加尿钠排出，从而降低血压。如高血压合并肾功能不全时，应限制蛋白质的摄入。

（4）**动物性食物** 如奶、蛋、鱼、虾钠含量较高，瘦肉稍低，但也属高钠食物，因此，不宜吃得过多。

（5）**其他注意事项** 尽量不吃辛辣等刺激性强的食品与调味品。另外，维生素C能增强血管弹性，碘有助于降压和抑制钙在血管壁上沉积，所以每天要保证摄食500g以上的蔬菜、水果，并经常吃一些富含碘的食物（如海带和紫菜）。

膳食中的镁也与血压有关，饮食中缺镁会导致血压升高。镁可能是通过减少细胞内钙的浓度来降低血管的紧张度和收缩性的。而过分精细加工的食物有丢失镁的可能，市场上精细加工食物的不断增加导致人们摄入的镁减少了，所以不要吃过分精细加工的食物。

2. 控制体重

对体重超重者首先应减轻体重。体重超重者高血压发病率高，大量研究证明，体重与血压有明显的关系。因此，减轻体重是超重者治疗高血压的必要措施。无论是高血压还是正常血压的肥胖者，减重均可使血压下降，伴血浆容量和心输出量减少，心率减慢，血浆尿酸、胆固醇和血糖减少。减轻体重不仅可降低血压，还可减少降压药的服用剂量。减重适用于所有的高血压肥胖者，是非药物治疗中效果最明显的方法，平均使血压下降15%。某些轻度高血压患者，只需通过降低体重即可达到降低血压的目的。对中、重度高血压患者通过减轻体重协同降压药物治疗，也能取得较好的疗效。减轻体重最有效的措施是节制饮食，减少热量的摄入，增加体育活动。

3. 体育锻炼

适当的体育锻炼可增强体质，有助于减肥和维持正常体重。因为运动刺激大脑皮质与血管运动中枢，使精神放松，安定情绪，调整自主神经功能，对防治高血压有积极意义。如可采用慢跑、快步、游泳、骑自行车、体操等形式的体力活动，每次活动一般以30～60min为宜，强度因人而异。

4. 限制烟酒

烟中含有尼古丁，能刺激心脏，使心跳加快，血管收缩，血压升高。大量饮酒，尤其是烈性酒，可使血压升高，有些患者即使饮酒后当时血压不高，但过后几天仍可呈现血压高于平常。

5. 高血压患者的食物选择

（1）**碳水化合物食物**

- 适宜的食物：米饭、粥、面、面类、葛根粉、汤、芋类、软豆类。
- 应忌的食物：番薯（产生腹气的食物）、干豆类。

（2）**蛋白质食物**

- 适宜的食物：牛肉、猪瘦肉、蛋、牛乳、奶制品（酸乳、奶酪）、大豆制品（豆腐、黄豆粉、油豆腐）。
- 应忌的食物：脂肪多的食品（牛和猪的五花肉、排骨肉、金枪鱼等）熏肉。

（3）**脂肪类食物**

- 适宜的食物：植物油、少量奶油、沙拉酱。
- 应忌的食物：动物油（尤其是生猪油）。

（4）**维生素、矿物质食物**

- 适宜的食物：蔬菜类（菠菜、白菜、胡萝卜、番茄、百合根、南瓜、茄子、黄瓜），水果类（苹果、橘子、梨、葡萄、西瓜），海藻类、菌类宜煮熟再吃。

- 应忌的食物：纤维硬的蔬菜（牛蒡、竹笋、干豆类），刺激性强的蔬菜（香辛蔬菜、芥菜、葱）。

（5）其他食物

- 适宜的食物：淡香茶、乳酸菌饮料。
- 应忌的食物：香辛料（辣椒、咖喱粉）、酒类饮料、盐浸食物（咸菜类、咸鱼子）、酱菜类、咖啡。

【知识窗】

患有高血压、糖尿病的人群适合吃水果吗？

对于需要吃高钾低钠膳食的人来说，水果是帮助其控制血压的极好食物。和那些基本上不吃水果的人相比，每天吃水果的人血糖水平也明显较低。水果中富含的果胶有延缓餐后血糖反应的作用，水果中的多酚类物质也有降低消化酶活性的作用。据统计，每天吃水果的人患心脑血管疾病死亡的风险降低了40%。研究还发现，水果中除了钾之外，还含有很多其他有益心脑血管的成分，如槲皮素等物质等。

所以答案是：可以吃水果。可选一些有咀嚼性和果胶含量丰富的水果、一些单宁和花青素含量高的水果，如樱桃和草莓，还有略带酸涩味道的水果，如橙子和柚子等，血糖反应比较低。而且，需要控制血糖时要谨记三点：一是限制总量，二是少量多次，三是优先选择那些需要咀嚼的水果，不必过度拘泥于血糖指数。

第四节 膳食营养与其他疾病

一、膳食营养与肿瘤

肿瘤是机体细胞因各种致癌因素的作用所发生的无限制的、完全不受机体制约的异常增生。根据对人体危害性的不同，肿瘤有良性与恶性之分，通常引起营养问题并危害机体的绝大多数为癌（恶性瘤）。

癌症是严重威胁人类健康和生命的常见多发病，世界每年死于癌症的有400万之多，并有上升的趋势，我国胃癌、肝癌和食管癌的死亡率居世界首位。据国家癌症中心发布的《2014年中国分地区恶性肿瘤发病和死亡率分析》报告显示，全国2014年新发恶性肿瘤病例约380.4万例（男性211.4万例，女性169.0万例），肿瘤发病率为278.07/10万（男性为301.67/10万，女性为253.29/10万），平均每分钟有7个人被确诊为癌症。研究表明，大部分肿瘤与食物有关，动物实验、临床实验以及流行病学研究均证明，调节人们的饮食结构，可有效地预防癌症。

癌症的发病过程包括致癌阶段和促癌阶段。致癌阶段即致癌物质经过代谢，变成化学性质极其活跃的亲电子中间产物的阶段，在这一阶段中，中间产物与细胞亲核物质发生反应，导致受损DNA模板复制的发生，形成一种启动细胞。促癌阶段即某些促癌因素刺激启动细胞进行克隆扩增，发展为灶性瘤前病变，进而导致癌细胞的出现。在所有的人类肿瘤中，

1/3 以上与膳食有关，膳食中含有致癌物质和促癌物质，同时也含有抑癌物质。

1. 膳食中的致癌物质

(1) **食物本身含有的致癌物质** 食物中既存在许多有利于人体健康的营养素和抗癌成分，同时也可能存在致癌物质或其前体。脂肪摄入过多，特别是含有饱和脂肪酸的饮食，会增加大肠中胆汁酸与中性固醇的浓度，并改变大肠菌群的组成，胆汁酸及固醇可经细菌作用生成一些致癌物质，增加结肠、直肠癌发生的概率。研究发现，血清总胆固醇低的人群发生癌症的概率较高，特别是结肠癌，其次为肺癌、宫颈癌和乳腺癌。以多不饱和脂肪酸为主的植物油能促进致癌过程发展。因此，在防癌膳食中应强调减少膳食总脂肪的摄入。

据资料表明，太平洋关岛的居民曾以一种旋花苏铁树的果实作为主食，这种果实含有一种名为苏铁素的剧烈毒素，能引起肝脏中毒病变并引起肝癌。在蕨类植物中发现有莽草酸和槲皮素等致癌物。存在于樟脑、月桂等油脂中的黄樟素，可诱发肝癌和食道癌。豆类、谷类、玉米和花生等食品储存不当，会产生黄曲霉毒素，具有相当强的致癌性，易引发肝癌。

(2) **食物烹调不当所产生的致癌物质** 常进食盐腌渍的食物，会因食盐过多而减小胃中的酸度，促使某些细菌滋生，胃黏膜表面细胞易受损伤，引起炎症，促进幽门螺杆菌的致突变作用，增加患胃癌的可能性。直接熏烤或烧焦的食物可产生有致突变性的杂环化合物和多环芳烃，400℃以上的高温使蛋白质、氨基酸分解而产生多环芳烃，其有致癌作用。不完全燃烧脂肪以及用烟直接熏制鱼肉，也能产生苯并芘等多环芳烃类化合物。

(3) **食物储藏过程中产生的致癌物质** 食物如花生、大豆、玉米等由于储藏不当而发霉，会产生大量的黄曲霉毒素。黄曲霉毒素毒性大，可引起肝癌、胃癌等。

(4) **加工食品中的添加剂** 食品添加剂使用不当或超标使用，都有致癌性。如护色剂可在胃酸作用下与食物中所含的胺类反应，生成具有高度致癌性的亚硝胺。因此，使用添加剂要严格按照国家标准的规定，按使用范围和使用量正确使用。

(5) **饮水** 饮用水的水质与癌症有着相当大的关系：

一是水体中天然存在的，如砷、石棉以及放射性物质等。如果长期饮用含砷量较高的水，可引起色素沉着症、角化症及皮肤癌。

二是水中污染的致癌物质。特别是地面水，在肝癌高发区发现，饮沟塘水的居民其发病率远比饮井水居民的发病率高，长期饮用氯残留量高的水的居民，其膀胱癌的发病率较高。

(6) **嗜好** 饮酒过量不仅影响营养素的吸收，降低机体抵抗力，还与致癌物质（如黄曲霉毒素 B_1 等）起协同作用，增加患食道癌、胃癌、肝癌、肠癌的危险。乳腺癌的发生与饮酒也有一定的关系。

(7) **摄入含糖量高的食物** 有研究报道，糖的摄取量过高会增加乳腺癌和直肠癌的患病概率。糖摄取量高时会增加粪便在肠道中的停留时间，并且胆汁酸含量也会增高，这些因素均可增加肠癌的患病概率。

(8) **高热量食物** 高热量膳食、肥胖而活动量较少的妇女患乳腺癌和子宫内膜癌的危险性增加。肥胖还可能使肾癌、胆囊癌、结肠癌等的患病率增加。而经常参与体育活动，消耗多余的热量可以降低患结肠癌、乳腺癌和肺癌的危险性。

(9) **化学污染** 在食物和饮料中发现的化学污染物很多。如：化肥中的硝酸盐，各种杀虫剂和除草剂，畜牧水产养殖业用药的残留物，如生长刺激素和激素等。重金属（如铅和镉等）、多氯联苯、二噁英等，已经被实验证实具有致突变和致癌作用。

2. 抑癌物质

（1）营养素

① 维生素

a. 维生素 A 膳食中缺少维生素 A，身体的上皮组织会发生角化，皮肤变得干燥、粗糙，抵抗力降低而容易受细菌和毒素的侵袭，黏膜也会发生病变，易患肺癌、胃癌、肠癌、乳腺癌等。对于那些癌症患病风险高的人群，及时补充足量的维生素 A 及其衍生物，是十分必要的。食物中维生素 A 含量最丰富的食品是动物的肝脏和蛋黄；各种奶类；黄绿色的新鲜蔬菜和水果，如胡萝卜、油菜、柿子椒、南瓜、杏等。

b. 维生素 C 维生素 C 是一种抗氧化剂，可以抑制亚硝酸盐与胺类结合生成亚硝胺，使人降低癌患风险。维生素 C 可保护其他水溶性维生素不被氧化，促进胶原细胞的形成，使细胞与细胞间排列整齐，以对抗癌细胞的侵袭。另外，维生素 C 还可以破坏癌细胞增生时产生的某种酶的活性，使癌细胞无法增生，并能减轻晚期癌症病人的症状和痛苦，延长病人的寿命。维生素 C 主要来源于新鲜的蔬菜和水果，如番茄、黄瓜、圆白菜、油菜、心里美萝卜、鲜枣、苦瓜、柑橘、草莓、西瓜、柿子椒、刺梨、酸枣、猕猴桃等食物。

c. 维生素 E 维生素 E 的抗癌作用与其抗氧化作用有关。维生素 E 含量高的食物对致癌物有很强的解毒能力，在肠道内能阻断亚硝胺的形成。维生素 E 还能减弱体内的氧化，减慢肿瘤的生长速度，因此有较强的抗癌作用。含维生素 E 丰富的食物有植物油、核桃、花生、瓜子、瘦肉、牛乳、蛋类、麦芽及深绿色的蔬菜等。

② 微量元素

a. 硒 微量元素硒有抗癌作用，对化学致癌、动物自发性癌以及移植癌均有不同程度的抑制作用。资料表明，土壤、食物含硒量高的国家和地区，癌症的死亡率低。硒还能调节维生素 A、维生素 C、维生素 E 在机体的吸收和消化。含硒量丰富的食物有大蒜、海产品、大米等。

b. 锌 锌对癌症的形成能起到抑制作用，还可以促进血液中抗感染淋巴细胞的增加。含锌丰富的食品有青鱼、蛋类、小麦胚芽和瘦肉等。

c. 碘 碘是合成甲状腺素必需的物质，如果缺乏，易发生甲状腺癌，所以应经常吃含碘丰富的海带、紫菜等海产品。

③ 膳食纤维 膳食纤维可增加肠道内容物的体积，刺激胃肠蠕动，帮助排便，缩短肠壁与粪便中有害毒物的接触时间，减少肠癌的发生概率。膳食纤维含量丰富的食物有各种豆类、全谷类、大多数蔬菜和水果。

（2）抗癌食物

① 大蒜 大蒜是人们常食的佐餐蔬菜，大蒜不但具有杀菌作用，还含有抑癌的硒。其抗癌作用在于：肉毒梭菌是胃内亚硝酸盐的还原菌，它能破坏肉类中的蛋白质使之变为有机胺，并进一步转化为二甲基亚硝胺。肉毒梭菌是造成胃癌的“凶手”，而大蒜中含有的三硫代烯丙醚类生物碱，能阻断亚硝酸盐类在胃内的形成和积累，抑制癌的生成。

② 其他蔬菜 番茄含有丰富的维生素 C，有抑制亚硝胺和透明质酸酶形成的作用。萝卜含有的木质素，能提高人体内的巨噬细胞活力，从而增强人体免疫能力和间接消灭癌细胞。圆白菜、菜花及甘蓝含有丰富的维生素 C、维生素 E 和纤维素，并含有一种吲哚类物质，能显著降低致癌剂诱发乳腺癌的能力，且高效安全，大量食用这些蔬菜也可减少患肠癌的风险。从食用菌中提取的多糖物质，能抑制肿瘤的发生，对某些癌症患者也有恢复免疫功能和缓解病情的效果。芹菜经肠内消化作用能产生木质素和肠内酶，抑制引起结肠癌的致癌

物质的产生。芹菜中纤维素含量很高，可预防结肠细胞的癌变。

③ 水果 苹果含有丰富的维生素 C 和钾、纤维素等，有充实大便、使之成块的作用，有利于防癌。苹果中还含有大量的果胶，有使血胆固醇下降的作用，还有助于排除^{90}锶等放射性元素。柑橘类水果除了含有丰富的β-胡萝卜素、维生素 C、膳食纤维等抗癌营养素外，还含有黄酮成分，具有抵抗肺癌与黑色素瘤的功效。

④ 豆类 黄豆中含有异黄酮类物质，异黄酮类物质是一类类激素化合物，可取代乳腺癌细胞生长所需的激素，达到缓和、抑制癌细胞生长的目的，可防止一些和激素水平下降有关的病症，如更年期综合征、血脂升高等；对于高激素水平者，则表现为抗激素活性，可通过改变雌激素和其他激素的作用而减少乳腺癌、子宫癌、子宫内膜癌发生的危险。

豌豆、扁豆等是高钾低钠、纤维素含量高的食物，且含有许多矿物质和维生素，能提供大量的核酸。富含核酸的食物可以滋养人体内细胞的正常生长，提高细胞免疫力，有抑癌功能。

⑤ 动物肝脏 动物肝脏中含有大量的维生素 A、B 族维生素、叶酸，同时还含有硒和大量能预防癌症的核酸。动物肝脏中的维生素 A 含量远远超过奶、蛋、肉等食品，并且还含有较多的维生素 C，这些都具有很强的抗癌作用。

（3）适于肿瘤患者化疗时食用的食物 胃肠道癌、肝癌、肺癌、子宫癌患者化疗时，可食用赤豆、大枣、莲子、山药、桂圆、核桃、银耳、蜂蜜、蜂乳、香菇、木耳、瘦肉、蛋、鳝鱼、鲫鱼、黄鱼、青鱼、胡萝卜、番茄、石榴等，各种食物按习惯搭配法配合吃，既促进食欲，又能加强疗效。

淋巴肉瘤、白血病等造血功能损伤的癌症患者还可食用鹅血等血类、动物骨髓、肝脏、芦笋等益于养血补髓的食品。

（4）适于肿瘤患者放疗时食用的食物 接受放射治疗的病人常有口干舌燥症状，应选用有益于局部营养的食品。

① 头部放疗 用滋阴健脑、益智安神的食物，如核桃、莲子、黑芝麻、石榴、杧果、人参果、红枣、猪脑、海带、绿茶等。

② 颈部放疗 用清热降火、滋阴生津的食物，如绿豆、西瓜、梨、苹果、柠檬、苦瓜、茭白、白菜、蜂蜜、鲫鱼、海蜇、柑橘等。

③ 胸部放疗 用滋阴润肺、化痰止渴的食物，如冬瓜、西瓜、丝瓜、黄瓜、百合、梨、枇杷、山药、红萝卜、鳝鱼等。

④ 腹部放疗 用健脾和胃、养血补气的食物，如小米、鸡蛋、鸡肉、大枣、荔枝、黑木耳、胡萝卜、鲢鱼、鲫鱼、香菇、豆腐等。

3. 饮食生活中如何防癌

① 不要偏食。偏食易导致营养平衡失调或某种营养的过多或过少，久而久之，就会影响儿童、青少年的生长发育以及发生营养缺乏病，也可因影响免疫功能的正常发挥而导致癌肿的发生。

② 不要暴饮暴食。暴饮暴食对身体极为不利，会引起消化系统的疾病。

③ 多吃富含维生素 A、B 族维生素、维生素 E 和膳食纤维的食品。

④ 饮食不要过咸，少吃腌制食品。

⑤ 发霉的食品不要吃，因发霉食品中含有致肝癌的黄曲霉毒素。

⑥ 不要吃太烫、太焦的食物。太烫的食物会灼伤口腔和食道表皮细胞，烧焦烤煳的食品含有苯并芘等致癌物。

⑦ 饮酒不要过量。长期大量饮酒会引起肝硬化并可能诱发癌变。

⑧ 不要过多地接受强日光照晒。

⑨ 避免身体过度劳累，过度劳累使体内平衡破坏，原来潜伏着的癌细胞就会活跃起来。

⑩ 少抽烟或尽量不抽烟。烟叶中含有很多有害甚至是致癌的物质。

⑪ 保持个人清洁卫生。

⑫ 限制高脂肪、高糖饮食。

二、膳食营养与心血管疾病

心血管疾病包括心脏病、高血压、高脂血症、冠心病等，具有“发病率高，死亡率高，致残率高，复发率高”以及“并发症多”的特点。其病因主要是动脉硬化，动脉硬化即动脉血管内壁有脂肪、胆固醇等沉积，并伴随着纤维组织的形成与钙化等病变。这种病变发展至心脏冠状动脉时则形成冠心病（心绞痛、心肌梗死及急性死亡）。

心血管病的发生、发展与人们的日常生活密切相关，高血压、高血脂、高血糖、肥胖、吸烟、运动少、饮食结构不合理等，是引起心血管病发病率和死亡率快速攀升的根源。据2018年健康大数据中心报告：我国心血管病患病率及死亡率处于上升阶段，推算心血管病现患人数2.9亿，其中脑卒中1300万、冠心病1100万、肺源性心脏病500万、心力衰竭450万、风湿性心脏病250万、先天性心脏病200万、高血压2.7亿。

心血管病死亡占居民疾病死亡构成40%以上，居首位，高于肿瘤及其他疾病。近几年来农村心血管病死亡率持续高于城市水平。目前，心血管病死亡占城乡居民总死亡原因的首位，农村为45.01%、城市为42.61%。今后10年心血管病患病人数仍将快速增长。

1. 心血管疾病与饮食的关系

（1）**脂肪**　脂类代谢紊乱是导致冠心病的主要因素之一。饮食可直接影响血脂的浓度，膳食中饱和脂肪酸、胆固醇含量高，就会引起血脂升高，胆固醇沉积时间长，还会引起动脉粥样硬化。动物脂肪因含胆固醇和饱和脂肪酸过高，易引起心血管疾病。而植物油含不饱和脂肪酸多，植物油中的亚油酸能降低血中胆固醇含量，但它对甘油三酯的影响很小，而鱼类脂肪中的亚麻酸则对降低血胆固醇和甘油三酯的效果比亚油酸高出2～5倍，有预防血栓形成的作用。脂肪供热量比例过高有增加肥胖发病的趋势。

（2）**碳水化合物**　学者发现，多吃经过加工的精细碳水化合物食物，例如白面包、烘烤饼干、软饮料等，会增加患心血管疾病的风险。其原因是蔗糖、果糖和葡萄糖较易促进血脂增高。膳食纤维正相反，由于其具有良好吸附性，可以抑制消化道中的胆固醇吸收，从而促进胆固醇的排泄。

（3）**蛋白质**　膳食中供给种类齐全而又搭配适当的蛋白质，可增强机体抵抗力，有助于防治动脉硬化。膳食中的蛋白质占总热量的15%，对高胆固醇血症和动脉硬化斑块等病症的恢复有利。其中豆类蛋白质对动脉硬化有明显的抑制作用，实验证明，以每日食用25g豆类和谷类蛋白质的食物代替动物蛋白，血中胆固醇会明显下降。

（4）**无机盐**　无机盐种类较多，其中钠离子可以升高血压，而高血压是冠心病的重要危险因素。钾有保护心肌细胞的作用，缺钾可引起肌肉震颤、手足抽搐、心动过速、心律不齐等症，食用富含钾的食物，可以缓解钠摄入过多的不良后果。

（5）**维生素**　有许多维生素参与脂类的代谢。维生素C有增加血管韧性、减少脆性、使血管弹性增加、防止血管出血等作用，并有利于心肌创面愈合，对心血管疾病的防治有利。维生素E有预防和治疗动脉硬化的作用，如果只增加不饱和脂肪酸，没有同时增加维生素E，就会使过氧化脂质的生成增多，对机体不利。维生素B_6与亚油酸同用有降低血脂的作用，因为它能促进亚油酸变成不饱和脂肪酸，亚油酸与胆固醇氧化为胆酸。其他B族维生素对防治心血管疾病也有一定效果。维生素D具有升高血胆固醇和诱发冠心病的作用，所以冠心病患者应慎用。

(6) **膳食纤维** 膳食纤维能显著降低人体血胆固醇，具有防治动脉硬化、高血压、心脏病等心血管疾病的作用。大量研究表明，食用含膳食纤维多的食物的人群中患冠心病者极少，膳食纤维能将消化道中的胆固醇黏住，防止其透过肠壁被血液吸收。所以，适当增加膳食纤维的摄入对预防和治疗心血管疾病是有益的。

2. 心血管疾病患者的饮食调理

(1) **在饮食方面要控制热量与胆固醇的摄入** 肥胖是导致心血管疾病的因素，而体内的热量过剩又是导致肥胖的主要因素，过食脂肪与胆固醇都会使血脂升高。

(2) **蛋白质应按平衡膳食的要求供给，其来源要动植物搭配合理** 动物性蛋白质生物价高，有利于修复损伤的组织。不过动物性蛋白质含蛋氨酸较多，蛋氨酸在体内代谢成同型半胱氨酸，这是一种损伤动脉内壁致动脉硬化的因素，所以不宜多吃。

(3) **要有充足的维生素和膳食纤维** 维生素C有促进胆固醇转化为胆酸、保护血管壁及增强其弹性的作用，是防治动脉硬化很重要的营养素，成人每天应摄食300～500g的新鲜蔬菜和200～350g的新鲜水果。

膳食纤维分为可溶性和不可溶性膳食纤维。其中可溶性膳食纤维在肠道内能结合胆固醇而促进其排出体外，影响胆固醇的吸收，从而降低血胆固醇水平。富含可溶性膳食纤维的食物如蔬菜、燕麦麸、大麦等可以降低血浆胆固醇，纤维摄入量高能大幅度降低冠心病患者死亡的危险性。膳食纤维主要存在于谷类、块茎类、蔬菜、水果等植物性食物中，尤其是未经过精细加工的谷类，如糙米、粗粮、全麦等。

(4) **少食多餐** 在餐次安排上，应少食多餐，有助于保持较低水平血胆固醇。晚餐过于丰盛则血胆固醇水平会显著提高。因此，晚餐应清淡些。

(5) **膳食调理** 要多食有利于降血脂的食物，有很多食物对防治心血管疾病效果良好。如：

豆类（包括黄豆、青豆、黑豆、大豆制品和各种杂豆等），豆类可使血胆固醇明显降低，并能增加粪便中固醇类的排泄，其中尤以芸豆、绿豆效果较好，用量以干豆计，每月应摄食1000g左右。

姜能抑制肠道吸收胆固醇，洋葱、大葱、蒜中的挥发性成分可使血胆固醇含量降低，有利于预防饮食性高血脂及抗血栓形成，但这些蔬菜不宜炒得过熟，以免成分挥发，降低疗效。

菌藻类中，香菇、木耳有利于促进血浆与组织间胆固醇分布的平衡，降低血胆固醇含量，其效果甚至优于某些降血脂药，尤以香菇降血脂效果与减少肝内胆固醇含量作用最为明显。木耳则对抗血栓形成有特殊效果。

海带、紫菜含丰富的碘和镁，对防治动脉硬化和血管壁脂质沉积有一定作用。韭菜能阻止血中胆固醇升高。胡萝卜、葡萄可阻止肝中胆固醇升高。芹菜、苋菜含丰富的镁，对心肌有保护作用。猕猴桃、鲜枣和许多新鲜水果都含丰富的维生素C、镁、食物纤维，对降低血脂都有一定作用。另外，粗粮、燕麦、酵母中也含有丰富的B族维生素，其中所含的烟酸是一种强降脂剂。

（6）配膳方法

【例一】冠心病和高脂血症患者食谱

- 早餐：绿豆粥、卤油豆腐、红糖豆沙包。
- 午餐：大葱爆羊肉、素炒油菜、泡菜、芸豆米饭。
- 晚餐：什锦砂锅（瘦肉、豆腐、虾仁、白菜、香菇、粉丝）、拌金糕（山楂糕）、馒头。

【例二】心力衰竭患者食谱（蛋白质 40～50g，热量 4.19～6.28MJ）

- 早餐：粥、煮鸡蛋 1 个。
- 午餐：肉末（25g）茄子、糖醋拌凉菜（主要是深色蔬菜）、软米饭。
- 晚餐：鸡丁（25g）炒黄瓜、金糕拌梨丝、薄饼。
- 晚点：牛乳 1 瓶（250g）。

自测训练

1. 对于肥胖症如何在饮食上进行调理？
2. 引起肥胖的原因有哪些？
3. 高血压患者在饮食上应注意什么？
4. 哪些因素可诱发糖尿病？糖尿病患者在饮食上应注意什么？
5. 引起致癌的因素有哪些？哪些食物可抑癌？
6. 心血管疾病患者的饮食应如何进行调理？

第五章 膳食结构和营养配餐

【学习目标】

理解合理膳食的概念，熟悉《中国居民膳食指南（2016）》的基本内容；了解目前世界上几种典型的膳食结构及其特点；掌握营养配餐的原则及步骤；重点掌握如何配餐，才能使能量和各营养素达到需求，以体现营养合理和均衡。

膳食结构是指膳食中各食物的品种、数量及其比例和消费的频率。合理膳食的核心是营养素要“全面、平衡、适度”。中国居民膳食模式是以植物性食品为主，我国相当一部分城市和大多数农村居民平均动物性食物的量不够，应适当增加摄入；而部分大城市居民食用动物性食物过多，谷类和蔬菜不足，这对健康不利。“如何配餐，才能使能量和各营养素达到需求，以体现营养合理和均衡?”这是值得我们探讨的课题。

第一节　居民膳食结构与中国居民膳食

膳食结构反映了饮食习惯、生活水平、国家经济和农业发展水平，并受社会经济发展的影响和制约。

一、合理膳食

1. 合理膳食的概念

合理膳食是指在卫生的前提下，合理地选择食物和配合食物，合理地贮存、加工和烹调食物，使食物中的营养素的种类、数量及比例都能适应人们的生理、生活和劳动的实际需要。其核心是营养素要“全面、平衡、适度”。

2. 合理营养的重要性

营养失衡、过度或不足都会给健康带来不同程度的危害。如饮食无度、营养过剩可导致肥胖病、糖尿病、胆石症、高血压及心脑血管疾病，还可成为某些肿瘤和多种疾病的诱因，严重影响健康。而营养缺乏所产生的影响更为复杂、严重而深刻，涉及优生优育、劳动能力、免疫功能、预期寿命等各个方面。营养状况可决定人体的机能状态，关系到脑力、体力劳动能力、竞技状态和运动成绩。合理营养是健康的物质基础，平衡膳食又是合理营养的根本途径。

二、几种典型的膳食类型

目前世界上的几种膳食类型包括发达国家模式、发展中国家模式以及日本模式等。

1. 欧美发达国家模式

欧美发达国家模式的主要特点是以动物性食品为主。在这种模式中，各种食物的人均年消费量如表 5-1 所示。

表 5-1 各种食物的人均年消费量

食物种类	人均年消费量/kg
谷类	50～70
肉类	100
奶类	100～150
蛋类	15
食糖	40～60

这种模式属于“高能量、高脂肪、高蛋白”模式，容易导致肥胖、高血压、冠心病以及糖尿病。

2. 发展中国家模式

发展中国家模式主要特点是以植物性食品为主。在这种模式中，各种食物如下：谷类的人均年消费量为 200kg，动物蛋白占 10%～20%，植物性食品占总能量近 90%。蛋白质的每日摄入量为 50g，脂肪的每日摄入量为 30～40g。这种模式容易导致蛋白质-热能营养不良(PEM)。

3. 日本模式

目前，世界上人口平均寿命最长的是日本人，这与日本人的饮食习惯有关。中国人的平均寿命上海人最高，因为上海人与日本人的食物属性相似。

日本模式主要特点是动植物食品并重。日本人以大米为主食，食植物性食物、鱼及海藻等较多，不像欧美人大量食脂肪及猪、牛、羊、鸡等动物蛋白。谷类的人均年消费量为 114kg，动物性食品的人均年消费量为 135kg。动物蛋白占总蛋白的 45%～50%，其中一半是水产品蛋白。

4. 地中海模式

地中海模式为居住在地中海地区的居民所特有，如意大利、希腊等国的膳食结构，它被认为是所有饮食中以植物为基础的最佳饮食。其突出特点是饱和脂肪摄入量低，不饱和脂肪摄入量高，膳食含大量的碳水化合物。该膳食特点是食用橄榄油、鱼、谷物、果蔬和红葡萄酒，食物的加工程度低、新鲜度高，每天食用适量乳酪和酸乳，每周食用少量（适量）鱼、禽、蛋，每月食用几次红肉，如猪、牛和羊肉及其产品，由于该膳食对心脑血管疾病有很好的预防作用，已成为西方国家改进自己国家膳食结构的重要参考。

在《美国新闻与世界报道》（U. S. News & World Report）杂志发布的 2018 年全球最佳饮食排名中，备受权威机构和营养学家推荐的地中海饮食（Mediterranean Diet）又摘下了桂冠。

地中海饮食金字塔与我国膳食指南一样强调食物多样性，每周都要摄入谷薯类、蔬菜类、水果类、禽畜鱼蛋类、奶豆坚果类以及烹饪用的油盐，顶端推荐了少量红肉。适量摄入动物性食物，既保障了优质蛋白摄入，又能弥补植物性食物中脂溶性维生素、维生素 B_{12}、锌、硒等营养素的不足；还可预防因动物性食物摄入过多而引起的心脑血管疾病及某些癌症发生风险的增加。

中国居民膳食指南

三、中国居民膳食与中国居民膳食指南

中国居民膳食模式是以植物性食品为主：谷类 200kg，动物蛋白占 10%～20%，植物性食品占总能量近 90%；蛋白质的摄入量为每天 50g，脂肪的摄入量为每天 30～40g。

膳食指南是根据营养科学原则和百姓健康需要，结合当地食物生产供应情况及人群生活实践，给出的食物选择和身体活动的指导意见。

1. 中国居民膳食指南（2016）

我国于 1989 年首次发布了《中国居民膳食指南》，之后结合中国居民膳食和营养摄入情况以及营养素需求和营养理论的知识更新，于 1997 年和 2007 年对《中国居民膳食指南》进行了两次修订。

《中国居民膳食指南（2016）》是在《中国居民膳食指南（2007）》的基础上修订的，修订过程中，充分考虑了我国经济社会发展现状，并根据《中国居民营养与慢性病状况报告（2015 年）》中指出的我国居民面临营养缺乏和营养过剩双重挑战的情况，对部分食物日摄入量进行了调整。《中国居民膳食指南（2016）》自 2016 年 5 月 13 日起实施。

该指南由一般人群膳食指南、特定人群膳食指南和中国居民平衡膳食实践三部分组成。与 2007 版比较，一般人群年龄由大于 6 岁扩至大于 2 岁，涵盖的人群更大。特定人群在原来孕妇乳母、婴幼儿、儿童少年、老年人的基础上增加了素食人群，并提出了“健康体重”的概念。首次提及控制糖分摄入；同时突出强调“平衡膳食”概念，除了对平衡膳食宝塔进行修改和完善外，还新增了膳食餐盘和算盘并提供更多的可视化图形及图表、食谱，便于理解、接受和使用。

一般人群膳食指南由 10 条推荐精简至 6 条，每个建议 8 个字，共计 48 个字。

具体内容如下所述。

（1）食物多样，谷类为主

关键推荐：

- 每天的膳食应包括谷薯类、蔬菜水果类、畜禽鱼蛋奶类、大豆坚果类等食物。
- 平均每天摄入 12 种以上食物，每周 25 种以上。
- 每天摄入谷薯类食物 250～400g，其中全谷物和杂豆类 50～150g、薯类 50～100g。
- 食物多样、谷类为主是平衡膳食模式的重要特征。

（2）吃动平衡，健康体重

关键推荐：

- 各年龄段人群都应天天运动、保持健康体重。
- 食不过量，控制总能量摄入，保持能量平衡。
- 坚持日常身体活动，每周至少进行 5 天中等强度身体活动，累计 150min 以上；主动身体活动最好每天 6000 步。
- 减少久坐时间，每小时起来动一动。

（3）多吃蔬果、奶类、大豆

关键推荐：

- 蔬菜水果是平衡膳食的重要组成部分，奶类富含钙，大豆富含优质蛋白质。
- 餐餐有蔬菜，保证每天摄入300～500g蔬菜，深色蔬菜应占1/2。
- 天天吃水果，保证每天摄入200～350g新鲜水果，果汁不能代替鲜果。
- 吃各种各样的奶制品，相当于每天液态奶300g。
- 经常吃豆制品，适量吃坚果。

(4) 适量吃鱼、禽、蛋、瘦肉

关键推荐：

- 鱼、禽、蛋和瘦肉摄入要适量。
- 每周吃鱼280～525g，畜禽肉280～525g，蛋类280～350g，平均每天摄入总量120～200g。
- 优先选择鱼和禽。
- 吃鸡蛋不弃蛋黄。
- 少吃肥肉、烟熏和腌制肉制品。

(5) 少盐少油，控糖限酒

关键推荐：

- 培养清淡饮食习惯，少吃高盐和油炸食品。成人每天食盐不超过6g，每天烹调油25～30g。
- 控制添加糖的摄入量，每天摄入不超过50g，最好控制在25g以下。
- 每日反式脂肪酸摄入量不超过2g。
- 足量饮水，成年人每天7～8杯（1500～1700mL），提倡饮用白开水和茶水；不喝或少喝含糖饮料。
- 儿童少年、孕妇、乳母不应饮酒。成人如饮酒，男性一天饮用酒的酒精量不超过25g，女性不超过15g。

(6) 杜绝浪费，兴新食尚

关键推荐：

- 珍惜食物，按需备餐，提倡分餐不浪费。
- 选择新鲜卫生的食物和适宜的烹调方式。
- 学会阅读食品标签，合理选择食品。
- 多回家吃饭，享受食物和亲情。
- 传承优良文化，兴饮食文明新风。

2. 中国居民平衡膳食宝塔

(1) 膳食宝塔结构 膳食宝塔共分五层，包含我们每天应吃的主要食物种类。膳食宝塔各层位置和面积不同，一定程度上反映出各类食物在膳食中的地位和应占的比重，如图5-1所示。

谷薯类食物位居底层，每人每天应摄入250～400g，其中要求薯类50～100g，全谷物和杂豆50～150g；水1500～1700mL；蔬菜和水果居第二层，每天应摄入300～500g和200～350g；鱼、禽、肉、蛋等动物性食物位于第三层，每天应摄入120～200g（水产品40～75g，畜禽肉40～75g，蛋类40～50g）；奶类和豆类食物合居第四层，每天应吃奶及奶制品300g和25～35g的大豆及坚果类食品；第五层塔顶是烹调油和食盐，每天烹调油摄入为25～30g，食盐不超过6g。

(2) 膳食宝塔的利用

① **确定适合自己的能量水平** 膳食宝塔中建议的每人每日各类食物适宜摄入量范围适

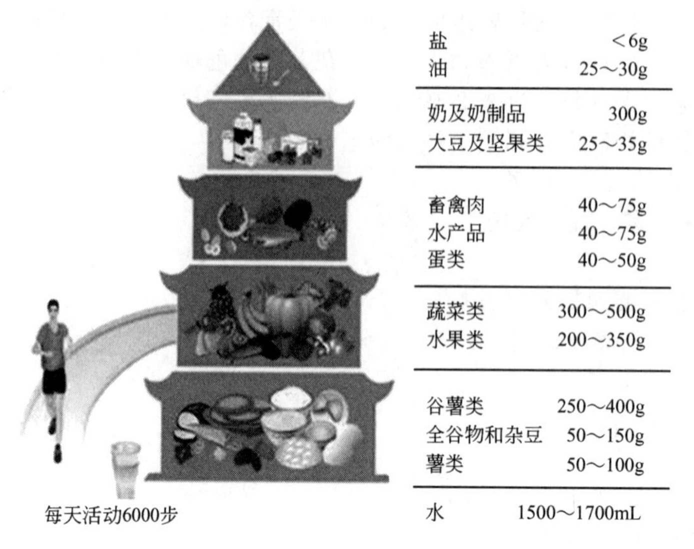

图 5-1 中国居民平衡膳食宝塔（2016）

用于一般健康成年人，在实际应用时要根据个人年龄、性别、身高、体重、劳动强度以及季节等情况适当调整。年轻人、身体活动强度大的人需要的能量高，应适当多吃些主食；年老、活动少的人需要的能量少，可少吃些主食。

② 根据自己的能量水平确定食物需要 膳食宝塔建议的每人每日各类食物适宜摄入量范围适用于一般健康成年人，按照 7 个能量水平分别建议了 10 类食物的摄入量（表 5-2），应用时要根据自身的能量需要进行选择。

表 5-2 按照 7 个不同能量水平建议的食物摄入量 单位：g/d

能量水平/(kJ/kcal)	6700/1600	7550/1800	8350/2000	9200/2200	10050/2400	10900/2600	11700/2800
谷类	225	250	300	300	350	400	450
大豆类	30	30	40	40	40	50	50
蔬菜	300	300	350	400	450	500	500
水果	200	200	300	300	400	400	500
肉、禽	50	50	50	75	75	75	75
乳类	300	300	300	300	300	300	300
蛋类	25	25	25	50	50	50	50
水产品	50	50	75	75	75	100	100
烹调油	20	25	25	25	30	30	30
食盐	6	6	6	6	6	6	6

膳食宝塔建议的各类食物摄入量是一个平均值。每日膳食中应尽量包含膳食宝塔中的各类食物，但无须每日都严格照着膳食宝塔建议的各类食物的量吃，例如烧鱼比较麻烦，就不一定每天都吃 50～100g 鱼，可以改成每周吃 2～3 次、每次 150～200g 较为切实可行。

③ 食物同类互换，调配丰富多彩的膳食 应用膳食宝塔可把营养与美味结合起来，按照同类互换、多种多样的原则调配一日三餐。同类互换就是以粮换粮、以豆换豆、以肉换肉。例如，大米可与面粉或杂粮互换，馒头可与相应量的面条、烙饼、面包等互换；大豆可与相当量的豆制品互换；瘦猪肉可与等量的鸡、鸭、牛、羊、兔肉互换；鱼可与虾、蟹等水

产品互换；牛乳可与羊乳、酸乳、奶粉或奶酪等互换。

多种多样就是选用品种、形态、颜色、口感多样的食物和变换烹调方法。

④ 要因地制宜充分利用当地资源　我国幅员辽阔，各地的饮食习惯及物产不尽相同，只有因地制宜充分利用当地资源，才能有效地应用膳食宝塔。例如，牧区奶类资源丰富，可适当提高奶类摄入量；渔区可适当提高鱼及其他水产品摄入量；农村山区则可利用山羊乳以及花生、瓜子、核桃、榛子等资源。

⑤ 要养成习惯，长期坚持　膳食对健康的影响是长期的结果。应用平衡膳食宝塔需要自幼养成习惯，并坚持不懈，才能充分体现其对健康的重大促进作用。

第二节　营养配餐

一、合理营养配餐的基本原则

1. 膳食平衡，满足人体所需的热能与营养素

所谓膳食平衡，是指膳食所含的热量适当，营养素种类齐全、数量充分、比例适当，能满足机体生理、生活、劳动等活动对营养的需要。

若膳食不平衡，某些营养素过多或不足，会影响机体的正常生理功能，甚至引起疾病。人体需要多种营养物质，任何一种单一的食物都不能完全满足人体的需要，因而必须有多种食物来源，才能达到膳食平衡。我国3000多年前的医书《黄帝内经·素问》中就提出："五谷为养，五果为助，五畜为益，五菜为充。"这反映了我国古代就有了膳食平衡的基本概念。

2. 对人体无毒无害

食物中有害因素的种类很多，包括有毒动植物、微生物病原体、化学毒物、农药残留、食品添加剂、霉菌毒素等，它们对人体健康危害很大，重者可危及生命。因此，对食物的卫生状况应加以重视，凡不符合卫生标准、腐败变质、不清洁的食物，均不能食用。

3. 易于消化吸收

合理的加工与烹调，可以提高食物的消化率，有利于人体吸收利用。烹调加工过程中还要注意减少食物中营养素的损失。

4. 正确的膳食制度

正确的膳食制度可使热量与各种营养素的摄入适应人体的消耗，提高生理功能，同时也能保证进食与食物消化过程的协调一致，使摄入的食物充分消化吸收利用，发挥更大的营养效能。膳食制度要根据不同人群的生理和劳动状况制订。

二、合理营养配餐的具体要求

1. 热量平衡

食物供给的热量要与机体消耗的热量保持平衡，以保持理想体重为宜。

2. 蛋白质、脂肪与碳水化合物的比例

这三种营养素都是供能物质。一般人的膳食中，它们在总热量中的百分比为：蛋白质10%～15%，脂肪20%～30%，碳水化合物50%～65%。该范围较大，可根据具体情况适当调整，特殊情况者可超过此范围，如低脂膳食的脂肪含量可在10%以下。

3. 氨基酸的比例

8种必需氨基酸齐全，各氨基酸比值符合氨基酸模式，能提高蛋白质的生物价。膳食中除应含必需氨基酸外，还需含有非必需氨基酸，二者的比例为必需氨基酸占40%、非必需氨基酸占60%。

4. 氮、钙、磷的比例

根据我国情况，成年人膳食中氮、钙、磷的比例应为12∶0.66∶1。

5. 其他营养素比例

各种营养素在体内代谢过程中，相互间会有促进作用，也会有抑制作用。如维生素B_1促进糖代谢，蛋白质合成代谢中需要维生素B_2，因此当膳食中的碳水化合物与蛋白质量增加时，这两种维生素也需相应增加。再如，过量的铜、钙和亚铁离子可抑制锌的吸收，脂肪过多影响钙和铁的吸收等。

因此，要注意各营养素之间的平衡，具体供给量可参照有关的营养素供给量标准。

6. 适当的食物纤维

缺乏食物纤维会使某些生理功能失调，并成为一些疾病的诱因；食物纤维过多则影响其他营养素的吸收，故要适量。

【知识窗】

长期吃营养代餐食品好吗？

“营养代餐”是国际上流行的瘦身产品新宠，它是采用多种纯天然食品原料精制而成，含有人体每日所需的一些营养成分，如蛋白质、膳食纤维等。因其食用比较方便，受到众多瘦身人士的喜爱。但是长期吃营养代餐食品具有以下潜在危害。

(1) 代餐食品一般营养成分较单一　如果长期食用，并不能达到《中国居民膳食指南（2016）》推荐的营养素的摄入量，更无法代替谷薯类、新鲜蔬果类、肉蛋奶及豆类等食物中的天然营养素，长期食用易造成营养不良，甚至出现头晕、头痛、抵抗力下降等症状。有的还会导致内分泌失调，影响月经周期，有可能会导致闭经。

(2) 容易反弹　有的代餐食品虽然短时间内具有快速减肥瘦身的效果，但单纯地靠节食减肥，在恢复正常的饮食之后容易胖回来。

(3) 建议　建议不要三餐都吃代餐食品，也不要长期吃营养代餐食品。在食用营养代餐食品的同时，可针对性地补充代餐食品中含量少的营养补充剂。

三、营养配餐时建议的食物量

可根据我国2016年膳食宝塔建议的各类食物摄入量考虑。其中的各类食物摄入量都是指食物可食部分的生重。各类食物的重量不是指某一种具体食物的重量，而是一类食物的总量，因此在选择具体食物时，实际重量可以在表5-3～表5-7中查询。

膳食宝塔中所标示的各类食物的建议量的下限为能量水平6700kJ（1600kcal）的建议量，上限为能量水平10050kJ（2400kcal）的建议量。

1. 谷类、薯类及杂豆

谷类包括小麦、稻米、玉米、高粱等及其制品，如米饭、馒头、烙饼、面包、饼干、麦片等。薯类包括红薯、马铃薯等，可替代部分主食。杂豆包括大豆以外的其他干豆类，如红小豆、绿豆等。

2. 蔬菜

蔬菜包括嫩茎、叶、花菜类，根菜类，鲜豆类，茄果瓜菜类，葱蒜类及菌藻类，水生蔬菜类等。深色蔬菜是指深绿色、深黄色、紫色、红色等有色的蔬菜，一般含维生素和植物化学物质比较丰富，因此推荐深色蔬菜每天占总体蔬菜摄入量的1/2以上。

3. 水果

建议每天吃新鲜水果200～350g。在鲜果供应不足时可选择一些含糖量低的纯果汁或干果制品。蔬菜和水果各有优势，不能完全相互替代。

4. 肉类

肉类包括猪肉、牛肉、羊肉、禽肉及动物内脏类，建议每天摄入40～75g。目前我国汉族居民的肉类摄入以猪肉为主，但猪肉含脂肪较高，应尽量选择瘦肉或禽肉。动物内脏有一定的营养价值，但因胆固醇含量较高，不宜过多食用。

5. 水产品类

水产品包括鱼类、甲壳类和软体类动物性食物，建议每天摄入量40～75g，有条件可以多吃一些。

6. 蛋类

蛋类包括鸡蛋、鸭蛋、鹅蛋、鹌鹑蛋、鸽蛋及其加工制品，蛋类的营养价值较高，建议每日摄入量为40～50g，相当于1个鸡蛋。

7. 奶类

奶类有牛乳、羊乳和马乳等，最常见的为牛乳。奶制品包括奶粉、酸乳、奶酪等，不包括奶油、黄油。建议量相当于鲜奶300g，有条件可以多吃一些。

婴幼儿要尽可能选用符合国家标准的配方奶制品。饮奶多者、中老年人、超重者和肥胖者建议选择脱脂或低脂奶。乳糖不耐受的人群可以食用酸乳或低乳糖奶及奶制品。

8. 大豆及坚果类

大豆包括黄豆、黑豆、青豆，其常见的制品包括豆腐、豆浆、豆腐干及千张等。推荐每日摄入25～35g大豆及坚果类，以提供蛋白质的量计算，40g干豆相当于80g豆腐干、120g北豆腐、240g南豆腐、650g豆浆，坚果包括花生、葵花子、核桃、杏仁等，由于坚果的蛋白质与大豆相似，有条件的居民可吃5～10g坚果替代相应量的大豆。

9. 烹调油

烹调油包括各种烹调用的动物油和植物油，植物油包括花生油、豆油、菜籽油、芝麻油、调和油等，动物油包括猪油、牛油、黄油等。每天烹调油的建议摄入量为不超过25g或30g。烹调油也应多样化，应经常更换种类，食用多种植物油。

10. 食盐

健康成年人一天食盐（包括酱油和其他食物中的食盐）的建议摄入量为不超过6g。一般20mL酱油中含3g食盐，10g黄酱中含盐1.5g，如果菜肴需要用酱油和酱类，应按比例减少食盐用量。

四、营养配餐的一般步骤

编制食谱的目的在于使膳食中的能量和各种营养素达到供给量标准要求。食谱中主要包括一日各餐次的主副食品名称、数量、烹调方法。食谱可编成一日或一周食谱。按照各类人群的营养素推荐供给量，具体落实到用膳者每日膳食中，使得人们可以按照需要摄入足够的热能和营养素。另外，制定食谱的时候，要注意结合当地食物的品种、生产季节、经济条件和厨房烹饪水平，合理选择食物。

1. 食谱编制的主要原则

在编制食谱时，要充分了解用餐者（个人或集体）年龄、性别、劳动强度、生理状态或疾病情况，根据其具体情况，按照中国营养学会制定的营养素供给量进行食谱编制。具体实际中，还要结合食物供应情况、食堂设备、炊事人员的技术能力以及用餐者的经济情况，来编制切实可行的食谱，具体如下：

① 满足用膳者对热能及各种营养素的需要，构成平衡膳食；

② 考虑各种营养素的合适比例；

③ 考虑到用膳者的习惯、民族和地方习惯等特殊情况。

2. 营养食谱的制定方法

（1）计算法

① 确定用餐对象全日能量供给量　编制食谱首先应该考虑的是保证能从食物中摄入适宜的能量。能量供给量标准只是提供了一个参考的目标，实际应用中还需参照用餐人员的具体情况加以调整。因此，在编制食谱前应清楚就餐者的人数、性别、年龄、机体条件、劳动强度、工作性质以及饮食习惯等。

② 计算宏量营养素全日应提供的能量　能量的主要来源为蛋白质、脂肪和碳水化合物，为维持人体健康，这三种能量营养素占总能量比例一般蛋白质为10%～15%、脂肪为20%～30%、碳水化合物为50%～65%。具体可根据本地生活水平，调整上述三类能量营养素占总能量的比例，从而求得三种能量营养素的一日能量供给量。

③ 计算三种能量营养素每日需要量　求出三种产能营养素的能量供给量，还需将其折

算为需要量，即具体的质量，这是确定食物品种和数量的重要依据。由于食物中的产能营养素不可能全部被消化吸收，且消化率也各不相同，消化吸收后，在体内也不一定完全彻底被氧化分解产生能量。因此，食物中产能营养素产生能量的多少按如下关系换算，即：1g碳水化合物产生能量为16.7kJ（4.0kcal），1g脂肪产生能量为37.7kJ（9.0kcal），1g蛋白质产生能量为16.7kJ（4.0kcal）。根据三大产能营养素的能量供给量以及能量折算系数，可求出全日蛋白质、脂肪、碳水化合物的需要量。

④ 计算三种能量营养素每餐需要量　知道了三种能量营养素全日需要量后，就可以根据三餐的能量分配三大能量营养素的每餐需要量。一般三餐能量的适宜分配比例为：早餐占30%，午餐占40%，晚餐占30%。

⑤ 主副食品和数量的确定　已知三种能量营养素的需要量，根据食物成分表，可以确定主食和副食的品种和数量。

a. 主食品种、数量的确定　由于粮谷类是碳水化合物的主要来源，因此主食的品种、数量主要根据主食原料中碳水化合物的含量确定。

主食的品种主要根据用餐者的饮食习惯来确定，北方习惯以面食为主，南方则以大米居多。

b. 副食品种、数量的确定　根据三种产能营养素的需要量，首先确定了主食的品种和数量，接下来就需要考虑蛋白质的食物来源。蛋白质广泛存在于动植物性食物中，除了谷类食物能提供的蛋白质外，各类动物性食物和豆制品是优质蛋白质的主要来源。因此，副食品种和数量的确定应在已确定主食用量的基础上，依据副食应提供的蛋白质量确定。

计算步骤如下：

ⅰ. 计算主食中含有的蛋白质重量。用应摄入的蛋白质重量减去主食中蛋白质重量，即为副食应提供的蛋白质重量。设定副食中蛋白质的2/3由动物性食物供给，1/3由豆制品供给，据此可求出各自的蛋白质供给量。查食物成分表并计算各类动物性食物及豆制品的供给量。

ⅱ. 确定了动物性食物和豆制品的重量，就可保证蛋白质的摄入。最后是选择蔬菜的品种和数量。蔬菜的品种和数量可根据不同季节市场的蔬菜供应情况，以及考虑与动物性食物和豆制品配菜的需要来确定。

ⅲ. 确定纯能量食物的量。油脂的摄入应以植物油为主，有一定量动物脂肪摄入。因此，以植物油作为纯能量食物的来源。由食物成分表可知每日摄入种类食物提供的脂肪含量，将需要的脂肪总含量减去食物提供的脂肪量，即为每日植物油供应量。

⑥ 食谱的评价与调整　根据以上步骤设计出营养食谱后，还应该对食谱进行评价，确定编制的食谱是否科学合理。应参照食物成分表初步核算该食谱提供的能量和各种营养素的含量，与中国居民膳食营养素参考摄入量表（DRI）进行比较，相差在10%上下，可认为合乎要求，否则要增减或更换食品的种类或数量。

值得注意的是，制定食谱时，不必严格要求每份营养餐食谱的能量和各类营养素均与DRI保持一致。一般情况下，每天的能量、蛋白质、脂肪和碳水化合物的量不应该出入很大，其他营养素以1周为单位进行计算、评价即可。

根据食谱的制定原则，食谱的评价应该包括以下几个方面：

a. 食谱中所含五大类食物是否齐全，是否做到食物种类多样化；

b. 各类食物的量是否充足；

c. 全天能量和营养素摄入是否适宜；

d. 三餐能量摄入分配是否合理，早餐是否保证了能量和蛋白质的供应；

e. 优质蛋白质占总蛋白质的比例是否恰当；

f. 三种产能营养素（蛋白质、脂肪、碳水化合物）的供能比例是否适宜。

⑦ 营养餐的制作　有了营养食谱，还必须运用合理的烹饪方法进行营养餐的制作。在烹饪过程中，食物中的蛋白质、脂肪、碳水化合物、维生素、矿物质、水等营养素发生着多种变化，了解这些变化，对于合理选用科学的烹饪方法有重要作用。此外，营养餐的制作还应保证食物的色、香、味俱全，这样才能保证食物的正常摄入，达到营养配餐预期的营养素摄入量。

⑧ 食谱的总结、归档管理等　编制好食谱后，应该将食谱进行归档保存，并及时收集用餐者及厨师的反馈意见，总结食谱编制的经验，以便以后不断改进。

(2) 食物交换份法　食物交换份法简单易行，易于被非专业人员掌握。该法是将常用食物按其所含营养素量的近似值归类，计算出每类食物每份所含的营养素值和食物质量，然后将每类食物的内容列出表格供交换使用，最后，根据不同能量需要，按蛋白质、脂肪和碳水化合物的合理分配比例，计算出不同种类食物的交换份数和实际重量，并按每份食物等值交换表选择食物。本法对病人和正常人都适用，此处仅介绍正常人食谱的编制。

① 各类食物的每单位食物交换代量表

a. 谷类、薯类（见表 5-3）　表中每份谷、薯类食物大约可提供能量 756kJ（约 180kcal)、蛋白质 4g、碳水化合物 38g。

b. 蔬菜、水果类（见表 5-4）　表中每份蔬菜、水果大约可提供能量 336kJ（约 80kcal)、蛋白质 5g、碳水化合物 15g。

c. 动物性食物（见表 5-5）　表中每份食物大约可提供能量 378kJ（约 90kal)、蛋白质 10g、脂肪 5g、碳水化合物 2g。

d. 豆类（见表 5-6）　表中每份豆类大约可提供能量 188kJ（约 45kcal)、蛋白质 5g、脂肪 1.5g、碳水化合物 3g。

e. 纯能量食物（见表 5-7）　表中每份食物大约可提供能量 188kJ（约 45kcal)、脂肪 5g。

表 5-3　谷类和薯类食物交换代量表

食　物	质量/g
面粉	50
大米	50
玉米面	50
小米	50
高粱米	50
挂面	50
面包	75
干粉丝(皮、条)	40
马铃薯(土豆,食部)	250
凉粉	750

表 5-4　蔬菜、水果类食物交换代量表

食物(食部)	质量/g
大白菜、油菜、圆白菜、菠菜等	500～750
芹菜、莴笋、雪里蕻(鲜)、空心菜	500～750
西葫芦、番茄、茄子、苦瓜、冬瓜、南瓜	500～750
菜花、绿豆芽、茭白、蘑菇等	500～750
柿子椒	350
鲜豇豆	250
鲜豌豆	100
倭瓜	350
胡萝卜	200
萝卜	350
蒜苗	200
水浸海带	350
李子、葡萄、香蕉、苹果、桃、橙子、橘子等	200

表 5-5　动物性食物交换代量表

食物(食部)	质量/g
瘦猪肉	50
瘦羊肉	50
瘦牛肉	50
鸡蛋(按每 500g 约 8 个计)	1 个
禽	50
肥瘦猪肉	25
肥瘦羊肉	25
肥瘦牛肉	25
鱼虾	50
酸乳	200
牛奶	250
奶粉(牛)	30

表 5-6　豆类食物交换代量表

食物(食部)	质量/g
豆浆	125
豆腐(南)	70
豆腐(北)	42
油豆腐	20
豆腐干	25
熏干	25
腐竹	5
千张	14
豆腐皮	10
豆腐丝	25

表 5-7　纯能量食物交换代量表

食　物	质量/g
菜籽油	5
豆油、花生油、棉籽油、芝麻油	5
牛油、羊油、猪油(未炼)	5

f. 奶及奶制品（见表 5-8）　表中每份食物大约可提供能量 378kJ（约 90kcal）、蛋白质 5g、脂肪 5g、碳水化合物 6g。

表 5-8　奶及奶制品交换代量表

食物(食部)	质量/g
奶粉	20
牛乳	160
羊乳	160
脱脂奶粉	25
奶酪	25
无糖酸乳	130

② 按照中国居民平衡膳食宝塔上标出的数量安排每日膳食（参见表 5-2）。

表 5-9　各类食物交换份的营养价值

组别	类别	每份质量/g	能量/kcal	蛋白质/g	脂肪/g
谷薯组	谷薯类	25	90	2	—
果蔬组	蔬菜类	500	90	5	—
	水果类	200	90	1	—
动物性食物及豆类组	大豆类	25	90	9	4
	奶类	160	90	5	5
	肉蛋类	50	90	9	6
供热组	硬果类	15	90	4	7
	油脂类	10	90	—	10
	纯糖类	20	90	—	—

根据个人年龄、性别、身高、劳动强度及季节等情况适当调整。从事体力劳动的成年男子如办公室职员等，可参照中等能量膳食来安排自己的进食量；从事中等以上强度体力劳动者如一般农田劳动者，可参照高能量膳食进行安排；不参加劳动的老年人可参照低能量膳食来安排。女性需要的能量往往比从事同等劳动的男性低 200kcal 或更多些。一般人们的进食量可自动调节，当一个人的食欲得到满足时，他对能量的需要也就会得到满足。

③ 根据不同能量的各种食物需要量，参考食物交换代量表，确定不同能量供给量的食物交换份数。表 5-9 所列为各类食物交换份的营养价值。

- 总食物交换份数确定：总食物交换份数＝总能量÷90kcal
- 三大产热营养素份数确定：由三大营养素供能比确定
- 碳水化合物份数＝总份数×60％
- 蛋白质份数＝总份数×15％
- 脂肪份数＝总份数×25％

确定提供碳水化合物、蛋白质、脂肪食物的份数。

通常食物份数中蔬菜和水果各需要 1 份、豆乳类 2 份、油脂类 2 份，则需要的其他各类食物份数如下计算。

- 主要提供碳水化合物类食物：粮谷类＝碳水化合物份数－蔬菜份数－水果份数
- 主要提供蛋白质类食物：肉、鱼、蛋类＝蛋白质类份数－豆乳类份数
- 主要提供脂肪类食物：肉、鱼、蛋类＝脂肪份数－油脂类份数

三餐食物份数确定：按照三餐供能比 30％、40％、30％确定。

- 早餐份数＝总份数×30％
- 午餐份数＝总份数×40％
- 晚餐份数＝总份数×30％

将食物份数换算为具体食物量。

食物交换份法是一个比较粗略的方法，实际应用中，可将计算法与食物交换份法结合使用，首先用计算法确定食物的需要量，然后用食物交换份法确定种类及数量。同类互换，可以以一日食谱为模板，设计出一周、一月食谱。

(3) 膳食营养管理系统软件法 随着计算机技术的发展，营养食谱的确定和评价也可以通过计算机实现。目前出现了许多膳食营养管理系统软件，使用者只要掌握基本的计算机操作技能，就可以方便快捷地确定营养食谱，并且得出营养素的营养成分。膳食营养管理系统软件有很多种，一般膳食营养管理系统软件都具有如下功能：

① 提供自动挑选食物种类界面和挑选出食物自动编制出代量食谱，计算出种类食物的用量并自动将其合理地分配到一日三餐或三餐一点中。

② 进行食谱营养成分的分析计算，并根据计算结果进行调整。

③ 分析膳食的食物结构和计算分析各种营养素的摄入量、能量和蛋白质的食物来源等。

许多软件采取开放的计算机管理方式，可随时扩充食物品种以及营养成分。有的软件还可对个体和群体的膳食营养状况做出综合评价，针对儿童青少年还可以实现生长发育状况的评价。另外，特殊营养配餐应用软件还有减肥配餐及常见病病人膳食的设计功能。

上述内容主要是针对正常人来说的，而对于一些特殊疾病和情况的人，食谱有时需要严格编制，例如对糖尿病病人食谱编制是一个比较复杂的事情，常用方法有简易计算法和食品交换份数法。前者就是根据身高，计算标准体重，然后根据病人实际体重、病情等计算能量需要和各种营养素的需要量，以此为依据安排食谱。后者就是把不同食物分类，病人根据计算得出的需要量来搭配选择。

3. 食谱编制要考虑的问题

（1）食谱编制要考虑实际可操作性　食谱编制要考虑实际可操作性，工艺菜、创新菜、江湖菜等最好在餐饮业中体现，学校、医院、家庭都不适合。有鲜明地方特色的菜，最好不要大量出现在大医院的膳食食谱中，因为病人来自全国各地，要考虑到其口味的可接受性。

（2）食谱编制要体现卫生和安全　食谱编制还要体现卫生和安全。餐饮业或者营养配送中心，因为工作量大的缘故，往往对一些叶类蔬菜的清洗不够认真。因此，营养师在编制食谱时，应充分考虑到这些实际问题。另外，一些容易发生食物中毒的因素也应考虑在内，比如皮蛋瘦肉粥、青椒拌皮蛋，如果餐厅承担的是较大的供应量，建议最好取消该类食品的供应，因皮蛋发生食物中毒的例子并不鲜见。还有，四季豆因为大锅菜煸炒不均，易造成部分四季豆未完全熟透。因此，营养师在编制食谱时应考虑把危险因素降低到最小。

（3）食谱编制要注意菜肴搭配

① 营养素搭配的合理性　除了按照合理营养的要求，还要考虑根据食物的颜色来进行搭配。每餐或全天的饮食种类应包含 5 种颜色，即红色、绿色、黄色、白色和黑色。其实就是体现营养素的来源和均衡性。

- 红色：肉类食品、红色的蔬菜和水果等，它们提供蛋白质、胡萝卜素等。
- 绿色：大部分蔬菜和水果，它们提供膳食纤维和维生素 C。
- 黄色：部分蔬菜和水果，以及植物油，提供脂肪、胡萝卜素和维生素 C 等。
- 白色：豆制品、奶类、蛋类、米面类，主要提供碳水化合物、蛋白质、钙和铁及无机盐、维生素 A 等。
- 黑色：动物内脏、动物血、菌类、海带等海产品，它们提供 B 族维生素、铁、碘、膳食纤维等。

如果每餐或每天的饮食中包含了上述 5 种颜色，可以说基本上满足了营养素的合理搭配，达到了平衡膳食的目的。

菜点的色彩和人的口味、情感、食欲之间，有一些内在的联系。如白色给人以清淡、本味突出之感；红色给人以味道浓厚、香甜之感；淡黄色给人以脆嫩、生爽的感觉；金黄色给人以香脆、酥松的感觉；绿色给人以清淡、新鲜之感；枣红色给人以味浓、干香的感觉；黑色给人以焦苦之感。

② 搭配的可口性　可口性主要体现在是否能引起消费者的食欲，因为视觉、嗅觉和味觉一样，都是引起人们产生食欲的感官刺激。

（4）编制一家一日三餐食谱的注意事项

① 在编制一日三餐食谱时，首先要根据调配平衡膳食的方法和要求，把每一个人一天所需要的各种营养素（如蛋白质、碳水化合物、维生素、矿物质）的量计算出来，再根据主、副食的不同需要，制定出一日三餐菜饭的名称、数量。

② 在安排主食食谱时，可根据每人的需要量，算出月定量。如父亲主食定量 20kg，母亲 15kg，孩子 11.3kg，全家每日主食约 1.5kg，在这 1.5kg 主食中要调整好营养搭配，即主食中不足的营养，要从副食中补充。为了利用蛋白质的互补作用，主食也不能全是大米和白面，而要安排些绿豆、红小豆、玉米面、小米等混合着吃。如早上可吃玉米面粥或小米粥配馒头等。

③ 在副食的安排上，要考虑到蛋白质的供给。如上述，三口之家根据营养来计算，全家每天约需要蛋白质 205g，一日三餐的 1.5kg 主食已提供 121g，这就需要从副食中补充

84g 蛋白质，而这 84g 蛋白质中，动物性蛋白质最好能占全部蛋白质的 2/3，即 56g，其他不足部分，可由豆制品来补充。另外，还要考虑维生素和无机盐的供给。由于这两种营养素大多需要每天从新鲜蔬菜和水果中获得，因此每人每天最少吃 0.5kg 新鲜蔬菜，而且以绿色或黄色、红色、橙色等深色蔬菜为好。有条件者，能每天吃点水果最好。那种平时凑合，周末或月末“打牙祭”的办法是不符合平衡膳食要求的，因为一下子吃太多的高蛋白、高脂肪食物，会造成营养的浪费。

④ 编制食谱时，应满足食物多样化，色、香、味良好，易消化吸收，营养素损失少等要求。

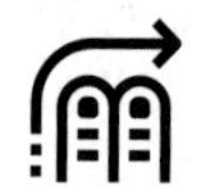

自测训练

1. 合理膳食的概念是什么？中国营养学会 2016 年提出的我国的膳食指南是什么？
2. 营养配餐的基本原则是什么？其方法有哪些？如何用计算法进行食谱制定？
3. 大学男生 20 岁，70kg，身高 172cm，试计算其体表面积。
4. 以下是 10 岁男生一日食谱，请对该食谱进行评价。

10 岁男生一日食谱

餐次	食物名称	用量	餐次	食物名称	用量
早餐	面包	面粉 150g	晚餐	番茄炒鸡蛋	番茄 125g
	火腿	25g			鸡蛋 60g
	牛乳	250g			植物油 5g
	苹果	100g		韭菜豆腐汤	韭菜 25g
午餐	青椒肉片	青椒 100g			南豆腐 30g
		瘦猪肉 45g			植物油 3g
		植物油 6g		米饭	大米 125g
	熏干芹菜	熏干 30g			
		芹菜 100g			
		植物油 5g			
	馒头	面粉 150g			

第六章 食品污染及其预防

【学习目标】

了解食品污染的卫生学意义，食品污染的来源渠道、污染源的性质和特点，食品污染对人体的危害等基本知识，从而掌握食品污染的预防措施，保证食品在加工、运输、储存、销售过程中的质量。

食品污染是指环境中有毒、有害物质进入正常食品的过程。食品在生产、加工、储存、运输及销售过程中会受到多方面的污染。污染后可能引起具有急性短期效应的食源性疾病或具有慢性长期效应的食源性危害。

一般情况下，常见的主要食品卫生问题均由这些污染物所引起。食品污染物按其性质可分为以下三类：

(1) **生物性污染**　食品的生物性污染包括微生物、寄生虫和昆虫的污染，其中以微生物的污染占有很大比重，危害也较大，主要有细菌与细菌毒素污染、霉菌与霉菌毒素污染。

在食品中的细菌包括引起食物中毒、人畜共患传染病的致病菌和作为污染标志的非致病菌。寄生虫和虫卵主要是通过病人、病畜的粪便间接通过水体或土壤污染食品或直接污染食品，危害较大的有蛔虫、绦虫、中华枝睾吸虫、旋毛虫及虫卵。经常污染食品的昆虫有螨类、谷蛾、谷象等，这些昆虫均能降低食品质量。除肝炎病毒及脊髓灰质炎病毒外，一般的病毒不容易在食物上繁殖，故很难通过食品传播疾病。

(2) **化学性污染**　食品的化学性污染涉及范围广，情况也较复杂，主要有以下几种：

① 食品的药物污染　农药、兽药等使用不当，造成对食品的污染，并在食品中残留。

② 有害金属污染　食品所用的容器、包装材料、添加剂等使用不当，以及工业“三废”不经处理排入农田、大气，导致有害金属污染食品。

③ 有害化合物污染　工业“三废”、包装材料以及食品在加工过程中产生有害化合物使食品受到污染。

(3) **放射性污染**　食品的放射性污染主要来自放射性物质的开采、冶炼、生产以及在生活中的应用、排放。特别是半衰期较长的放射性核素污染，在食品卫生上更应引起重视。

第一节　食品的生物污染及其预防

一、食品的细菌污染及其预防

自然界细菌种类繁多，存在于食品中的细菌只是自然界中的一部分。食品中常见的细菌称为食品细菌，包括致病菌、条件致病菌和非致病菌。食品中的细菌主要来自于生产、加工、运输、储存、销售和烹调等各个环节的外界污染。

共存于食品中的细菌种类及其相对数量的构成，称为细菌菌相，其中相对数量较大的细菌称为优势菌种。食品在细菌作用下所发生的变化的程度和特征，主要取决于菌相，特别是优势菌种。不同的细菌污染食品其后果不同，腐败菌污染食品，常使食品腐败变质而失去食用价值。如在细菌作用下，含碳水化合物丰富的食物变馊，含蛋白质丰富的食物腐烂变臭等；致病菌、条件致病菌和某些非致病菌污染食品，可引起急性或慢性食源性疾病。

1. 细菌污染的来源

（1）**原料** 原料表面往往附着细菌，尤其在原料破损处有大量细菌聚集。此外，当使用任何未达到国家标准的水进行洗涤、烫漂、煮制、注液等工艺处理时，均可引起加工食品的细菌污染。因此，不洁净的生产用水也是食品污染的重要污染源。

（2）**从业人员** 直接接触食品（半成品、成品）的从业人员的手、工作衣帽如不经常清洗消毒，就会有大量的微生物附着而污染食品。

（3）**环境** 生产车间内外环境不良，空气中的微生物吸附在尘埃上，并通过尘埃沉降于食品；加工操作人员的痰沫、鼻涕、唾液、皮肤生疖、脓疮、粉刺等带有细菌，通过与食品接触或谈话、咳嗽、打喷嚏等直接或间接地污染食品；鼠、蝇及蟑螂等一旦接触加工食品，其体表与消化道内的大量微生物就会给食品带来污染。

（4）**用具与杂物** 如原料包装物品、运输工具、加工设备、成品包装容器及材料等未经消毒就接触食品，可使食品受到细菌污染。

（5）**交叉污染** 各类食品在加工过程中生熟不分，造成食品的交叉污染。

2. 细菌污染对人体的危害

（1）**食物中毒** 当人食用了含有大量细菌或细菌毒素的食品后，就会发生不同程度的中毒。目前，我国发生较多的细菌性食物中毒有沙门菌、副溶血性弧菌、变形杆菌、金黄色葡萄球菌、致病性大肠杆菌、肉毒梭菌食物中毒等。

（2）**传播人畜共患疾病** 当食品经营管理不当，特别是对原料的卫生检查不严格时，销售和食用了严重污染病原菌的畜禽肉类，或由于加工、储藏、运输等卫生条件差，致使食品再次污染病原菌，可能造成人畜共患疾病的大量流行。如炭疽病、布鲁杆菌病、结核病、口蹄疫等。

3. 食品细菌污染的指标与食品卫生学意义

反映食品卫生质量的细菌污染指标主要有菌落总数和大肠菌群。

（1）**菌落总数** 菌落总数就是指在一定条件下（如需氧情况、营养条件、pH、培养温度和时间等）每克（每毫升）检样所生长出来的细菌菌落总数。按国家标准方法规定，即在需氧情况下，37℃培养 48h，能在普通营养琼脂平板上生长的细菌菌落总数，所以厌氧或微需氧菌、有特殊营养要求的以及非嗜中温的细菌，由于现有条件不能满足其生理需求，故难以繁殖生长。因此菌落总数并不表示实际中的所有细菌总数，菌落总数并不能区分其中细菌的种类，所以有时被称为杂菌数、需氧菌数等。

菌落总数测定是用来判定食品被细菌污染的程度及卫生质量，它反映食品在生产过程中是否符合卫生要求，以便对被检样品做出适当的卫生学评价。菌落总数的多少在一定程度上标志着食品卫生质量的优劣。

需要强调的是，菌落总数和致病菌有着本质区别，菌落总数包括致病菌和有益菌，对人体有损害的主要是其中的致病菌，这些病菌会破坏肠道里正常的菌落环境，一部分可能在肠道被杀灭，一部分会留在身体里引起腹泻或损伤肝脏等身体器官，而有益菌包括酸乳中常被提起的乳酸菌等。但菌落总数超标也意味着致病菌超标的机会增大，增加了危害人体健康的概率。

（2）**大肠菌群**　大肠菌群包括肠杆菌科的埃希菌属、柠檬酸杆菌属、肠杆菌属和克雷伯菌属。这些菌属中的细菌，均来自于人和温血动物的肠道，需氧与兼性厌氧，不形成芽孢，在 35～37℃下能发酵乳糖、产酸产气，为革兰阴性杆菌，极个别菌种例外。大肠菌群中以埃希菌属为主，称典型的大肠杆菌。大肠杆菌已被许多国家用作食品生产上卫生质量鉴定的指标。

食品中大肠菌群的卫生学意义：①表示食品曾受到人与温血动物的粪便污染。其中典型大肠杆菌说明粪便近期污染，其他菌属可能为粪便的陈旧污染；②作为肠道致病菌污染食品的指标菌。这是由于大肠菌群与肠道致病菌来源相同，而且在一般条件下大肠菌群在外界生存的时间与主要肠道致病菌也是一致的。当然，食品中检出大肠菌群，只能说明肠道致病菌存在的可能，两者并非一定平行存在。

4. 预防细菌污染的措施

（1）**建立健全卫生管理机构和管理制度**　严格贯彻执行生产加工过程中的各项卫生制度和措施，故工厂必须健全有关卫生组织及管理制度。

（2）**提高原辅料的卫生质量**　对原辅料要严格选择、妥善保存。禁止采购、使用腐烂变质的原辅料。

（3）**遵守生产经营过程的卫生要求**　在生产、销售过程中，做到内、外环境整洁；生产布局和工艺流程合理；使设备保持良好状态，并经常清洁和消毒；做到生、熟食品隔离，半成品、成品与原料分开，防止交叉污染；有防尘、防蝇、防鼠设备；采取冷藏、冷冻措施储藏食品。

（4）**搞好从业人员个人卫生**　从业人员必须经过健康检查方可上岗。传染病患者及病原携带者须调离接触直接入口食品的工作。从业人员应养成良好的个人卫生习惯，上班前、便后洗手消毒，工作时穿戴整洁的工作衣、帽，不戴戒指，不留长指甲。

（5）**彻底杀灭食物中污染的细菌**　在食品加工中，严格遵守杀菌规程，控制灭菌温度和时间。在食物烹调中，应做到烧熟煮透，烹调加工大块食物时，应注意使其内部温度达到杀灭细菌所需要的温度。烹调加工海鲜时不能只顾味道鲜嫩而缩短加热时间。菜肴烹调后，存放一段时间后再食用，食用前必须再加热，注意重新加热肉类或肉菜至少需经过 70℃、2min 处理。

二、食品的霉菌污染及其预防

霉菌在自然界分布极广，约有 45000 种。多数霉菌对人体是有益的，也有一些霉菌对人体有害，这主要是由于霉菌中的少数菌种或菌株能产生对人体有害的霉菌毒素。

霉菌毒素是霉菌在其所污染的食品中产生的有毒代谢产物。不同霉菌毒素其毒性作用不同，与食品卫生关系密切的有黄曲霉毒素、赭曲霉毒素、杂色曲霉毒素、镰刀菌属毒素、黄变米毒素等。

1. 霉菌污染途径

（1）**原料**　粮食作物在大田生长阶段就有可能受到霉菌的感染，感染霉菌的粮食收获后，其水分达17%～18%时，霉菌迅速生长繁殖或产生毒素。收获后的粮食不及时干燥脱水，或干燥脱水后储存在较高温度、较大湿度的环境中，霉菌也极易生长繁殖或产生毒素。

(2) **环境** 土壤、水、空气中含有大量的霉菌，这些霉菌可以通过接触而污染食品。

(3) **运输工具** 未经彻底清洗或消毒而连续使用的运输工具造成对所运输食品的污染。

(4) **机械** 各种加工机械上附着有霉菌，它们也可污染食品。

2. 霉菌对人体的危害

(1) **食物中毒** 霉菌毒素引起的中毒因毒素种类不同而异，如黄曲霉毒素为肝脏毒、橘青霉毒素为肾脏毒、赤霉病麦毒素为肠毒素、串珠镰刀菌素为心肌毒。

(2) **致癌性** 黄曲霉毒素是强烈的致癌物质，杂色曲霉毒素、镰刀菌毒素、展青霉毒素、黄天青等也都具有致癌性。

(3) **致畸性** 黄曲霉毒素、棕曲霉毒素、镰刀菌毒素、赭曲霉毒素等具有致畸作用。

(4) **致突变性** 有些霉菌毒素具有致突变作用，如赭曲霉毒素A。

3. 霉菌污染的指标及食品卫生学意义

霉菌污染食品的指标主要有两方面，一方面是霉菌污染度即单位质量（g）或容积（mL）的食品被霉菌污染的情况；另一方面是霉菌菌相的构成。

霉菌污染食品的卫生学意义：①可使食品的食用价值降低，甚至不能食用；每年全世界至少有2%的粮食因发生霉变而不能食用；②由于霉菌在各种食品或饲料中产生霉菌毒素而引起人畜中毒。

4. 几种重要的霉菌毒素污染及预防措施

(1) **黄曲霉毒素** 黄曲霉毒素是由黄曲霉和寄生曲霉产生的一类代谢产物，具有极强的毒性和致癌性。1961年就发现污染了黄曲霉的花生饼能使大鼠诱发肝癌。1962年鉴定了致癌物质，命名为黄曲霉毒素（aflatoxin，AF）。由于该毒素主要污染粮食和油料作物，并能使动物发生急性中毒死亡和致癌，故引起国内外科学界的广泛重视，从此为食品中常见霉菌代谢产物的研究开辟了新的领域。

① 化学结构与特性 黄曲霉毒素是一类结构相似的化合物的总称，目前已分离鉴定出20余种，分为B系、G系和M系，其化学结构式见图6-1。其毒性与结构有关，凡二氢呋喃环末端有双键者毒性较强，并有致癌性，如AFB_1、AFG_1和AFM_1。在天然污染的食品中以AFB_1最多见，而且其毒性和致癌性也最强，故在食品监测中以AFB_1作为污染指标。

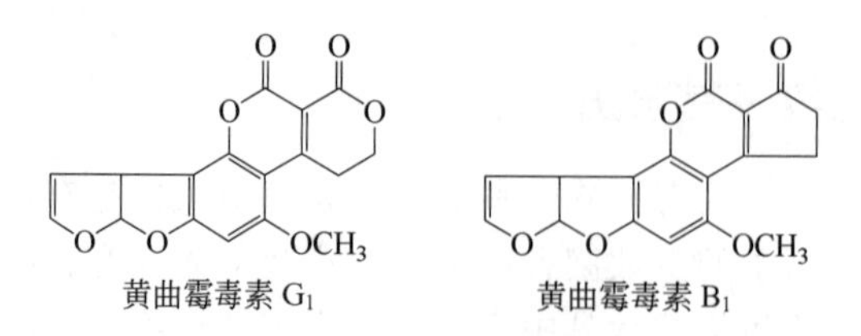

图6-1 黄曲霉毒素的结构式

黄曲霉毒素易溶于氯仿和甲醇，不溶于水、正己烷、石油醚及乙醚。在长波紫外光下产生荧光，根据荧光颜色、R_f值不同进行鉴定。黄曲霉毒素耐热，一般在烹调加工的温度下破坏很少；在280℃时，发生裂解，其毒性被破坏；在加氢氧化钠的碱性条件下，黄曲霉毒素的内酯环被破坏，形成香豆素钠盐，该钠盐溶于水，故可通过水洗予以去除，但加碱需数量足够。

② 对食品的污染　我国于1972～1974年进行全国食品中黄曲霉毒素B_1的普查工作，发现黄曲霉毒素的污染有地区和食品种类的差别。长江沿岸以及长江以南地区黄曲霉毒素污染较严重，北方各省污染很轻。各类食品中，花生、花生油、玉米污染严重，大米、小麦、面粉污染较轻，豆类很少受到污染。

③ 毒性　黄曲霉毒素有很强的急性毒性，也有明显的慢性毒性与致癌性。

a. 急性毒性　黄曲霉毒素是一种毒性极强的化合物，其毒性为氰化钾的10倍，对鱼、鸡、鸭、大鼠、豚鼠、兔、猫、狗、猪、牛、猴及人均有强烈毒性。

黄曲霉毒素引起人急性中毒，国内外都发生过，如发生在非洲的食用发霉木薯饼中毒、泰国的食用霉玉米中毒等。在几次中毒事件中，以1974年印度约200个村庄暴发黄曲霉毒素中毒性肝炎最为严重，这些村庄居民因食用霉变玉米而发生中毒，中毒人数达390人，具体症状是发热、呕吐、厌食、黄疸，以后出现腹水、下肢浮肿，死亡很快。

b. 慢性毒性　黄曲霉毒素持续摄入所造成的慢性毒性，其主要表现是动物生长障碍，肝脏出现亚急性或慢性损伤，其他症状如食物利用率下降、体重减轻、生长发育缓慢、母畜不孕或产仔少等。

c. 致癌性　动物实验证明，长期摄入低浓度的黄曲霉毒素或短期摄入高浓度的黄曲霉毒素均可诱发肝癌，此外还可诱发胃癌、肾癌、直肠癌、乳腺癌、卵巢及小肠等部位的肿瘤。这一结果至少在8种动物身上得到证实。但不同动物的致癌剂量差异很大，其中以大白鼠最为敏感。

④ 预防措施　防霉、去毒和限制食品中毒素残留是预防黄曲霉毒素危害的三个主要环节。

a. 防霉　这是预防食品被黄曲霉毒素及其他霉菌污染的最根本措施。食品霉变要有足够的湿度、温度和氧气，其中湿度尤其重要。因此，防霉的主要措施是控制食品中的水分。就粮食而言，从田间收获、脱粒、晾晒、运输至入库等过程中，都应注意防霉。

ⅰ. 在田间要注意防虫、防倒伏。

ⅱ. 收获时要及时排除霉变部分。

ⅲ. 脱粒后应及时晾晒，使水分含量降至安全量以下，一般稻谷含水量在13%以下、玉米在12.5%以下、大豆在11%以下、花生在8%以下。

ⅳ. 在收获储运过程中，应保持谷粒、花生、豆类等的外壳完整无破损。

ⅴ. 在保藏过程中，应注意控制粮库的温湿度，使其相对湿度不超过70%、温度降至10℃以下，还要注意通风。另外，除氧充氮或用二氧化碳进行保藏，效果亦较好。γ射线与药物防霉尚有待研究与推广。

b. 去毒　主要采用以下几种方式去毒。

ⅰ. 挑选霉粒　国内曾在花生仁及玉米粒上试用，去毒效果好。

ⅱ. 碾轧加工法　一般适用于受污染的大米，精度碾轧加工可降低米中毒素含量。

ⅲ. 加碱去毒　黄曲霉毒素在碱性条件下，其结构中的内酯环被破坏，形成香豆素钠盐，溶于水，故加碱后再用水洗，即可将毒素去除，适用于植物油。

ⅳ. 物理吸附法　含毒素液体食物可加入活性白陶土或活性炭等吸附剂，然后搅拌、静置，毒素可被吸附而去除，适用于植物油，广西用此法处理花生油。而加入1.5%白陶土，可使植物油中的黄曲霉毒素从原来的100μg/kg降至10μg/kg以下。

ⅴ. 生物解毒法　有人比较了近1000种微生物破坏黄曲霉毒素B_1的能力，发现某些霉菌和霉菌孢子能破坏一部分黄曲霉毒素B_1，某些细菌也有此作用，其中以橙色黄杆菌作用最为显著，它可使花生油、花生、花生酱以及玉米等食品中的黄曲霉毒素全部而迅速地遭到破坏。采用生物学方法去除黄曲霉毒素，成本低，收获大，有发展前途，需进一步研究。

c. 限制各种食品中黄曲霉毒素的含量　我国食品中黄曲霉毒素 B_1 限量指标见表 6-1。

(2) 杂色曲霉毒素　杂色曲霉毒素是杂色曲霉、构巢曲霉和焦曲霉产生的。杂色曲霉和构巢曲霉存在于自然界中，可从大米、玉米、花生和面粉中分离出。

表 6-1　食品中黄曲霉毒素 B_1 限量指标

食品类别	黄曲霉毒素 B_1 限量/(μg/kg)	标准来源
玉米、玉米面(渣、片)及玉米制品、花生及其制品	≤20	GB 2761—2017
大米、糙米、稻谷	≤10	
小麦、大麦、其他谷物	≤5.0	
油脂及其制品(花生油、玉米油)	≤20	
植物油脂(除花生油、玉米油)	≤10	
豆类及其制品(发酵豆制品)	≤5.0	
调味品(酱油、醋、酿造酱)	≤5.0	
特殊膳食用食品(婴幼儿配方食品)	≤0.5(以粉状产品计)	

杂色曲霉毒素和黄曲霉毒素结构相似，还可以引起肾脏实质病变，另外杂色曲霉毒素及去甲杂色曲霉毒素对动物有致癌作用。

(3) 赭曲霉毒素　赭曲霉毒素是一组结构相似的化合物。它是由赭曲霉、硫色曲霉、蜂蜜曲霉以及鲜绿青霉产生的一种毒素。它主要是从质量不好的粮食中测出，有的粮食中含赭曲霉毒素 A 150μg/kg，花生中含量也很高。除此之外，胡椒、火腿、鱼制品、棉籽、咖啡、香烟和饲料中也曾分离出产毒的赭曲霉。

赭曲霉毒素 A 主要使动物肝肾发生病变，并引起肾髓质肾小管坏死。有人曾怀疑赭曲霉毒素对人有致肝癌作用，但在动物实验中未得到证实。

(4) 镰刀菌属毒素　镰刀菌属毒素种类很多，可分为单端孢霉素类、玉米赤霉烯酮、丁烯酸内酯等。

单端孢霉素类是 20 多种单端孢霉素衍生物的总称，但目前只确定了 4 种是食品的天然污染物，其中有 T-2 毒素。T-2 毒素是人类食物中毒性白细胞缺乏症的病原物质。

玉米赤霉烯酮在一些国家的玉米、大麦、啤酒、玉米片中检出。这种毒素可降低牲畜的生育能力或造成动物流产。另外，它对猪和大白鼠有致畸作用。

(5) 黄变米毒素　黄变米是由于稻谷收割后和储存中水分含量过高，被霉菌污染后发生霉变所致。由于霉变大米变黄，故将其中所含的毒素称为黄变米毒素。预防该毒素对人的侵害，主要是控制大米水分至 10%以下，防止霉变。

黄变米毒素包括岛青霉毒性代谢产物、橘青霉毒素、黄绿青霉素。

① 岛青霉毒性代谢产物　从岛青霉分离出的有毒代谢产物有黄米毒素（又叫黄天精）、岛青霉素和红米毒素（又叫红天精）等。上述毒素对肝脏有毒害作用，其中黄天精和岛青霉素有致癌作用。

② 黄绿青霉素　是由黄绿青霉产生的毒素，属于神经毒。动物实验证明，动物中毒后起初后肢麻痹，后损害中枢神经，直至呼吸停止而死亡。

③ 橘青霉毒素　是由橘青霉产生的毒素，对实验动物的肾脏有毒害作用。

三、人畜共患传染病污染及其预防

1. 口蹄疫病毒对食品的污染及预防

口蹄疫病毒是引起偶蹄兽口蹄疫（一种接触性急性传染病）的病原，多见于牛、羊、猪。病畜的唾液、粪尿、肉和乳汁中含有口蹄疫病毒。有个别口蹄疫病毒的变种可传染给人。人常因食用生乳或其他未消毒的畜产品，以及接触病畜而感染该病毒。口蹄疫是动物传染病中传播速度最快、发病率最高、流行最猛烈，对畜牧业生产的危害最严重的传染病之一。

(1) 传染源及传播途径 口蹄疫病毒能感染牛、羊、猪、驼和人等。口蹄疫一年四季均可发生，但以冬春、秋季气候较寒冷时多发，尤以春秋最为流行。其传播方式有蔓延式和跳跃式两种。病畜、带毒畜是最主要的直接传染源，另外病畜的尿、粪、呼出的气、唾液、精液、毛、内脏等，以及污染的圈舍、饲料、水、用具等可成为间接传染源，牛、羊、猪、驼可互相传染。病毒可通过消化道、呼吸道、破损的皮肤、黏膜、眼结膜、人工授精、鼠类、鸟类、昆虫等途径传播。

(2) 口蹄疫病畜的鉴定与处理 病畜体温升高，在蹄部、口腔黏膜、乳房、皮肤出现水疱，继而发生溃疡，形成黄色痂皮，严重者可造成蹄壳脱落，出现跛行。

根据临床症状及流行特点诊断，患病畜立即销毁。

(3) 预防措施 首先封锁厂（场）区，停止牲畜流动，报告当地有关部门采取防疫措施，并送检病理科确诊；将同批牲畜在当日全部宰完；病畜的粪便、胃肠内容物、污物和污染水经消毒后方可运出或排出，病畜停留过的场地、圈舍和车间进行消毒处理；所有设备、工具和工作人员的工作服、帽、靴应进行彻底消毒。

2. 猪水疱病毒对食品的污染及预防

猪水疱病毒（swine vesicular disease virus）是引起猪急性水疱性传染病的病原。该传染病主要以猪的危害严重，在某些研究室曾有从事研究的人员染病。

(1) 传染源及传播途径 传染源主要是病猪、带毒猪。病毒由粪、尿、水疱液、乳等排出，通过接触或经污染的饲料进入消化道传播。本病的流行性强，发病率高。

(2) 猪水疱病的鉴定与处理 病猪主要表现蹄部出现水疱，鼻盘、舌、唇和母猪的乳头也有发生，水疱破裂出现溃疡，甚至化脓。其临床症状与口蹄疫相似，较难区别，具体鉴定方法见表 6-2。

表 6-2 猪水疱病毒与口蹄疫病毒鉴别表

项目	试验内容	猪水疱病毒	猪口蹄疫(O型)病毒
不同日龄乳	2 日龄	死亡	死亡
鼠感染试验	7～9 日龄	健活	死亡
抗酸试验		能耐 pH 5.0	对 pH 5.0 敏感
血清中和试验	猪水疱病血清	能中和	不能中和
	猪口蹄疫(O 型)血清	不能中和	能中和
血清保护试验	猪水疱病免疫血清	能保护	不能保护
	猪口蹄疫(O 型)免疫血清	不能保护	能保护
反向间接	猪水疱病免疫球蛋白致敏红细胞	阳性	阴性
血凝试验	猪口蹄疫(O 型)免疫球蛋白致敏红细胞	阴性	阳性

病猪应销毁；可能被感染的同群猪应全部宰完，其肉尸、内脏、头、蹄、血液和骨骼等高温处理后出厂，毛皮经消毒后出厂，屠宰场所须用3%～4%的热碱水消毒，工作服用蒸汽或煮沸消毒。

（3）**预防措施** 预防措施与预防口蹄疫相同。

3. 猪瘟病毒对食品的污染及预防

猪瘟病毒（hog cholera virus）是猪瘟的病原。猪瘟传染性强，病死率高，严重威胁着养猪业的发展。在自然情况下，除猪外，该病毒对人和其他畜禽均无致病性，但在发病过程中，常有沙门菌及大肠杆菌继发感染。因此，未经适当处理的病猪肉及其副产品，除了散播病原外，还可能成为细菌性食物中毒的原因之一。

（1）**传染源及传播途径** 猪瘟仅发生于猪和野猪，病猪是主要传染源，由粪、尿和各种分泌物排出病毒，经肉品、废料和废水厂散毒，经消化道、呼吸道、眼结膜及皮肤伤口等处感染。

（2）**猪瘟的鉴定及处理** 病猪表现发热，食欲减退及废绝，皮肤有出血点、发紫，有腹泻及便秘等症状；宰后常发现病猪全身淋巴结肿大，边缘出血或网状出血呈大理石状，内脏器官广泛出血、坏死，脾边缘梗死，亚急性和慢性病例在盲结肠黏膜上出现纽扣状肿，骨骺线增厚。

有显著病变者，其肉尸及内脏和血液销毁或作工业用材料；有轻微病变者（含疹块型及慢性猪丹毒），割除病变肉尸及内脏病变部分，应在24h内高温处理后出场，血液作工业用材料或销毁，猪皮消毒后出场，脂肪炼制食用油。

（3）**预防措施** 必须加强猪瘟的防治，严格肉品卫生检验和处理制度。

4. 疯牛病

疯牛病是牛海绵状脑病（BSE）的俗称，为一种慢性、具有传染性的致死性中枢神经系统疾病，它是由朊病毒所引起。该病在1985年4月首先发现于英国，并于1986年11月定名为BSE。BSE自1986年首诊以来，全世界已发现18万头以上的病牛，其中90%的病牛都发生在英国。BSE的流行给养牛业、饲料加工业、牛肉及其产品、活牛、牛精液和胚胎的贸易都造成了严重损失，同时也严重威胁着人类的健康和生命。

（1）**传染源及传播途径** 朊病毒的自然感染和实验感染的宿主范围很广，如小白鼠、绵羊、山羊、猪、猫、羚羊、金丝猴等动物皆可表现典型的海绵状脑病。乳牛的发病率明显高于肉牛。英国暴发疯牛病是高蛋白补充饲料肉骨粉被痒病朊病毒污染所致。因此，肉骨粉是导致本病流行的主要途径。

关于人吃了带有疯牛病病原体的牛肉，是否会引起人的“BSE”，目前尚无定论。但许多科学家都坚信，疯牛病和最近出现的人类的新型克雅病存在着必然的联系。迄今为止，有上百人因疯牛病传染而患上新型克雅病。

（2）**疯牛病的鉴定**

① 疯牛病的临床表现 牛的体质下降、产奶量减少、体温偏高、心搏缓慢、呼吸频率增加，但血液生化指标无明显变化，很多病牛食欲仍然良好。病牛具体表现有：精神上表现为恐惧、神经质、狂暴，具有攻击性；运动上表现为共济失调，站立困难，步态不稳，头部和肩部肌肉震颤，后肢伸展过度；感觉出现异常，如对声音、气味和触觉过度敏感等。

② 疯牛病的病理变化 剖检肉眼可见变化不明显。病理组织学变化的特征主要是脑灰质呈空泡变性、神经元消失和原胶质细胞肥大。

根据临床症状、病理组织学变化、脑电图、免疫学和尿液电化学检测等进行诊断。目前公认的最可靠的诊断方法是：对疑似牛进行剖检，采取其脑部组织按常规方法制作切片经染色后镜检，根据患牛脑干核的神经元空泡变化和海绵状变化的出现与否进行判定。

(3) 预防措施　由于目前对疯牛病了解不多，尚无有效的预防控制方法。目前采取的具体措施有：①增强防范意识，发现疫情后及时上报，妥善处理。②加大防疫力度，严厉打击肉品走私活动，提高我国肉品信誉，保证质量。③严格入境检疫，禁止疫区的动物及其产品入境，对来自疫区的交通工具进行严格的消毒处理，加强对入境货物、邮寄品的检查，对途经或停留我国境内的航班、船只废弃物等作无害化处理。④严把饲料质量关，在饲料生产上要保证消灭病原因子，禁止给反刍动物饲喂反刍动物组织。⑤交换遗传材料（精液、胚胎）方面要注意防范病原因子的引入。⑥一旦发现有可疑病畜即焚毁。⑦加强食品卫生检疫，杜绝经食物链引入 BSE。⑧加大研究力度，促进防治朊病毒病药物的研制开发。一旦发现疯牛病病牛及患痒病的羊，对它们的后代以及与其有过紧密接触的牛、羊，迅速扑杀、焚烧；停喂带有疯牛病和痒病病原的肉骨粉饲料，切断其传播途径。

第二节　食品的药物污染及其预防

一、农药污染及其预防

农药（pesticides）是指用于防治农林牧业生产中的有害生物和调节植物生长的人工合成或者天然物质。

全世界危害农作物的昆虫有 10000 多种、病原菌 8000 多种、线虫 1500 多种、杂草 2000 多种，由此造成的损失是惊人的，严重时甚至可造成绝产。美国每年因病虫害作物收成减少 37%。据 FAO 调查，全世界每年粮食因病虫害夺去收成的 20%～40%，发展中国家农作物损失率高达 40%～50%，由此造成的经济损失达 1200 亿美元，使用农药后可挽回损失相当于农业总产值的 15%～30%。同样在我国，通过农药的使用，每年可减少经济损失 300 亿元左右。要靠有限的土地养活不断增长的人口，就必须提高单位面积的产量，很重要的手段之一是必须使用农药。

由于使用农药对食品造成的污染（包括农药本身及其有毒衍生物的污染）称之为食品农药残留。目前，农药污染食品引起的危害是全世界共同面临的一个重要的食品卫生问题，农药污染食品引起的中毒事件在我国也频繁出现。近年来，我国发生的农药中毒主要是有机磷农药中毒，尤其是用甲胺磷喷洒蔬菜致使残留量过高引起中毒的报告较多。

按化学组成及结构可将农药分为有机磷、有机氯、有机汞、有机砷、氨基甲酸酯、拟除虫菊酯等多种类型。

1. 食品中农药残留的来源

(1) 施用农药对农作物的直接污染　其污染程度主要取决于农药性质、剂型、施用方法、施药浓度、施药时间、施药次数、气象条件、农作物品种等。

(2) 农作物从污染的环境中吸收农药　施用农药后，大量农药进入空气、水和土壤中，成为环境污染物。农作物可长期从污染的环境中吸收农药，尤其是从土壤和灌溉水中吸收农药。

(3) 通过食物链污染食品　动物食用被农药污染的饲料后，使肉、奶、蛋受到污染；江河湖海被含农药的工业废水污染后，使水产品受到污染等。某些化学物质在沿着食物链（food chain）移动过程中产生生物富集作用，即每经过一种生物体，其浓度就有一次明显的增高。所以，位于食物链最高端的人，接触的污染物最多，其危害也最大。某些理化性质比较稳定的农药，如有机氯、有机汞等，它们的脂溶性强，与酶和蛋白质有高度亲和力，可长期储存于脂肪组织中，通过食物链的作用逐步浓缩，使残留量增高。

（4）其他来源的污染

① 粮库内使用熏蒸剂等对粮食造成污染。

② 在畜禽饲养场所及畜禽体上施用农药对动物食品造成污染。

③ 用农药污染的容器、车、船等盛放粮食对粮食造成污染。

④ 事故性污染，如：误食拌过农药的种子；误将农药加入或掺入食品中；施用时用错品种或剂量而使农药残留等。

2. 食品中常见的农药残留及其对人体的危害

（1）有机磷 近年来，有机磷农药发展较快，品种很多，是目前使用量最大的杀虫剂之一，常用的有敌百虫、敌敌畏、乐果、马拉硫磷等。部分品种可用作杀菌剂，如稻瘟净、异稻瘟净、敌瘟灵；或杀线虫剂，如克线丹、丙线磷、苯线磷。

此类农药属高效、低毒、低残留品种。有机磷属于神经毒素，主要抑制生物体内胆碱酯酶活性，部分品种有迟发性神经毒作用。慢性中毒主要是使神经系统、血液系统和视觉受到损伤。

早期发现的一些品种，如内吸磷、甲胺磷、对硫磷等对人和哺乳动物有较大的毒性。有机磷农药中毒的轻重与进入量有关，死亡率较高，轻度食物中毒一般可出现头晕、头痛、恶心、呕吐、多汗、胸闷等症状；中度中毒者还有腹痛、腹泻、步态蹒跚、轻度呼吸困难等；重度中毒者则出现心跳加快、血压升高、肺水肿、抽风等症状。某些有机磷农药有迟发性神经毒性，即在急性中毒发生2周后出现四肢软弱无力和运动失调。因此，世界各国对这些剧毒农药已采取了限制和禁用的规定。

（2）有机氯 是早期使用的最主要的杀虫剂，主要有六六六和DDT，其化学性质稳定，不易分解，能在环境和食品中长期残留。如DDT在土壤中消失95%的时间为3～30年，平均为10年；六六六为3～10年，平均为6.5年。目前，在各类食品中大多可检出不同程度的有机氯残留。水生生物对有机氯有较强的生物富集作用，其富集系数藻类可达500倍、鱼贝类可达2000～3000倍，而食鱼的水鸟可达10万倍以上。

有机氯对动物的急性毒性多属低毒和中等毒性。人类急性中毒多因误食或投毒引起。急性中毒时，主要表现为神经毒作用，例如震颤、抽搐和瘫痪等。实验动物长期低剂量摄入有机氯农药，可致慢性中毒。慢性中毒主要表现为肝脏病变、血液和神经系统损害。部分有机氯农药及其代谢产物有一定的致畸性。人群流行病学调查也表明，使用此类农药较多地区的畸胎率和死胎率比使用此类农药较少的地区高10倍左右。某些有机氯农药对动物有一定的致癌作用。据报道，较大剂量的DDT可使小鼠、兔和豚鼠等动物的肝癌发病率明显增高。

由于有机氯农药易于在环境中长期蓄积，并可通过食物链而逐级浓缩，还有一定的潜在危害和“三致”毒性作用，故在许多国家已停止使用。我国于1983年停止生产，1984年停止使用六六六和DDT等有机氯农药。但目前对停止使用有机氯农药（尤其是生物半衰期较短的品种如硫丹、甲氧滴滴涕等）的问题仍有一些争议。

（3）氨基甲酸酯 这是针对有机磷农药的缺点而研制出的一类农药，具有高效、低毒、低残留的特点，广泛用于杀虫、杀螨、杀线虫、杀菌和除草等方面，杀虫剂主要有西维因(甲萘威)、涕灭威、速灭威、克百威、抗蚜威、异丙威、仲丁威等，除草剂有灭草灵、灭草猛等。

氨基甲酸酯类农药不易在生物体内蓄积，在农作物中残留时间短，谷类中半衰期为3～4天，畜禽肌肉和脂肪中残留量低，残留时间约为7天。尽管氨基甲酸酯农药的残留较有机磷农药轻，但随着其用量和使用范围的不断增大，食品残留问题也逐渐突出，已引起多起食物中毒事件。

氨基甲酸酯类农药中毒机理和症状基本与有机磷农药类似，但它对胆碱酯酶的抑制作用是可逆的，水解后的酶活性可不同程度恢复，且无迟发性神经毒性，故中毒恢复较快。我国因误食、误用此类农药引起的急性中毒事件时有发生。急性中毒使患者出现精神沉郁、流泪、肌肉无力、震颤、痉挛、低血压、瞳孔缩小，甚至呼吸困难等胆碱酯酶抑制症状，重者心功能障碍，甚至死亡；中毒轻时表现头痛、呕吐、腹痛、腹泻、视力模糊、抽搐、流涎、记忆力下降。涕灭威和克百威急性毒性较强，WHO将涕灭威列为极危险的有害农药，1985年美国加州由于涕灭威污染西瓜引起281人中毒。

氨基甲酸酯类农药具有氨基，在环境中或动物胃内酸性条件下与亚硝酸盐反应易生成亚硝基化合物，致使氨基甲酸酯农药具有潜在的致癌性、致突变性和致畸性。动物实验表明，西维因可诱发大鼠和小鼠的肿瘤，并对豚鼠、狗、仓鼠、猪、鸡和鸭等动物有致畸作用，在Ames试验中显示出较强的致突变性。但人群流行病学调查显示，至今未见氨基甲酸酯农药具有直接致癌性的有关报告。所以，对这类农药的安全性评价问题，尚需进一步研究。

(4) 拟除虫菊酯农药 拟除虫菊酯农药是一类模拟天然除虫菊酯的化学结构而合成的杀虫剂和杀螨剂，具有高效、广谱、低毒、低残留的特点，广泛用于蔬菜、水果、粮食、棉花和烟草等农作物。目前常用20多个品种，主要有氯氰菊酯、溴氰菊酯、氰戊菊酯、甲氰菊酯、二氯苯醚菊酯、三氟氯氰菊酯等。

拟除虫菊酯农药在自然环境中降解快，不易在生物体内残留，在农作物中残留期通常为7～30天。农产品中的拟除虫菊酯农药主要来自喷施时直接污染，常残留于果皮。这类杀虫剂对水生生物毒性大，生产A级绿色食品时，禁止用于水稻和其他水生作物。

拟除虫菊酯属中等或低毒类农药，在生物体内不产生蓄积效应，因其用量低，一般对人的毒性不强。这类农药主要作用于神经系统，使神经传导受阻，出现痉挛和共济失调等症状，但对胆碱酯酶无抑制作用。人的急性中毒多因误食或农药生产和使用中接触所致，中毒后表现为神经系统症状：流涎、多汗、运动障碍、言语不清、意识障碍、反应迟钝、视力模糊、肌肉震颤、呼吸困难；严重时抽搐、昏迷、心动过速、瞳孔缩小、对光反射消失、大小便失禁，甚至死亡。拟除虫菊酯农药对皮肤有刺激作用，可引起麻木、瘙痒和迟发性变态反应。动物实验表明，大剂量氰戊菊酯饲喂动物，有诱变性和胚胎毒性。

(5) 有机汞 有机汞农药如西力生（氯化乙基汞）和赛力散（醋酸苯汞），毒性大且不易降解。有机汞残留进入人体后，主要蓄积在肾、肝、脑等组织中，而且排出很慢，每天仅排出储量的1%。汞可以通过母体胎盘和乳汁进入婴儿体内，母体摄入有机汞的量虽未达到中毒量，但胎儿常发生畸形。我国于1972年起已停止使用。

(6) 有机砷 有机砷类杀虫剂如稻脚青、福美砷、田安等，在体内可转变为毒性很大的As^{3+}，导致中毒和肿瘤。

(7) 混配农药的毒性 两种或两种以上农药的合理混配使用可提高其作用效果，并可延缓昆虫和杂草对其产生抗性，故近年来混配农药的生产和使用品种日益增多。多种农药混合或复配使用有时可加重其毒性（包括相加及协同作用），如有机磷可增加拟除虫菊酯农药的毒性；氨基甲酸酯和有机磷农药混配使用则对胆碱酯酶的抑制作用显著增强；有机磷农药之间亦常有明显的协同作用。

3. 控制食品中农药残留的措施

（1）加强对农药生产和经营的管理 我国已颁布《农药登记毒理学试验方法》[GB 15670.(1～29)—2017] 和《食品安全国家标准 食品安全性毒理学评价程序》(GB 15193—2014)，它们分别对农药及食品农药残留的毒性试验方法和结果评价做了具体的规定和说明。

（2）安全合理使用农药 我国已颁布了2017年新修订的《农药管理条例》、2017年新实施的《农药登记资料要求》以及2017年新修订的《农药标签和说明书管理办法》等法规，对主要作物和常用农药规定了最高用药量或最低稀释倍数、最多使用次数和安全间隔期（最后一次施药距收获期的天数），以保证食品中农药残留不致超过最大允许限量标准。同时也应注意对使用者进行充分的宣传和指导，加强安全防护工作，防止农药污染环境和农药中毒事故发生。

（3）制定和严格执行食品中农药残留限量标准 到目前为止，农业部共制定了387种农药在284种农产品中的5450项残留限量标准，使我国农药残留标准覆盖了绝大部分的农产品和初级加工产品。我国农药残留标准体系正在加紧建设，计划到2020年制定农药残留标准达到1万项以上，届时将形成基本覆盖主要农产品的完善配套的农药残留标准体系，以实现农药生产有标可依、产品有标可检、执法有标可判的目标。

（4）发展高效、低毒、低残留的新农药 发展高效、低毒、低残留的新农药，及时淘汰或停用高毒、高残留、长期污染环境的农药，是防止农药残留毒的一项重要措施。

（5）推广综合防治新技术 综合防治包括化学防治、生物防治、物理防治，如：增加生物农药（微生物、植物、抗生素、激素等）的使用，培育抗病虫害和抗除草剂的农作物品种，培育利用昆虫天敌，改善农作物栽培技术等。

二、兽药污染及其预防

FAO/WHO的相关规定把兽药残留定义为：兽药残留是指动物产品的任何可食部位所含兽药的母体化合物及/或其代谢产物，以及与兽药有关的杂质的残留。所以，兽药残留既包括原药残留，也包括药物在体内的代谢产物残留。另外，药物或其代谢产物与内源大分子共价结合的产物称为结合残留。动物组织中存在共价结合物（结合残留）则表明药物对靶动物具有潜在毒性作用。主要的残留兽药有抗生素、磺胺类药、呋喃类药、激素类药和驱虫类药等。

1. 食品中兽药污染的来源

（1）预防和治疗畜禽疾病用药 为预防和治疗畜禽疾病，通过口服、注射、局部用药等方法可使药物残留于动物体内而污染食品。

（2）饲料添加剂中兽药的使用 为了促进畜禽的生长或预防动物的某些疾病，在饲料中常添加一些药物。这样通过小剂量长时间地喂养，使药物残留在食用动物体内，从而引起食品的兽药残留污染。

（3）食品保鲜中引入药物 为使食品保鲜，有时加入某些抗生素等药物来抑制微生物的生长、繁殖，这样也会不同程度地造成食品的药物污染。

2. 食品中兽药残留对人体的危害

人们食用残留兽药的动物性食品后，虽然大部分不表现为急性毒性作用，但如果经常摄入低剂量的兽药残留物，经过一段时间后，残留物可在人体内慢慢蓄积而导致各种器官的病变，对人体产生一些不良反应，主要表现在以下几方面。

(1) **毒性作用** 人长期摄入含兽药残留的动物性食品后，药物不断在体内蓄积，当浓度达到一定量后，就会对人体产生毒性作用。如磺胺类药物可引起肾损害，特别是乙酰化磺胺在酸性尿中溶解度降低，析出结晶后损害肾脏。

(2) **过敏反应和变态反应** 经常食用一些含低剂量抗菌药物残留的食品能使易感的个体出现过敏反应，这些药物包括青霉素、四环素、磺胺类药物及某些氨基糖苷类抗生素等，严重者可引起休克，短时间内出现血压下降、皮疹、喉头水肿、呼吸困难等严重症状。在牛乳中的青霉素类药物引起的变态反应，轻者表现为接触性皮炎和皮肤反应，严重者表现为致死的过敏性休克。四环素药物可引起过敏和荨麻疹。磺胺类药物表现在皮炎、白细胞减少、溶血性贫血等方面。

(3) **细菌耐药性** 动物经常反复接触某一种抗菌药物，其体内敏感菌株将受到选择性的抑制，从而使耐药菌株大量繁殖。由于细菌数量大、繁殖快、易变异，而且耐药性的 R 质粒可以在菌株间横向转移，造成耐药性基因的扩散，使一种细菌产生多种耐药性。

经常食用含药物残留的动物性食品，一方面具有耐药性的能引起人畜共患病的病原菌可能大量增加，另一方面带有药物抗性的耐药因子可传递给人类病原菌，当人体发生疾病时，耐药菌株感染往往会延误正常的治疗过程。

1972 年，在墨西哥有 1 万多人被抗氯霉素的伤寒杆菌感染，导致 1400 多人死亡。据美国《新闻周刊》报道，仅 1992 年全美就有 13300 名患者死于抗生素耐药性细菌感染。在中国，磺胺类、四环素类、青霉素、氯霉素、卡那霉素、庆大霉素等药物，已在畜禽中产生耐药性，使用剂量不得不大幅度增加。

(4) **菌群失调** 在正常条件下，人体肠道内的菌群由于在多年共同进化过程中与人体能相互适应，所以可以对人体健康产生有益的作用，如某些菌群能抑制其他有害菌群的过度繁殖；某些菌群能合成 B 族维生素和维生素 K 以供机体使用。但是，过多应用药物会使这种平衡发生紊乱，造成一些非致病菌的死亡，使菌群的平衡失调，从而导致长期的腹泻或引起维生素的缺乏等，造成对人体的危害。

(5) **“三致”作用** “三致”是指致畸、致癌、致突变。苯并咪唑类药物是兽医临床上常用的广谱抗蠕虫病的药物，可持久地残留于肝内并对动物具有潜在的致畸性和致突变性，这类物质残留无疑会对人体产生潜在的危害。喹乙醇也有报道有致突变作用。另外，残留于食品中的克球酚、雌激素也有致癌作用。

克伦特罗是有代表性的饲料中禁用药物，它引起的食物中毒是近年来药物残留影响食品安全的典型案例。

盐酸克伦特罗俗称瘦肉精，是白色或类白色的结晶粉末，无臭、味苦，猪食用后在代谢过程中能够促进蛋白质合成，加速脂肪的转化和分解，提高猪肉的瘦肉率。它在猪中的残留量由高到低的组织器官依次为肝、肾、肺、肌肉，一般情况下肝脏的残留是肌肉的 200 倍。一餐食用含“瘦肉精”的猪肝 0.25kg 以上者，常见有恶心、头晕、四肢无力、手颤等中毒症状。含“瘦肉精”的食品对心脏病、高血压、甲亢和前列腺肥大等疾病患者及老年人的危害更大。

(6) 激素的副作用 激素类物质虽有很强的作用效果，但也会带来很大的副作用。人们长期食用含低剂量激素的动物性食品，由于积累效应，有可能干扰人体的激素分泌体系和身体正常机能，特别是类固醇类和β-兴奋剂类在体内不易代谢破坏，其残留对食品安全威胁很大。

3. 控制食品中兽药残留的措施

(1) 加强药物的合理使用规范 包括合理配置用药、使用兽用专用药，能用一种药的情况下不用多种药，特殊情况下最多不超过三种抗菌药物同时使用。

(2) 严格规定休药期和制定动物性食品药物的最大残留限量 为保证给予动物内服或注射药物后药物在动物组织中残留浓度能降至安全范围，必须严格规定药物休药期，并制定最大残留限量。

(3) 加强监督检测工作 肉品检验部门、饲料监督检查部门以及技术监督部门应该加强动物饲料和动物性食品中药物残留的检测，建立并完善分析系统，以保证动物性食品的安全性，提高食品质量，减少因消费动物性食品引起变态反应的危险性。

另外，控制动物性食品中兽药残留，还可通过制备高效低毒化学药品和加强对新药物进行安全性毒理学评价进行控制。

(4) 合适的食用方式 可通过烹调加工、冷藏加工等方法减少食品中兽药残留。如WTO估计肉制品中的四环素类兽药残留经加热烹调后，在5～10mg/kg的残留量可减低至1mg/kg。氯霉素经煮沸30min后，至少有85%失去活性。

第三节　食品中有害金属的污染及其预防

金属对食品安全性的影响是非常大的，它属于化学物质污染的重要内容之一，人们较早就对金属的食品安全性问题给予了重视。研究表明，重金属污染以镉、铅、汞等元素最为严重，这些有毒元素进入食品的途径除高本底值的自然环境因素外，主要是人为造成的环境污染，如工业“三废”排放、农药化学品的使用、人类生活污水排放等；食品加工过程也是造成食品有毒金属污染的另一途径。这里需要指出的是，砷是一种准金属元素，虽属非金属，但由于其化学性质和环境行为与重金属相似，通常也归并于重金属的研究范围。

随食物进入人体的金属在人体内的存在形式除了以原形为主外，还可以转变成具有高毒性的化合物形式。多数金属在体内有蓄积性，半衰期较长，能产生急性和慢性毒性反应，还可能产生致畸、致癌和致突变作用。对食品安全性产生影响的金属较多，下面就几种主要的金属进行介绍。

一、食品中镉的污染

镉是银白色有延展性的金属，在自然界分布广泛，但其含量甚微，在地壳中平均含量为0.15mg/kg。镉在自然界以硫镉形式存在，并常与锌、铅、铜、锰等共存。在这些金属冶炼过程中会排出大量的镉，进而进入环境。

1. 食品中镉的来源

镉在工业上应用十分广泛，如化工、电镀、化肥、涂料等。镉矿的开采和冶炼，以及工业中含镉废水、烟尘和废渣的排放都可造成环境的污染。环境中的镉经水体和土壤而污染动植物。不同食物被镉污染的程度差异较大，海产品、动物内脏特别是肾、肝中镉含量高；植物性食品中镉污染相对较小，其中谷物和洋葱、豆类、萝卜等蔬菜污染较重，在烟叶中镉含量最高；含镉容器的迁移也是镉污染的来源之一。

水体一般含镉 1μg/L，被污染的水体镉含量增高可直接污染水生生物和土壤。水生生物能从水中浓缩镉，造成体内镉的富集。土壤中的镉主要经农作物吸收而污染植物性食品。

2. 镉污染对人体的危害

镉不是人体的必需元素，它有较强的毒性，人体内的镉是通过摄入含镉食物而逐渐蓄积的，在机体内的半衰期达 10～35 年。镉通过消化道吸收的仅为 1%～6%，主要蓄积于肾和肝。

食品中含高浓度镉或容器被镉污染，可导致人急性镉中毒，食入含镉食物 3～15min 会引起呕吐、腹泻、头晕、多涎、意识丧失等症状；长期摄入含镉食物，可使肾脏发生慢性中毒，导致肾小管的重吸收发生障碍，可发生肾小管性蛋白尿、氨基酸尿和糖尿；当镉进入人体后，由于镉离子取代了骨骼中的钙离子，从而妨碍钙在骨质上的正常沉积，同时也妨碍骨胶原的正常固化成熟，导致以骨质疏松、多发性骨折为主要症状的慢性中毒。

日本 1955 年发生的公害病“骨痛病”就是因为环境污染致使大米的镉含量明显增加，对人体造成以骨骼系统病变为主的一种慢性疾病。镉还具有致突变和致癌作用，镉可引起肺、前列腺和睾丸的肿瘤。镉还可能与高血压和动脉粥样硬化的发病有关，因为高血压患者的肾镉含量和镉/锌均比其他疾病患者高得多。镉还能引起贫血，一方面镉在肠道内可阻碍铁的吸收，另一方面当摄入大量镉后，可使尿中的铁排出增加。镉还能抑制骨髓血红蛋白的合成。最近的研究证明镉还具有免疫毒性。1987 年国际抗癌联盟（IARC）将镉定为ⅡA 级致癌物，1993 年被修订为ⅠA 级致癌物。

二、食品中铅的污染

铅是银灰色重金属元素，质软，可弯曲。铅不是以纯元素状态存在的，而是与其他元素结合成盐类。它经常与其他金属结合，特别是锌、铁、镉和银，以及和其他金属构成合金，如焊锡合金。

1. 食品中铅的来源

铅是日常生活和工业生产中使用最广泛的有毒金属之一，铅在环境中分布很广，存在于土壤、水、空气和许多工业产品中。

食品中的铅污染主要来自人为污染，包括某些工业企业，如冶炼、蓄电池、含铅涂料等行业的三废污染，其中废旧蓄电池和含铅汽油是造成环境铅污染的重要途径，全世界每年铅消耗量约为 400 万吨，其中约有 40%用于制造蓄电池，25%以烷基铅的形式加入汽油中作为防爆剂，其他主要用于建筑材料、电缆外套、制造弹药等方面，这些铅约 1/4 被重新回收利用，其余大部分以各种形式排放到环境中造成污染，也引起食品的铅污染；使用含铅杀虫剂；使用的食品容器、食具，如铅合金、搪瓷、陶瓷、马口铁等均可能含铅，在存放酸性食品时，可溶出铅而污染食品，水果汁在陶罐中贮藏 3 天后，铅含量达到 1300mg/L，1960 年在英国报道了一起由于饮用储存于陶器容器中的家庭酿酒而引起铅中毒的事件，在前南斯拉夫有 40 人以类似的方式中毒；此外，容器或管道的镀锡或焊锡不纯，含铅量过高，在与食品接触时，也会有大量的铅溶于食品中；某些食品添加剂如色素等也含有铅。通过全球膳食结构分析，人体每日摄入铅的量主要来自饮水和饮料中，而我国人民膳食中的铅主要来自谷物和蔬菜。

2. 铅污染对人体的危害

人类在早期就已充分认识到铅是一种有毒物。人体从各种途径吸收的铅，通过血液转运主要蓄积在骨骼中，铅在人体内的半衰期为4年。成人膳食铅吸收率在10%以下，3个月到8岁的儿童膳食铅的吸收率最高可达50%，吸收部位主要在十二指肠。

铅污染食品引起的慢性中毒主要表现为损害神经系统、造血器官和肾脏。铅中毒常见症状有食欲不振、胃肠炎、口腔金属味、失眠、头昏、肌肉关节疼痛、腹痛及便秘或腹泻、贫血、不孕不育等，严重时可出现痉挛、抽搐、瘫痪、循环衰竭。慢性铅中毒因为影响凝血酶活性，使凝血时间延长，在后期出现急性腹痛或瘫痪。现在，铅中毒的严重症状已不多见。人体摄入大量的铅后可引起铅的急性中毒，通常表现为肠胃效应，症状为剧烈的爆发性腹痛后，出现厌食、消化不良和便秘症状。

事实表明，儿童吸收的铅量较高，因此铅对儿童的危害更大。儿童的中枢神经系统对铅毒性有高度的敏感性，铅进入大脑可导致儿童智力发育迟缓、癫痫、脑性瘫痪和神经萎缩等永久性后遗症。人体吸收的铅量不仅与食物的含铅量和食物的摄入量有关，而且还和食物的组成成分有很大的关系，比如膳食中含有蛋白质、钙、铁、锌、硒和维生素C时，由于它们的影响，可使铅的毒性减低。

三、食品中汞的污染

汞是唯一在常温下呈液态的金属，俗称水银，是在自然界中分布广泛而且用途较广的一种有毒重金属。汞有金属汞、无机汞和有机汞等几种形式，大部分是与硫结合的硫化汞，广泛分布在地壳表层。汞与烷基化合物和卤素可以形成挥发性化合物，这些化合物具有很大的毒性，有机汞的毒性比无机汞大。汞在工农业生产方面具有广泛的用途，如用含汞农药浸种以防种子发霉，还可用于电器仪表、化工、制药、造纸、油漆颜料等工业，由于废电池液的排放，约有50%的汞进入环境，成为一个较大的污染源。

1. 食品中汞的来源

食品中的汞以单质汞、二价汞的化合物和烷基汞三种形式存在。食品中的汞含量通常很低，但随着环境污染的加剧，食品中汞的污染也越来越严重，部分食品的汞含量超过了限量标准。

进入人体的汞主要来自被污染的鱼类。汞经被动吸收作用渗透入浮游生物，鱼类通过摄食浮游生物和腮摄入汞，因此被污染鱼贝类是食品中汞的主要来源。由于食物链的生物富集和生物放大作用，鱼体中甲基汞的浓度可以达到很高的水平。烷基汞对食品的污染较单质汞和二价汞化合物更严重。水中的无机汞在重力的作用下沉降到海底的污泥中，在海中微生物的作用下，转变为甲基汞，并在鱼体中蓄积。震惊世界的“水俣病”即是因长期食用受甲基汞污染的鱼类引起的慢性甲基汞中毒。

植物本身含有微量汞，大多数植物汞的自然界含量为1～100μg/kg。粮食作物含汞量为1.0～8.2μg/kg。蔬菜类作物含汞量相对较低，其中以叶菜类最高，含汞量为1.2～10.75μg/kg。

2. 汞污染对人体的危害

微量汞在正常人体内一般不致引起危害，进入体内的汞可随尿、粪便、汗液排出体外，基本上是摄入量与排泄量平衡，但摄入量超过一定限度即有中毒的危险。

食品中金属汞几乎不吸收；无机汞的吸收率也较低，有90%以上随粪便排出。而有机汞的消化道吸收率很高，甲基汞的人体吸收率可以达到90%以上。吸收的汞分布于全身组织中，但主要蓄积在肝和肾。有机汞引起的急性中毒，早期主要可造成肠胃系统的损害，引起肠道黏膜发炎，剧烈腹痛、腹泻和呕吐，甚至导致虚脱而死亡。经食物摄入甲基汞引起的中毒，已有不少报道，如1969年在伊拉克，用经甲基汞处理过的麦种做面包，引起中毒，致使多人死亡、多人残废。甲基汞的亲脂性以及与巯基的亲和力很强，可以通过血脑屏障进入脑组织，通过胎盘屏障进入胎儿体内，并可引起婴儿先天畸形，严重者可造成流产、死产或使初生婴儿患先天性水俣病，表现为发育不良、智力减退，甚至发生脑麻痹而死亡。

甲基汞主要侵犯神经系统，特别是中枢神经系统，损害最严重的是小脑和大脑。慢性中毒开始时，感觉疲乏，头晕，失眠，肢体末端、嘴唇、舌和齿龈等麻木，有刺痛；随后发展为运动失调，言语不清，耳聋，视力模糊，记忆力衰退；严重者可出现精神紊乱，进而疯狂、痉挛而死。

四、食品中砷的污染

砷广泛分布于自然环境中，几乎所有的土壤中都存在砷。砷是一种非金属元素，但由于其许多理化性质类似于金属，故常将其称为“类金属”。砷化合物包括有机砷和无机砷，最普通的两种含砷无机化合物是As_2O_3（砒霜）和As_2O_5，一般三价砷毒性大于五价砷。砷化合物的毒性大小：无机砷＞有机砷。

1. 食品中砷的来源

一般来说，来自天然污染源的砷不会对食品造成严重污染，食品中砷的污染主要来自于砷在工农业生产中的应用。

（1）各种砷化合物的工业应用　含砷矿石的冶炼和煤的燃烧均可以产生废气、废水、废渣，直接和间接污染食品。

（2）含砷农药的使用　含砷农药主要有杀虫剂、杀菌剂、除草剂、脱叶剂和种子消毒剂。含砷农药的使用，可引起砷在土壤中的积累，从而直接影响粮食和蔬菜中砷的含量。

（3）畜牧业生产中含砷制剂的使用　一些五价砷常常作为鸡和猪的生长促进剂添加到动物饲料中，以促进动物生长、提高饲料利用率和防止肠道感染，如氨基苯胂酸及其钠盐常被用作猪饲料。

（4）海洋生物尤其甲壳类生物　虾、蟹、贝类及某些海藻对砷有很强的富集能力，通过食物链可以富集3300倍。但海洋生物中砷大部分为有机砷，它是由海水中的无机砷合成并经食物链逐渐转移到高层次的食物中。

（5）食品加工过程中原料、添加剂及容器和包装材料的污染　在日本森永奶粉砷中毒事件中，由于奶粉中添加的稳定剂磷酸氢二钠被砷污染，以致造成数万名婴儿中毒，死亡130名。英国也有报道使用被砷污染的葡萄糖制啤酒，造成7000人中毒、1000人死亡的案例。

2. 砷污染对人体的危害

食品中砷的摄入量取决于膳食结构。食品的种类不同，人体摄入砷的量也不一样。通常在污染严重的地区，食品中的砷含量较高，摄入的砷量自然也就高。

食品和饮水中的砷经消化道吸收后，在血中主要与血红蛋白的球蛋白结合，24h 后可以分布于全身组织，以肝、肾、脾、肺、皮肤、毛发、指甲、骨骼等器官和组织中蓄积量最高。砷的半衰期为 80～90 天，主要由粪便和尿液排出。砷与毛发和指甲中的角蛋白巯基有强结合力，这成为重要的排泄途径。

由于砷与巯基有强亲和力，尤其是对含双巯基结构的酶（如胃蛋白酶、胰蛋白酶等）有很强的抑制作用，可使体内代谢障碍。同时，由于砷可导致毛细血管通透性增加，引起多器官的广泛病变。砷能引起人体慢性和急性中毒。砷的急性中毒通常是由于误食而引起，砷慢性中毒是由于长期少量经口摄入受污染的食品引起。砷慢性中毒主要表现为食欲下降、体重下降、胃肠障碍、末梢神经炎、结膜炎、角膜硬化和皮肤变黑。据报道，长期受砷的毒害，皮肤的色泽会发生变化，如皮肤的黑色病便是砷毒害的特征。我国某地井水的含砷量为 1.0～2.5mg/L，自 1930～1961 年发生过多起慢性砷中毒事件，症状表现为开始皮肤出现白斑，后逐渐变黑，角化增厚呈橡皮状，出现龟裂性溃疡。另外，摄入含砷量高的食物（包括饮水）还会引起皮癌、肺癌。由于砷接触者肿瘤的发病率和死亡率均明显高于对照组，因此，认为砷具有致癌性。

砷具有从 DNA 链上取代磷酸盐的能力，从而引起染色体畸变以及抑制 DNA 的正常修复过程，因此砷还是一种致突变物。

五、减少食品中重金属污染的措施

化学元素造成的污染比较复杂，有毒元素污染食品后不容易去除，因此，为保障食品的安全性，防止食物中毒，应积极采取各种有效措施，防止其对食品的污染。

① 积极治理工业“三废”，减少环境污染。严格按照环境标准执行工业废气、废水、废渣的排放和处理，避免有毒化学元素污染农田、水源和食品。

② 加强农用化学物质的管理。禁止使用含有毒重金属的农药、化肥等化学物质，如含汞、含砷制剂。严格管理和控制农药、化肥的使用剂量、使用范围、使用时间及允许使用农药的品种。食品生产加工过程中使用添加剂或其他化学物质原料应遵守食品卫生规定，禁止使用已经禁用的食品添加剂或其他化学物质。

③ 限制使用含砷、含铅等金属的食品加工用具、管道、容器和包装材料，以及含有此类物质的添加剂和各种原材料。

④ 加强食品卫生监督管理，制定和完善食品化学元素允许限量标准；加强对食品的卫生监督监测工作；进行全膳食研究和食品安全性研究工作；进行生物监测和流行病学调查。

第四节　食品在贮藏加工过程中形成的有害化合物的污染及其预防

烟熏、油炸、焙烤、腌制等贮藏及加工技术，在改善食品的外观和质地、增加风味、延长保存期、钝化有毒物质（如酶抑制剂、红细胞凝集素）、提高食品的可利用度等方面发挥了很大作用。但同时还产生了一些有毒有害物质，如 *N*-亚硝基化合物、多环芳烃和杂环胺等，经过这些处理的食品存在着严重的安全性问题，对人体健康产生很大的危害。例如，在习惯吃熏鱼的冰岛、芬兰和挪威等国家，胃癌的发病率非常高。我国胃癌和食管癌高发区的居民也有喜食烟熏鱼和腌制蔬菜的习惯。美拉德反应和亚硝基化反应等在毒素和致癌物质形成过程中起着十分重要的作用。

一、N-亚硝基化合物的污染及其预防

N-亚硝基化合物是一类具有亚硝基结构的有机化合物，按其化学结构可分为两大类，即N-亚硝胺和N-亚硝酰胺，对动物有较强的致癌作用。迄今为止，已发现的亚硝基化合物有300多种，大部分有致癌作用。

1. 食品中N-亚硝基化合物的来源

N-亚硝基化合物是亚硝酸盐和胺类物质在一定条件下合成的。因此，亚硝酸盐与胺类物质可以被看作是N-亚硝基化合物的前体，由于硝酸盐可以在硝酸还原菌的作用下转化为亚硝酸盐，所以，也将硝酸盐划入N-亚硝基化合物的前体。N-亚硝基化合物的前体广泛存在于食品中，在食品加工过程中易转化成N-亚硝基化合物。据目前已有的结果，鱼类、肉类、蔬菜类、啤酒类等含有较多的N-亚硝基化合物。

(1) 鱼类及肉制品中的N-亚硝基化合物 硝酸盐和亚硝酸盐是腊肠、肉肠、灌肠和午餐肉等食品中的常用防腐剂，它们用于肉类保藏已有几个世纪的历史。硝酸盐和亚硝酸盐对肉毒梭菌有很强的抑制作用，可以有效地防止肉类腐败变质。此外，亚硝酸盐还是一种发色剂，亚硝酸盐和肉类的肌红蛋白反应，形成一种可增进食欲的桃红色。亚硝酸盐还赋予香肠、火腿和其他肉制品一种诱人的腌肉风味。

在鱼和肉类食物腌制和烘烤加工过程中，加入的硝酸盐和亚硝酸盐可与蛋白质分解产生的胺反应，形成N-亚硝基化合物，如吡咯亚硝胺和二甲基亚硝胺等。尤其是腐烂变质的鱼和肉类，可分解产生大量的胺类，其中包括二甲胺、三甲胺、脯氨酸、腐胺、吡咯烷等。这些化合物与添加的亚硝酸盐及食盐中存在的亚硝酸盐等作用生成N-亚硝基化合物。腌制食品如果再用烟熏，则N-亚硝基化合物的含量将会更高。

(2) 蔬菜瓜果中的N-亚硝基化合物 最近十年来，世界上氮肥使用量增长快，造成土壤中硝酸盐的含量增加，同时加剧了土壤硝酸盐的淋溶过程。硝酸盐由土壤渗透到地下水，对水体造成严重污染。我国对多个城市地下水的分析资料显示，大部分城市地下水的硝酸盐含量和亚硝酸盐含量都超过了国家标准。由于大量使用氮肥或土壤缺锰、钼等微量元素，使植物类食品中含有较多的硝酸盐和亚硝酸盐。在对蔬菜等进行加工处理和贮藏时，硝酸盐在硝酸盐还原酶的作用下，转化为亚硝酸盐，亚硝酸盐在适宜条件下，可与食品蛋白质的分解产物胺反应，生成N-亚硝基化合物。

(3) 啤酒中的N-亚硝基化合物 在啤酒酿制过程中，大麦芽在窑内直接用火加热干燥时，产生二甲基亚硝胺。虽然啤酒中检出二甲基亚硝胺的量不大，但啤酒的应用量大，故其危险性也不容忽视。

除此之外，一些全乳制品、霉变食品中，也存在着微量挥发性N-亚硝基化合物。

2. N-亚硝基化合物的毒性

N-亚硝基化合物是一种很强的致癌物质。目前尚未发现哪一种动物能耐受N-亚硝基化合物的攻击而不致癌的。目前，已对300多种N-亚硝基化合物进行了研究，有90%以上对动物具致突变、致畸和致癌作用。N-亚硝基化合物可诱发各种部位发生癌症，一次给予大剂量或长期小剂量均可导致癌变。亚硝胺的一个显著特点是它们具有对任何器官诱发肿瘤的

能力，其致癌性存在着器官特异性，并与其化学结构有关。

动物在胚胎期对 N-亚硝酰胺致癌作用的敏感性明显高于出生后或成年。

亚硝胺与亚硝酰胺在致癌机制上是不同的，亚硝胺不是终末致癌物，需要在体内代谢活化，而亚硝酰胺是终末致癌物，无需在体内活化就有致癌作用。

目前缺少 N-亚硝基化合物对人类直接致癌的研究资料，尽管如此，国内外大多数学者都认为，N-亚硝基化合物是威胁人类健康最重要的致癌物。例如，智利盛产硝石，食品中亚硝酸盐含量较高，其胃癌造成的死亡率也居世界首位。日本人爱吃咸鱼和咸菜，其胃癌高发。

3. 预防亚硝基化合物污染食品的措施

人体亚硝基化合物的来源有两种：一种由食物摄入；另一种是体内合成。无论是食物中的亚硝胺，还是体内合成的亚硝胺，其合成的前体物质都离不开亚硝酸盐和胺类。因此，减少亚硝酸盐的摄入是预防亚硝基化合物危害的有效措施。

（1）防止食物霉变及其他微生物的污染　食品发生霉变或被其他微生物污染时，可将硝酸盐还原为亚硝酸盐；霉变或其他微生物污染时可发生食品蛋白质的分解，产生胺类物质。为此，在食品加工时，应保证食品新鲜，防止微生物污染。

（2）控制食品加工中硝酸盐及亚硝酸盐的使用量　这样可以减少亚硝基化合物前体的量，在加工工艺可行的情况下，尽量使用亚硝酸盐及硝酸盐的替代品，如在肉制品生产中用维生素 C 作为发色剂等。

（3）使用钼肥　农业用肥与用水被认为与蔬菜中亚硝酸盐和硝酸盐含量有关。使用钼肥有利于降低硝酸盐含量。例如白萝卜和大白菜使用钼肥后，亚硝酸盐含量平均下降 26.5%。

（4）食用新鲜蔬菜、水果　新鲜蔬菜、水果不仅亚硝酸盐含量低，而且维生素 C 含量高，维生素 C 已被证明能阻断体内外亚硝胺的合成。

（5）提倡多食用其他能降低亚硝胺危害的食物　大蒜中的大蒜素有抑菌作用，能抑制硝酸还原菌的生长，减少硝酸盐在胃内转化为亚硝酸盐，从而减少亚硝胺在胃内的合成；茶叶中的茶多酚及猕猴桃、沙棘等中的维生素 C 等是天然抗氧化剂，能阻断亚硝胺的合成，还具有降低癌症发生率的作用。

（6）阻断体内亚硝胺的合成　注意口腔卫生、维持胃酸的分泌量、防止泌尿系统的感染等，可降低这些部位亚硝胺的合成。

（7）增加维生素 C 的摄入量　维生素 C 除可阻断亚硝胺的合成外，还有中和体内已形成的亚硝胺的作用，从而降低亚硝胺的危害。

二、多环芳烃的污染及其预防

多环芳烃（PAH）是指含有两个以上苯环的化合物，环与环之间的连接方式有两种，一种是非稠环化合物，如联苯；另一种是稠环化合物，如萘、苯并芘。多环芳烃是一类非常重要的环境污染物和化学致癌物。煤、石油、煤焦油、烟草和一些有机化合物的热解或不完全燃烧，会产生一系列多环芳烃化合物，长期接触这类物质可能诱发皮肤癌、阴囊癌、肺癌等。

1. 食品中 PAH 的污染

（1）污染来源　食品中的多环芳烃是环境的污染和食品中的大分子物质发生裂解、热聚所形成。

① 环境污染　在工业生产和其他人类活动中，由于有机物不完全燃烧，产生大量 PAH 并排放到环境中，再通过空气、接触等途径污染食品。

② 加工过程中形成　食品成分在加热加工时，受高温的影响发生裂解与热聚等反应，形成多环芳烃化合物。

③ 加工过程受污染　食品机械所用的润滑油含有 PAH，食品加工过程中若受到润滑油的污染，可造成食品的 PAH 污染；石油产品如沥青含有 PAH，若在沥青铺成的柏油马路上晾晒粮食，可造成粮食的 PAH 污染。

④ 水产品的污染　水体受 PAH 污染后，水产品可以通过生物放大作用富集 PAH。

⑤ 植物及微生物合成　某些植物及微生物可合成微量的 PAH。

(2) 食品污染情况

① 肉及肉制品　肉类在烤、烧、煎、熏、炸过程中可形成 PAH。直接用火烘烤比间接烘烤产生的 PAH 多；脂肪含量高的食品比脂肪含量低的食品产生的 PAH 多；烟熏是肉肠加工过程产生 PAH 的主要环节。

② 蔬菜、水果　蔬菜、水果中的 PAH 来源于环境污染，如靠近高速公路生长的莴苣可检出高浓度 PAH。

③ 粮谷类　粮谷类食品的 PAH 来源于空气污染及不合适的干燥过程，生长在靠近工业区的麦子、玉米、燕麦和大麦比远离工业区的 PAH 浓度更高；在柏油马路上晾晒粮食与用燃气干燥谷物均可使 PAH 污染粮食。

2. PAH 对人体健康的影响

由于 PAH 多属于低毒和中等毒力化合物，如萘的口服致死剂量成人为 5000～15000mg，儿童为 2000mg。而环境中 PAH 含量不足以造成 PAH 的急性中毒，因此 PAH 对健康的影响多是慢性接触的结果。试验中观察到的对动物的慢性损伤是引起动物肿瘤，其中 26 种 PAH 具有致癌性或可疑致癌性。3,4-苯并[*a*]芘是常见的多环芳烃类典型代表，其污染普遍、致癌性最强。

苯并[*a*]芘的化学性质稳定，在烹调过程中也不易被破坏。它具有强致癌性，可导致胃癌和消化道癌等，它可通过皮肤、呼吸道和消化道及被污染的食品等途径进入人体，或沉积于肺泡，或进入血液，并可蓄积于乳腺和脂肪组织中，严重危害人体健康。3,4-苯并[*a*]芘对人体的危害还表现在通过胎盘传给胎儿，动物实验发现，经口摄入的 3,4-苯并[*a*]芘可通过胎盘进入到胎儿体内，引起毒性及致癌性表现。

3. 减少 PAH 污染食品的措施

① 加强环境治理，减少工业“三废”对食品的污染。

② 改进食品加工烹调方法，熏制、烘干粮食应改进燃烧过程，改良食品烟熏剂，不使食品直接接触炭火熏制、烘烤，使用熏烟洗净器或冷熏液。

③ 减少油炸食品的食用量，尽量避免油脂的反复加热使用。

④ 粮食、油料种子不在柏油路上晾晒，以防沥青污染。

⑤ 机械化生产食品要防止润滑油污染食品，或改用食用油作润滑剂。

⑥ 采取措施，对污染的食品进行去毒处理。如油脂可用活性炭吸附去毒，粮谷可用日光或紫外线照射，以降低食品中的 PAH 含量。

【知识窗】

如何预防油烟危害?

要预防油烟危害，可以采用以下几项措施。

① 降低使用煎炸、爆炒、红烧、干锅等方式制作油脂需要高温加热的菜肴的比例，提升蒸、煮、炖、焯、凉拌等方式的比例。

② 炒菜时，减少大豆油、玉米油、葵花子油等含多不饱和脂肪酸较高比例油脂的使用，优先选用热稳定性较好的油类。如需要高温爆炒和煎炸，建议选棕榈油、椰子油等饱和度高、热稳定性好的油。

③ 不要用粗油、毛油，也不要反复用以前炒菜剩下的剩油。

④ 降低炒菜的油温。只要看到有点若有若无的烟，就马上把菜放进去炒制。选锅体较厚、热容量较大的少油烟锅。

使用吸力强的抽油烟机，注意安装时距离灶台的高度合理，不要太远，以保证吸力足够强，距离灶台 1m 远闻不到炒菜的味道为宜。

⑤ 在还没有开灶台火的时候就开抽油烟机，炒菜结束之后再继续抽 5min，保证没有充分燃烧的废气和油烟充分被吸走。同时，打开附近的窗户，使新鲜空气流入。炒菜时穿戴帽子和长袖罩衣，并及时更换，定期清洗。出厨房之后清洗手和脸。

三、杂环胺类化合物的污染及其预防

杂环胺是在食品加工、烹调过程中由于蛋白质、氨基酸热解而产生的一类化合物，其化学结构是带有杂环的伯胺，所以称为杂环胺。目前已发现有 20 多种杂环胺。杂环胺具有较强的致突变性，而且大多数已被证明可诱发实验动物多种组织肿瘤。所以，杂环胺对食品的污染以及所造成的健康危害已经成为食品安全领域关注的热点问题之一。

1. 食品中杂环胺的污染

食品中的杂环胺来源于蛋白质的热解。所以，几乎所有经过高温烹调的肉类食品都有致突变性，而不含蛋白质的食品致突变性很低或完全没有致突变性。

杂环胺的合成主要受前体物含量、加工温度和时间的影响。有实验证明，肉类在油煎之前添加氨基酸，其杂环胺产量比不加氨基酸的高许多倍，而许多高蛋白低肌酸的食品如动物内脏、牛乳、奶酪和豆制品等产生杂环胺远低于含有肌肉的食品。在食品加工过程中，加热温度和时间对杂环胺造成的影响很大。实验显示，煎、炸、烤产生的杂环胺多，而水煮则不产生或产生很少；油煎肉时将温度从 200℃ 提高到 300℃，致突变性可增加约 5 倍；肉类在 200℃ 油煎时，杂环胺产量在最初的 5min 就已很高，但随着烹调时间延长，肉中杂环胺含量有下降的趋势，这可能是部分前体物和形成的杂环胺随肉中的脂肪和水分迁移到锅底残留物中的缘故。如果将锅底残留物作为勾芡汤汁食用，那么杂环胺的摄入量将成倍增加。

除了肉类食品外，葡萄酒和啤酒中也含有杂环胺，香烟中也存在各种杂环胺。

2. 杂环胺对人体健康的危害

由于杂环胺普遍存在于肉类食品中，而且其致癌靶器官又与西方膳食模式相关的人类癌症相似，所以它们与人类癌症病因的关系不容忽视。而且这类食品除在烹调过程中形成杂环胺外，还可能产生其他可能的致癌物质，如亚硝基化合物、多环芳烃等，这些致癌物共同作用就有可能导致人类的肿瘤。因此，即便膳食中的杂环胺含量不足以造成人类肿瘤的发生，也有可能对癌症的发生起推波助澜的作用。

3. 预防杂环胺污染的措施

(1) 减少膳食中杂环胺的摄入量

① 应尽量避免高温过度烹煮肉和鱼，尤其是要避免表面烧焦。

② 不要吃烘焦的食品，或者将烧焦部分去除后再吃。

③ 肉类在烹调之前可先用微波炉预热，以降低致突变性和杂环胺的产量。

④ 尽量避免过多采用煎、炸、烤的方法烹调食品，烧烤时应注意不要将食品与明火直接接触，或用铝箔包裹后烧烤，以防止烧焦，从而减少杂环胺的形成。

(2) 增加蔬菜、水果的摄入量　膳食纤维有吸附杂环胺化合物并降低其生物活性的作用，某些蔬菜、水果中的一些成分又有抑制杂环胺化合物致突变性的作用。

(3) 制定食品容许限量标准　应建立和完善杂环胺的检测方法，深入开展杂环胺在体内代谢的状况、毒害作用的阈剂量等方面的研究，尽早制定食品中的允许含量标准。

四、二噁英的污染及其预防

二噁英是多氯代二苯并对二噁英（PCDD）和多氯代二苯并呋喃（PCDF）类物质的总称，属于氯代含氧三环芳烃类化合物，是广泛存在于环境中的超痕量的有机污染物。二噁英最早发现于美国在越南战争中使用的一种落叶剂，由于发现其能导致人类的胚胎畸形，于1970年禁止用于军事。1998～1999年西欧一些国家相继发生了肉制品和乳制品中二噁英严重污染的事件。近年来二噁英已成为国内外研究的热点之一。

PCDD对热十分稳定，温度高于800℃时才会降解，要大量破坏二噁英，温度需在1000℃以上，它有极强的亲脂性，可蓄积于动物体内的脂肪组织中。同时，其在环境中稳定性强、半衰期长，平均半衰期为9年，可在地面和环境中长期存在。在紫外线的作用下PCDD可发生光降解。

1. 环境和食品中二噁英的污染来源

(1) 环境污染来源

① 垃圾焚烧　如城市垃圾焚烧以及医院废弃物、煤炭、燃油、木柴、香烟等燃烧，及汽车尾气都可产生PCDD。固体废弃物，尤其是含有PVC塑料的垃圾焚烧，由于不完全燃烧而造成PCDD大量释放到环境中。

② 含氯化合物的使用　曾大量用作除草剂和落叶剂的2,4,5-T和2,4-二氯酚中，含有较多的PCDD。自20世纪50年代以来，氯酚作为杀虫剂、杀菌剂、防霉剂、防腐剂和消毒剂得到广泛应用，其PCDD含量可达130mg/kg。

③ 其他　世界各地广泛存在含二噁英较多的工业废油，使得二噁英释放到环境中；从造纸厂的废水、废气及污泥中，都能检测出二噁英，且以污泥中的含量最高。此外，火山爆发、森林大火及含多氯联苯的设备事故等，均可使PCDD释放到环境中。

(2) 食品污染来源　人类通过不同途径接触二噁英，包括空气直接吸入或皮肤接触、食物摄入等。一般人群接触二噁英，有90%以上来自膳食，而动物性食品又是其主要来源。

① 食物链的生物富集　鉴于PCDD的高度亲脂性和稳定性，水体中的水生生物通过食

物链，在鱼体和家禽及其蛋中富集；同时环境中大气流动，浮尘中的PCDD沉降至地面植物上，污染蔬菜、粮食及饲料，使之在动物体内蓄积。因此，鱼、家禽及其蛋类、肉类等动物性食品成为主要被污染的食品。

② 由纸包装材料向食品的转移　伴随着工业化进程，食品包装材料也发生了改变，许多软饮料及奶制品采用纸盒包装，由于纸张在漂白过程中产生二噁英，造成饮料或牛乳中PCDD的污染。

2. 对人体的危害

二噁英属剧毒物质，其毒性作用比氰化钾大1000倍，但由于含量甚微，迄今未见因二噁英中毒而致死亡的报道。二噁英对人类的危害主要是长时间摄入痕量时引起的慢性危害。

(1) **一般毒性**　PCDD大多具有较强的毒性，不同种属的动物敏感性有较大差异。动物急性中毒主要表现为体重极度减少，并伴有肌肉和脂肪组织的急剧减少（废物综合征）。此外，还可引起实验动物胸腺萎缩，伴随着胸腺萎缩及废物综合征出现的另一毒性特征是出现痤疮。

(2) **肝毒性**　二噁英可引起多种动物肝脏损伤，以肝脏肿大、实质细胞增生与肥大为特征。在越南战争落叶剂喷洒人员和米糠油事故受害者中，肝脏损害是比较常见的表现。

(3) **免疫毒性**　二噁英对体液免疫与细胞免疫均有抑制作用。免疫抑制可以导致传染病的易感性与发病率增加，并使疾病加重。

(4) **生殖毒性**　二噁英可引起男性精子数量的减少、性功能降低、雄性激素水平下降及行为女性化反应等；对女性，可引起月经不调、受孕率下降、流产等。

(5) **致畸、致癌性**　二噁英对多种动物具有致畸性，以小鼠对致畸性最敏感，给予低剂量二噁英不产生母体毒性，却可以在胎鼠产生腭裂和肾盂积水。二噁英对多种动物有极强的致癌性，尤以啮齿类最为敏感。

3. 预防措施

人体中的二噁英95%是通过饮食渠道摄入的，所以，应加强对二噁英污染源的治理，减少对食品安全的威胁。

① 应限制含氯化学品（塑料、涂料、填充剂、阻燃剂等）的使用，开发替代产品。

② 控制焚烧化学品。因为木、棉、煤等的成分都含有木质素、纤维素以及高分子聚合物，焚烧时如果有氯（Cl），就会聚合成二噁英类化合物。垃圾中的塑料、发泡苯乙烯、聚氯乙烯类也可聚合成二噁英类化合物。燃烧温度偏低或空气供给不足，燃烧不完全，易生成二噁英类化合物。为了使垃圾焚烧完全，应该采用新的焚烧技术，或利用微生物酶来降解垃圾。

③ 食物多样化，最好不要只吃同种类食物，应选择不同种类的食物，以减少吃进过量单一杀虫剂而致癌的危险性；多吃凉拌菜，膳食纤维和叶绿素在人体内可吸纳二噁英，然后同粪便一起排出体外。

第五节　食品的放射性污染及其预防

食品中的放射性物质有来自地壳中的放射性物质，称为天然本底；也有来自核武器试验或和平利用放射能所产生的放射性物质，即人为放射性污染。

一、食品的放射性污染途径

由于生物体和其所处的外环境之间存在的固有的物质交换过程，在绝大多数动植物性食品中都不同程度地含有天然放射性物质，同时，核试验的降沉物、核电站和核工业废物的排放、意外事故泄漏都会造成局部性污染。

放射性物质的污染主要是通过水及土壤，污染农作物、水产品、饲料等，经过生物圈进入食品，并且可通过食物链转移。

从卫生学意义上讲，研究最多的天然放射性核素主要为^{40}K、^{226}Ra，另外，^{131}I、^{90}Sr、^{89}Sr、^{137}Cs等也是污染食品的重要的放射性核素。

二、食品的放射性污染对人体的危害

食品放射性污染对人体的危害主要是由于摄入污染食品后放射性物质对人体内各种组织、器官和细胞产生的低剂量长期内照射效应，主要表现为对免疫系统、生殖系统的损伤和致癌、致畸、致突变作用。

三、食品的放射性污染预防措施

1. 加强对污染源的监管工作

应对核设施、核技术应用、铀（钍）矿和伴生矿开发以及放射性废物管理等方面的污染防治做出具体规定，确立核设施的许可证、环境影响评价、辐射环境监测、核事故应急等管理制度，对放射性污染防治实行“从摇篮到坟墓”的全过程管理。对放射源和射线装置的监督涵盖其生产、运输、储存、处理等各个环节。

2. 定期进行食品卫生监测

目前，国内外已经制定了包括20种放射性核素的食品安全等级标准。应定期进行食品卫生监测，严格执行国家卫生标准，使食品中放射性物质的含量控制在允许的范围之内。

没有超出规定的放射性核素等级标准的食品应被视为安全食品。

第六节 食品的其他污染及其预防

一、食品容器、包装材料对食品的污染及其预防

食品在生产加工及储存运输等过程中，接触各种容器、工具、包装材料等，从最简单的包装纸到大型槽车贮罐，种类很多。在这些接触过程中，容器、包装材料中的某些成分可能移行到食品中造成化学性污染，从而威胁消费者的健康。

1. 食品容器、包装材料的基本卫生问题

食品容器、包装材料根据其卫生特性分成三大类，各有其不同的卫生问题。

(1) 竹、木、纸、布等传统材料 这类材料的主要特点是表面不光洁、质地疏松、渗水性强，因而增加了微生物污染的机会。这类包装材料现在大多已被淘汰。

(2) 金属和含金属盐或金属氧化物的搪瓷、陶瓷等 这类材料的特点是质地坚硬、表面光洁、不渗水，而主要卫生问题是有害金属溶出到盛装的食品中。

(3) 高分子化合物 这类材料包括了三大类高分子物质，即树脂或塑料、合成橡胶、化学纤维。高分子化合物构成的材质，分子量越大越难溶，化学性质趋向惰性，因而生物学活性、毒性较弱。因此一般来说，充分聚合的高分子化合物本身难以移行到食品中，而且毒性也小，不构成危害。但在塑料、橡胶、化纤等材料中，还有一些低分子化合物，即：

① 未参与聚合的游离单体；

② 聚合不充分的低聚合度化合物；

③ 添加剂或在加工过程中残留的化学处理剂；

④ 低分子降解产物。

探讨高分子化合物食品容器、包装材料卫生问题的主要着眼点就是研究这些低分子化合物的毒性和向食品中迁移的可能性。

2. 主要塑料制品的卫生

一般分子量在1万以上的称为高分子化合物，其中具有可塑性的称为树脂。塑料是树脂加入添加剂的材质的总称。但也有的树脂不加任何添加剂而构成塑料。塑料可以加工成型，制成食品容器，也可以吹成塑料薄膜。

(1) 聚乙烯（PE）和聚丙烯（PP） 聚乙烯和聚丙烯属于聚烯烃类的直链烷烃。其游离单体乙烯、丙烯本身毒性很低，含量极微，因而不规定单体含量限制。由于聚合度不一样，低聚合度的分子易溶于油脂，而使油带有蜡味，故不适合盛装油脂，聚合过程中也使用催化剂，但一般不存在残留问题。其他添加剂在聚烯烃类塑料中加入的种类很少。对颜料的限制主要要求是用溶剂强烈涂擦而不应褪色。

对于聚乙烯或聚丙烯应严格限制再生制品，由于回收来源复杂，难以保证洗净回收容器上的残留物，再加上回收废品常常已变色，而再生时需加入大量深色颜料掩盖，故再生制品应禁止用于盛装食品。

(2) 聚苯乙烯（PS） 聚苯乙烯是苯乙烯的聚合物，与食品有关的聚苯乙烯有普通聚苯乙烯，其无色透明、较脆、无弹性，制品有透明盒、小餐具或食品包装用覆盖薄膜，发泡聚苯乙烯用于食品容器的主要是低发泡的薄膜聚苯乙烯纸，有的加工为一次作废的餐具。

聚苯乙烯的主要低分子化合物为乙烯单体、乙苯、异丙苯和甲苯等挥发性物质，苯乙烯单体对大鼠经口 LD_{50} 为 5g/kg 体重，美国 FDA 规定聚苯乙烯塑料中苯乙烯单体不应超过1%、英国和荷兰等国规定为0.5%以下。

(3) 聚氯乙烯（PVC） 聚氯乙烯由氯乙烯聚合而成。聚氯乙烯是当前工业中产量最大的塑料品种之一。聚氯乙烯与低分子化合物的相容性远远超过聚乙烯、聚丙烯，因而可加入多种辅助原料和添加剂。

聚氯乙烯树脂本身无毒，主要问题在于单体和品种复杂的添加剂。已知氯乙烯单体对人有致癌和致畸作用，它在肝脏中可形成氧化氯乙烯，具有强烈的烷化作用。氯乙烯单体限量为1mg/kg。聚氯乙烯的工业用品中可加入的添加剂有上千种。

① 增塑剂 邻苯二甲酸酯类应用最广泛，从含这一类增塑剂的聚氯乙烯输血袋使患者中毒事件中发现，其溶出性和毒性不容忽视。

② 稳定剂 大部分为金属盐类，如三盐基硫酸铅、二盐基硫酸铅或硬脂酸铅盐、硬脂酸钡盐、硬脂酸锌盐、硬脂酸镉盐等。

但铅盐、钡盐、镉盐毒性较强，对人体危害较大，一般不用于食品加工用具和器具。锌盐在许多国家都允许使用，用量规定为1%～3%。

3. 橡胶的食品卫生

目前橡胶多用于制造奶嘴、瓶盖、垫片、垫圈、高压锅圈和橡胶管道等。这些制品可能接触酒精饮料、酸性饮料、含油食品或高压水蒸气，因而对其有毒溶出物值得注意。

橡胶有天然橡胶和合成橡胶两种。天然橡胶是高分子化合物，不受消化酶分解，也不被人体吸收，可以认为是无毒的。合成橡胶和塑料一样，存在着未完全聚合的单体和添加剂，所用添加剂主要有硫化催化剂、防老剂和填充剂等。这些添加剂种类繁多，有些毒性较大，甚至有致畸、致癌作用。具有致癌作用的橡胶添加剂有：α-萘胺、联苯胺等。

4. 涂料的食品卫生

为了防止食品腐蚀食品容器，往往在食品容器内壁涂覆一层涂料。使用涂料最多的食品容器有：罐头内壁、贮酒槽内壁和酱菜贮存池内壁。以往常用的涂料有：环氧树脂、石蜡沥青等。用环氧树脂涂料涂覆，必须加入增塑剂，对增塑剂的使用必须注意。石蜡沥青涂料所用沥青不能采用煤焦油沥青，必须用石油沥青，因石油沥青苯并芘的含量少于煤焦油沥青。

5. 陶瓷容器的食品卫生

陶瓷是以天然黏土以及各种天然矿物为主要原料经过粉碎混炼、成型和煅烧制得的材料的各种制品。瓷釉中加入铅盐可降低熔点，容易烧结，但铅盐也可移行于食品中。用含铅较多的陶瓷容器盛装醋、果汁等酸性食品时，可因铅溶出量过多而致人中毒。

搪瓷与陶瓷类似，其釉料中的铅、镉、锑等可能溶入食品中。

6. 包装纸的食品卫生

目前，食品包装用纸的食品安全问题主要有：

① 纸原料不清洁，有污染，甚至霉变，使成品染上大量霉菌；

② 纸经荧光增白剂处理，使包装纸和原料纸中含有荧光化学污染物；

③ 包装纸涂蜡，使其中含有大量的多环芳烃化合物；

④ 彩色颜料污染，如糖果所使用的彩色包装纸，涂彩层接触糖果造成污染。

7. 金属制品的卫生

(1) 镀锡薄板罐　镀锡薄板罐又称马口铁罐，是最为常见的罐头包装容器，也用于乳品、饮料等的包装容器。镀锡薄板罐的卫生问题是金属锡、铅等的溶出。罐内壁的镀锡层在硝酸盐或亚硝酸盐作用下可缓缓溶解，称“溶出锡”。大量的“溶出锡”会引起中毒，少量“溶出锡”可使某些食品中的天然色素变色。用其盛装酸性食品汁液产生混浊、沉淀，并会发生金属罐臭。镀锡和焊锡铅含量过高可造成食品的铅污染。某些罐头的高硫内容物与罐壁接触可产生黑色金属硫化物。

为防止对食品的污染，镀锡薄板罐所有锡和铅含量应小于0.04%。

(2) 铝容器的食品卫生　铝制食具容器质轻、耐用、不易生锈、易传热，广泛用作炊具、食具、铝罐。一般认为，食品用纯铝制品包装是比较安全、无毒、无害的。铝制品主要的卫生问题是铸铝中的杂质金属和回收铝中的杂质，故一般禁止用回收铝制造食品容器、工具。

目前，许多科学家着力研究铝在中老年痴呆症中所起的作用。中老年人可能从饮水中摄取铝，也可能用铝锅、铝盆做饭，从而在吃饭时摄取铝，还可能从药品（如常用药阿司匹林、防酸剂等）中摄取铝。

二、食品添加剂的合理使用

食品添加剂是指为改善食品品质和色、香、味，以及为防腐、保鲜和加工工艺的需要而加入食品中的人工合成或者天然物质。当前，食品添加剂总的发展趋势是向天然物或人工合成天然类似物，以及天然、营养和具有生理活性物质的多功能的方向发展，对一些毒性较大的食品添加剂将逐步予以淘汰。目前，我国允许使用的食品添加剂约有 2400 种。为便于使用和管理，我国的《食品安全国家标准　食品添加剂使用标准》（GB 2760—2014）按功能分类，将这些食品添加剂分成 22 大类。

1. 食品添加剂的毒性

（1）**急慢性中毒**　食品添加剂的过量使用或有害杂质含量高时能引起人类的急慢性中毒，如肉类制品中亚硝酸盐过量可导致人体血红蛋白的改变，其携氧能力下降，出现缺氧症状。

（2）**过敏反应**　有些食品添加剂是大分子物质，这些食品添加剂可能会引起变态反应，近年来，这类报道日益增多，如有报道糖精可引起皮肤瘙痒症及日光性过敏性皮炎；许多香料引起支气管哮喘、荨麻疹等。

（3）**致癌、致畸与致突变**　食品添加剂的致癌、致畸与致突变作用一直是研究的热点，尽管尚未有人类肿瘤的发生和食品添加剂有关的直接证据，但许多动物实验已证实大剂量的食品添加剂能诱使动物发生肿瘤。

2. 食品添加剂的安全管理

（1）**我国对食品添加剂的生产和使用陆续制定或修订了一系列的法规和标准**　各级食品安全监管部门要在地方政府的统一领导下，按照新《食品安全法》《食品安全国家标准　食品添加剂使用标准》（GB 2760—2014）等要求，加大监督抽检力度，进一步规范食品添加剂生产、经营和使用行为。

（2）**食品添加剂的生产要执行严格的审批程序**　未列入《食品安全国家标准　食品添加剂使用标准》（GB 2760—2014）的新品种如需生产和使用时，要对其安全性进行评价，按规定的审批程序经批准后才能生产、使用。

3. 食品添加剂的使用原则

（1）**食品添加剂使用的基本要求**　不应对人体产生任何健康危害；不应掩盖食品本身或加工过程中的质量缺陷或以掺杂、掺假、伪造为目的而使用食品添加剂；不应掩盖食品腐败变质；不应降低食品本身的营养价值；在达到预期效果的前提下尽可能降低在食品中的使用量。

（2）**在下列情况下可使用食品添加剂**　保持或提高食品本身的营养价值；作为某些特殊膳食用食品的必要配料或成分；提高食品的质量和稳定性，改进其感官特性；便于食品的生产、加工、包装、运输或者储藏。

（3）**食品添加剂质量标准**　按照本标准（指 GB 2760）使用的食品添加剂应当符合相应的质量规格要求。

（4）**带入原则**　除了直接添加外，在规定的情况下食品添加剂也可以通过食品配料带入食品中。

三、人为因素对食品的污染及其预防

1. 常见的食品人为污染

主要有以下几种。

（1）**粮食及其制品**　面粉、挂面掺吊白块、滑石粉、大白粉、荧光增白剂和石膏，小米掺色素，粉条掺塑料，面包掺液体石蜡，大米掺矿物油等。

（2）**食用油脂**　植物油掺矿物油、酸败油、非食用抗氧化剂等。

（3）**乳及乳制品**　牛乳掺水、食盐、中和剂、尿素、米汤、豆浆、防腐剂、石灰水等。

（4）**肉及肉制品**　牛肉、猪肉注水、注盐、加色素，滥用硝酸盐和亚硝酸盐等。

（5）**饮料**　伪造果汁、咖啡等，饮料掺非食用色素、防腐剂、漂白粉、洗衣粉等。

（6）**水果、蔬菜**　加防霉剂、防腐剂、催熟剂、膨大剂，西瓜注水、色素、糖精等。

（7）**酒**　工业酒精兑制酒，伪造啤酒，白酒加糖、兑水等。

（8）**蜂蜜**　掺蔗糖、饴糖、淀粉、食盐、化肥、发酵蜜等。

（9）**干菜类**　掺盐卤、硫酸镁、食盐、化肥、明矾、淀粉、沥青，伪造发菜等。

（10）**水产品**　注水、注盐、加色素，加稀释后的福尔马林浸泡，掺琼脂，伪造海蜇、虾酱等。

（11）**糖及糖制品**　掺非食用色素、甜味剂、非食用防腐剂等。

（12）**糕点**　掺非食用色素、甜味剂、酸败油，凉糕用滑石粉防黏合，伪装霉变、酸败糕点，假绿豆糕等。

（13）**小食品**　果冻、山楂糕、山楂片中掺非食用色素、防腐剂、抗氧化剂等。

（14）**添加剂**　如：假甜蜜素、伪发酵粉、糖精掺石膏等。

2. 食品人为污染的危害

许多添加物具有明显的毒害作用，有的还具有蓄积毒性，有的使人致癌、致畸、致突变，甚至致人死亡。

这些被污染的食品严重影响了食品的安全性，对人民群众的健康构成了很大的威胁。这种置消费者的健康于不顾的违法行为已到了不可忽视的程度。加强对食品安全的管理势在必行。

四、消毒剂的污染及其预防

消毒剂是指用于杀灭传播媒介上病原微生物，使其达到无害化要求的制剂，它不同于抗生素，它在防病中的主要作用是将病原微生物消灭于人体之外，切断传染病的传播途径，达到控制传染病的目的。

1. 常用消毒剂

（1）**漂白粉**　主要成分为次氯酸钠，还含有氢氧化钙、氧化钙、氯化钙等。漂白粉可用于环境、操作台、设备、餐饮具、工具及手部浸泡消毒。

（2）**次氯酸钙（漂白精）、次氯酸钠、二氯异氰尿酸钠（优氯净）**　使用范围同漂白粉。

(3) **二氧化氯** 因氧化作用极强，应避免接触油脂，以防止加速其氧化。

(4) **碘伏** 0.3%～0.5%碘伏可用于手部浸泡消毒。

(5) **新洁尔灭** 0.1%新洁尔灭可用于手部浸泡消毒。

(6) **乙醇** 75%乙醇可用于手部或操作台、设备、工具涂擦消毒。

2. 化学消毒剂的污染

使用化学消毒剂进行消毒，称为化学消毒法。一般的化学消毒剂会产生残余污染，有令人厌恶的异味，消毒后需清洗、换气，否则对物品会产生腐蚀性及对人体健康造成危害。

3. 正确使用消毒剂

使用消毒剂一定要严格按照卫生部门推荐的浓度、时间使用，浓度过高会产生危害。消毒剂应在保质期限内使用，一般餐具、工具消毒应作用5min以上。餐具消毒前应洗净，避免油垢影响消毒效果。严格按规定浓度进行配制，固体消毒剂应充分溶解。消毒时应使消毒物品完全浸没于消毒液中。

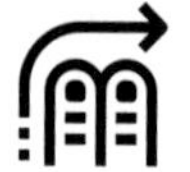

自测训练

1. 什么是食品污染？包括哪些种类？
2. 简述细菌性污染的来源及对人体的危害。
3. 霉菌的污染途径有哪些？
4. 简述食品中农药的残留及对人体的危害。
5. 怎样预防食品中细菌的污染？
6. 解释下列名词：食品污染、食品农药残留、兽药残留。
7. 反映食品卫生质量的细菌和霉菌污染的指标有哪些？各有何卫生学意义？
8. 人畜共患传染病的预防措施有哪些？
9. 农药残留和兽药残留的来源、对人类的危害和控制措施有哪些？

第七章
食物中毒及其预防

【学习目标】

能明确食物中毒的概念、分类及特征，要求了解引起各类食物中毒的原因、食品及食品中有毒有害物质的污染途径及其危害性，熟悉各类食物中毒的处理方法，掌握预防和避免食物中毒的方法及措施。

凡是通过摄食而使病原体进入人体，以致人体患感染性或中毒性疾病，统称食源性疾病，而食物中毒是一大类最常见、最典型的食源性疾病。

1994年卫生部颁发的《食物中毒诊断标准及技术处理总则》，首次从技术上和法律上明确了食物中毒的定义：食物中毒是指摄入了含有生物性、化学性有毒有害物质的食品或者把有毒有害物质当作食品摄入后出现的非传染性（不属于传染病）的急性、亚急性疾病。

通常按病原学将食物中毒分为：细菌性食物中毒、有毒动植物食物中毒、真菌毒素和霉变食品食物中毒、化学性食物中毒。

食物中毒，尤其是10人以上的集体性食物中毒有其鲜明的特征：

① 中毒病人在相近的时间内均食用过某种共同的中毒食品，未食用者不中毒，停止食用中毒食品后发病很快停止；

② 发病潜伏期较短，来势急剧，呈爆发性，病程亦较短；

③ 所有中毒病人的临床表现基本相似；

④ 一般无人与人之间的直接传染。

第一节　细菌性食物中毒

根据国内外的统计，在各类食物中毒中，细菌性食物中毒占有较大的比重。我国每年发生的细菌性食物中毒事件占食物中毒事件总数的30％～90％，中毒人数占食物中毒总人数的60％～90％。细菌性食物中毒发病率较高，但病死率低，一般病程短，预后良好。

一、细菌性食物中毒的概念、原因和类型

1. 细菌性食物中毒的概念

细菌性食物中毒（bacterial food poisoning）是指由于吃了被细菌或其毒素所污染的食物，大量细菌及其毒素进入人体内，引起的急性中毒性疾病。

细菌性食物中毒的发生与不同区域人群的饮食习惯有密切关系。美国人多食牛肉、蛋和糕点，发生葡萄球菌食物中毒最多；日本人喜食生鱼片，发生副溶血性弧菌食物中毒最多；中国人食用畜禽肉、禽蛋类较多，多年来一直以沙门菌食物中毒居首位。

细菌性食物中毒全年皆可发生，但在夏秋季节发生较多，主要是由于气温较高，微生物容易生长繁殖，而且在此时期内人体防御功能往往有所降低，易感性增高，因此最易发生。

引起细菌性食物中毒的食品主要包括：动物性食品，如肉类、鱼类、奶类和蛋类等及其制品；植物性食品，如剩饭、糕点、糯米凉糕、豆制品、面类发酵食品等。

2. 细菌性食物中毒的原因

往往是由于食品被致病性微生物污染后，在适宜的温度、水分、pH 和营养条件下，微生物急剧大量繁殖，食品在食用前不经加热或加热不彻底；或熟食品又受到病原菌的严重污染并在较高室温下存放；或生熟食品交叉污染，经过一定时间微生物大量繁殖，从而使食品含有大量活的致病菌或其产生的毒素，以致食用后引起中毒。

此外，食品从业人员如患有肠道传染病或者是带菌者，都能通过操作过程使病菌污染食品，引起食物中毒。

3. 细菌性食物中毒的类型

一般可分为毒素（肠毒素）型、感染（细菌侵入）型和混合型三类。

(1) **毒素型食物中毒** 食品中污染了病原菌后，这些细菌在食物中繁殖并产生毒素，因食用这种食物（不需食入活菌体）而引起的中毒，称为毒素型食物中毒。此类中毒大多由金黄色葡萄球菌、肉毒杆菌引起。

(2) **感染型食物中毒** 病原菌污染食物后，在食物中大量繁殖，人体摄入这种含有大量活菌的食物后引起消化道感染而造成的中毒，称为感染型食物中毒。此类中毒大多由沙门杆菌、肠炎弧菌引起。

(3) **混合型食物中毒** 细菌经由食物进入人体后，就在肠管内繁殖，并且在同一时间形成芽孢，产生肠毒素，从而引起的食物中毒，称为混合型食物中毒。

细菌性食物中毒一般都表现有明显的胃肠炎症状，如有发热和急性胃肠炎症状，可能为细菌性食物中毒的感染型；若无发热而有急性胃肠炎症状，则可能为细菌性食物中毒的毒素型。

二、常见的细菌性食物中毒

常见的细菌性食物中毒病原菌有沙门菌、葡萄球菌、蜡样芽孢杆菌、肠炎弧菌、肉毒梭菌、致病性大肠杆菌等。由各种病原菌引起的食物中毒都有其特有的潜伏期和临床表现。

1. 沙门菌食物中毒

沙门菌（*Salmonella*）是肠杆菌科中具有特定形状的一个属，寄生在人和动物肠道中，在酸性环境下（pH＜4.5），其生长会被抑制；耐热性低，煮沸 5min 可将其杀死。沙门菌在自然界中广泛存在，存活力较强。

据统计，在世界各地的细菌性食物中毒事件中，由沙门菌所引起的食物中毒常居首位。

(1) **污染途径** 猪、牛、羊等健康家畜以及家禽和蛋类的带菌率较高，有宰前感染，也有宰后污染。引起中毒的食物主要为肉类，其次是蛋类、奶类及其他动物性食品，豆制品和糕点有时也可引起中毒。肉类主要来自动物宰前感染。另外，从宰杀到烹调加工的各个环节中，都可受到污染。蛋类可在卵巢和产蛋过程中被污染。带菌的牛、羊所产的奶中可能含有大量沙门菌，或奶类因带菌挤奶员、不卫生的容器具的污染而带菌。

被沙门菌污染的食品无感官性状的变化而容易被忽视。带有沙门菌的食品，在较高温度下久存，细菌可在食品上大量繁殖，如果烹调时食品加热不彻底，或熟食品再次受到污染，食用前又未加热，即可因食入大量活菌而发生中毒。

(2) 对人体的危害　沙门菌摄入量在10万个以上才出现临床症状；如果摄入量较少，即成为无症状带菌者。但对儿童、老人和体弱者较少量的细菌也能出现临床症状。沙门菌随同食物进入人体后，可在小肠和结肠中继续繁殖，然后附着于黏膜上皮细胞并侵入黏膜下组织，使肠黏膜出现炎症，抑制水和电解质的吸收，从而出现胃肠炎症状。

人体误食被沙门菌污染的食物后，在4～48h（平均24h）内就会发病，发病时间越短，症状越严重。临床表现有以下5种类型，但以急性胃肠炎为最多，同时还有发热症状。

① 胃肠炎型　前期症状有头痛、头晕、恶心、痉挛性腹痛、寒战，以后出现呕吐、腹泻、发热。大便多为黄色或黄绿色水样便，有恶臭，内有未消化的食物残渣，偶带脓血。因呕吐、腹泻大量失水，一般急救处理是补充水分和电解质。对重症、发热和有并发症患者，可用抗生素治疗。一般3～5天即可恢复，病死率在1%左右，主要是儿童、老人或体弱者治疗不及时所致。

② 类霍乱型　起病急、高热、呕吐、腹泻次数较多，且有严重失水现象。

③ 类伤寒型　胃肠炎症状较轻，但有高热并出现玫瑰疹。

④ 类感冒型　头晕、头痛、发热、全身酸痛、关节痛、咽喉炎、腹痛、腹泻等。

⑤ 败血症型　寒战、高热持续1～2周，并发各种炎症，如肺炎、脑膜炎、心内膜炎等。败血症型主要由霍乱沙门菌引起。

(3) 预防措施

① 防止病媒侵入

a. 牲畜在宰前应严格检查，防止病畜混入。

b. 避免肉尸和内脏被粪便、污水、容器污染。

c. 严禁出售病死牲畜和禽肉。

② 控制繁殖　沙门菌属繁殖的最适温度为37℃，但在20℃左右即能繁殖。防止沙门菌繁殖，必须低温储存。

③ 杀灭病原菌　加热杀灭病原微生物是预防食物中毒的重要措施，但必须达到有效温度。沙门菌不耐热，于60℃加热20min即被杀灭，因此食品应充分加热，并立即食用。加热后的食品应防止二次污染。加工后的熟肉制品应在10℃以下低温处贮存，较长时间放置需再次加热后食用。熟食品必须与生食品分别贮存，防止交叉污染。

2. 葡萄球菌肠毒素食物中毒

葡萄球菌（*Staphylococcus*）是细菌性食物中毒中极为重要的细菌之一，种类很多。能引起中毒的葡萄球菌主要是能够产生肠毒素的葡萄球菌：金黄色葡萄球菌和表皮葡萄球菌，其中以金黄色葡萄球菌致病力最强，可引起化脓性病灶和败血症，其产生的肠毒素是一种可溶性蛋白质，耐热性很强，煮沸1.5～2h后仍保持毒力。故在一般烹调温度下，食物中如有肠毒素存在，仍能引起食物中毒。

葡萄球菌食物中毒，是由葡萄球菌在繁殖过程中分泌到菌细胞外的肠毒素引起，故仅摄入葡萄球菌并不会发生中毒，这是典型的毒素型食物中毒。

(1) 污染途径　病人、带菌者及患乳腺炎的牛、羊，是葡萄球菌污染食物的主要来源。患有化脓性皮肤病、急性上呼吸道炎症和口腔疾患的病人，或健康人的咽喉和鼻腔、皮肤、头发经常带有产肠毒素菌株，经手或空气污染食品；患乳腺炎的乳牛的乳汁中，经常含有产生肠毒素的葡萄球菌。一般健康人鼻、咽、肠道内带菌率为20%～30%。据报道，在禽类加工厂，屠宰后鸡体表带菌率为43.3%，鸭体表带菌率为66.6%。

引起中毒的食品主要有：乳制品、蛋及蛋制品、各类熟肉制品，其次是含有乳类的冷冻食品，这是因为淀粉、蛋白质等能促进该菌的繁殖和肠毒素的形成。此外，还有剩米饭、糯米凉糕、生菜沙拉、便当等。

葡萄球菌食物中毒多发生在夏、秋季节，其他季节也有发病。

(2) 对人体的危害 人误食了被污染的食物后，在很短的时间内（1～8h，平均为3h）就会产生肠毒素，引发食物中毒。

食物中毒主要症状有恶心、反复呕吐，多者可达十余次，呕吐物起初为食物，继为水样物，少数可吐出胆汁或含血物及黏液，并有头晕、头痛、腹痛、腹泻等。儿童发病较成年人多，且病情严重。葡萄球菌食物中毒来势凶、病程短、恢复快。中毒后要注意休息和多饮水，一般不需特殊处理，1～3天痊愈，很少死亡。对呕吐、腹泻严重的患者，应补充糖盐水或输液治疗。明显精神差、腹泻重的患者需送医院治疗。

(3) 预防措施

① 防止葡萄球菌污染食物

a. 防止带菌人群对各种食物的污染 定期对食品加工人员、饮食从业人员、保育员进行健康检查，患局部化脓性感染（疥疮、手指化脓）、上呼吸道感染（鼻窦炎、化脓性咽炎、口腔疾病等）者应暂时调换其工作。

b. 防止葡萄球菌对奶的污染 定期对健康奶牛的乳房进行检查，患化脓性乳腺炎时，其奶不能食用。健康奶牛的奶在挤出后，除应防止葡萄球菌污染外，亦应迅速冷却至10℃以下，防止在较高温度下该菌的繁殖和毒素的形成。此外，奶制品应以消毒奶为原料。

② 防止肠毒素的形成 在低温、通风良好条件下贮藏食物不仅可防止葡萄球菌生长繁殖，也是防止毒素形成的重要条件。因此，食物应冷藏或置于阴凉通风的地方，其放置时间亦不应超过6h，尤其是气温较高的夏、秋季节。食用前还应彻底加热。

3. 蜡样芽孢杆菌食物中毒

蜡样芽孢杆菌（*Bacillus cereus*）即仙人掌杆菌，又名蜡状芽孢杆菌。其营养细胞不耐热，加热至80℃经20min即可被杀灭。该菌分布广泛，特别是在谷物制品中。其主要通过泥土、灰尘、昆虫、不干净的食具和食品从业人员传播。

蜡样芽孢杆菌属于条件致病菌，有的菌株能产生肠毒素，产生的肠毒素可分为耐热型和不耐热型。耐热的肠毒素（致呕吐肠毒素）常在点心及米饭类食品中形成，能引起呕吐型肠胃炎；不耐热的肠毒素（致腹泻肠毒素）在各种食品中均可产生，能引起腹泻型肠胃炎。

(1) 污染途径 蜡样芽孢杆菌食物中毒有明显的季节性，通常以夏、秋季发生率最高（6～10月份）。蜡样芽孢杆菌食物中毒涉及的食品种类很多，国外主要是乳、肉、蔬菜、甜点心、调味汁、凉拌菜、炒饭；我国是以米饭等为主食，而隔夜米饭是中毒的主要原因食品，其他还有甜酒酿、剩菜、甜点心及乳、肉类食品等。这些食品引起中毒多因在食用前保存温度较高（20℃以上）和放置时间较长，使食品中污染的蜡样芽孢杆菌得以生长繁殖，产生毒素引起中毒。如我国夏季有些地区人们喜欢吃泡饭、甜酒酿、米粉等，往往因不加热或加热不完全而引起中毒。

(2) 对人体的危害 引起蜡样芽孢杆菌食物中毒的食品，大多数腐败变质现象不明显，在进行组织及感官鉴定时，除米饭稍发黏、入口不爽外，大多数食品的感官性状完全正常。

食用被蜡样芽孢杆菌污染的食品后，一般在8～16h内出现中毒症状，根据临床表现可分为呕吐和腹泻两种类型。

呕吐型潜伏期较短，为1～5h，症状以恶心、呕吐为主，并有头晕、四肢无力等现象，症状持续12～24h，主要原因食品是米饭；腹泻型潜伏期较长，为8～16h，以腹痛、腹泻为主，主要原因食品是肉类加工品、蔬菜、布丁，中毒症状12～24h可消失，一般不会导致死亡。

中毒后要立即停止食用可疑污染的食品，多饮水。一般不需要使用抗生素治疗。腹泻较重者需到医院就诊。

(3) 预防措施　预防中毒的措施主要是注意食品的储藏和个人卫生，防止尘土、昆虫及其他不洁物污染食品。食物烹调后应短时间内食用，避免长期保存，尤其不可于室温下储存。由于蜡样芽孢杆菌在15℃以下不繁殖，所以剩饭、剩菜应放在低温下保存。该菌污染的食品一般无腐败变质的异味，不易被发觉。因此，剩饭、剩菜在食用前一定要再加热到60℃以上，以确保安全。

4. 肠炎弧菌食物中毒

肠炎弧菌（*Vibrio parahaemolyticus*）又称副溶血性弧菌，广泛生存在近岸海水和鱼贝类食物中，温热地带较多。它是沿海地区造成食物中毒的常见病原菌之一。我国华东沿海地区该菌的检出率为57.4%～66.5%，尤以夏秋季较高。海产鱼虾的带菌率平均为45%～48%，夏季高达90%。腌制的鱼贝类带菌率也达42.4%。目前肠炎弧菌食物中毒在细菌性食物中毒中排第3位，有的沿海城市可中排第1位。

该菌属于嗜盐菌，无盐时不生长；对酸敏感，在普通食醋中处理1min即可将其杀死；对热的抵抗力也较弱，在56℃下5min即死亡。

(1) 污染途径　肠炎弧菌为海洋性细菌，所以引起中毒的食品主要为海产鱼、虾、贝类，其次为肉类、家禽类和咸蛋类，偶尔也可由咸菜等引起；此外，若其他食品带有该菌，通常是因间接污染所引起，也就是受带菌的海鲜类或其他处理过海鲜类的器具、容器所污染。中毒原因主要是烹调时未烧熟煮透或熟制品被污染。中毒多发生在6～10月份。

(2) 对人体的危害　进食被肠炎弧菌污染的食物后10h左右出现上腹部阵发性绞痛、腹泻，多数患者在腹泻后出现恶心、呕吐，腹泻多为水样便，重者为黏液便和脓血便。呕吐、腹泻严重，失水过多者可引起虚脱并伴有血压下降。大部分的患者发病后2～3天内会自然痊愈，恢复正常，少数严重病人由于休克、昏迷而死亡，死亡率在0.1%以下。

发生中毒后要立即停止食用可疑致中毒食品，并到医院诊治。肠炎弧菌对氯霉素敏感。呕吐、腹泻严重者要补充水和盐。

(3) 预防措施

① 防止细菌污染，充分清洗。

a. 夏季从近海捕捞的鱼贝类，均有可能被肠炎弧菌污染，所以利用本菌嗜盐，于淡水中无法存活的特性，可用自来水充分清洗以除去此菌。

b. 避免二次污染，已处理过海鲜类的器具应充分清洗干净。

c. 砧板、刀具及容器应标示区别为加工生食或熟食用。

② 防止细菌繁殖，低温冷藏。此菌对低温极敏感，在10℃以下不但不生长且易致死，故可用冷藏方法来防止细菌繁殖。

③ 杀灭细菌，充分加热。肠炎弧菌所引起的食物中毒，是由于食入活菌所造成的。因此利用此菌不耐热，在56℃下经5min易被杀灭的特性，在食用前充分加热煮熟是最好的预防方法，绝对避免生食。食品烧熟至食用的放置时间不要超过4h。

此外，由于该菌在食醋中只能存活 1min，所以烹调和调制海产品拼盘时可加适量食醋进行杀菌。

5. 肉毒梭菌毒素食物中毒

肉毒梭菌（*Clostridium botulinum*）即肉毒梭状芽孢杆菌，在自然界分布较广。在适宜条件下肉毒梭菌可迅速生长，大量繁殖，产生一种以神经毒性为主要特征的可溶性的肉毒毒素（外毒素）。该毒素毒性极强，其毒力比氰化钾强 1 万倍，1μg 即可使人致死。人体消化道中的消化酶、胃酸很难破坏其毒性，但肉毒毒素的组成是简单的蛋白质分子，不耐热，很容易被碱或加热破坏而失去毒性。

(1) 污染途径 肉毒梭菌食物中毒，亦称肉毒中毒，主要是由于食入含有肉毒梭菌毒素的食品而引起的食物中毒，是细菌性食物中毒中症状最重、病死率很高的一种毒素型食物中毒。

肉毒梭菌食物中毒多发生在冬、春季。中毒与饮食习惯有关，主要通过食物传播，引起肉毒梭菌中毒的食品主要为家庭自制的豆谷类食品如臭豆腐、豆豉、豆酱等，这些发酵食品所用的粮食和豆类常带有肉毒梭菌芽孢，发酵过程往往密封于容器中，在 20～30℃ 发酵，在厌氧菌适合的温度、水分条件下，污染的肉毒梭菌得以增殖和产毒；其次为香肠、火腿、腌肉、腊肉等肉类加工品和 pH＞4.6 的低酸性罐头食品（注：pH 在 4.5 以下的酸性罐头食品，肉毒梭菌无法生存）。中毒的原因主要是进食了污染肉毒毒素的食品，并且在食用前未进行彻底的加热处理。

(2) 对人体的危害 人误食被肉毒梭菌毒素污染的食品后，短者约 2h，长者 3～8 天，通常在 12～36h 内会出现中毒症状。该病潜伏期越短，症状越严重，死亡率越高。

该菌的毒素主要作用于中枢神经系统颅脑神经核、外周神经肌肉接头处及自主神经末梢，阻碍乙酰胆碱的释放，影响神经冲动的传递，导致肌肉松弛性麻痹和神经功能不全。其症状有视力模糊、复视、瞳孔散大、眼睑下垂等眼部症状及头晕、无力、语言障碍、吞咽困难、唾液分泌障碍、口渴等。初期会出现呕吐、恶心等肠胃炎症状，在数小时内消失，继而有腹部膨胀、便秘、四肢无力等现象，但神智一直清醒，重症者会因为呼吸障碍，导致窒息而死亡，死亡率高达 30%～60%。

中毒后应尽快将患者送往医院治疗。肉毒梭菌毒素毒性较强，要等症状全部消失后方能停药。

(3) 预防措施 对可疑污染食物进行彻底加热是预防肉毒梭菌食物中毒发生的可靠措施。香肠、火腿类食品加工时应注意亚硝酸盐的添加是否均匀；低酸性罐头食品应充分杀菌；自制发酵酱类时，除对所使用的食品原料进行严格清洗、除菌外，盐量要达到 14%以上，并提高发酵温度，要经常日晒，充分搅拌，使氧气供应充足；不吃生酱。

6. 致病性大肠杆菌食物中毒

大肠杆菌（*E. coli*）是寄生于人和动物肠道的正常菌种，所以食品一旦出现大肠杆菌，即意味着食品直接或间接被粪便污染，故在卫生学上，常被用作饮水、食品的卫生检测指标。但大部分大肠杆菌属于“非病原性的”，只有少部分大肠杆菌会引起人和动物的下痢、腹痛等疾病，称之为“病原性”大肠杆菌。其耐热性差，一般烹调温度即可杀死该菌。

(1) 污染途径 大肠杆菌广泛存在于人体或动物体的肠管内（健康人的带菌率为2%～8%，猪、牛的带菌率为 7%～22%）。可由已受感染的人员或动物所排出的粪便而污染食品或水源。

（2）对人体的危害　该菌引起食物中毒的潜伏期短者 2h，平均为 8～24h，主要感染的部位为小肠，根据症状的不同可分为急性肠胃炎型与赤痢型两种。具体症状有下痢、腹痛、恶心、呕吐及发热，年龄越小，症状越严重。通常腹泻患者 4～5 天就可复原。一般均可在 48h 内痊愈。

许多旅游者的急性腹泻（俗称为水土不服）都是由该菌所引起，所以外出时应特别注意。

（3）预防措施

① 彻底处理食物中毒者的粪便，避免污染食品，已被感染的人员不要接触食品的调理工作。

② 注意饮水卫生。饮用水及食品应经适当加热处理。定期实施水质检查。

③ 食品器具及容器应彻底进行消毒及清洗。

7. 变形杆菌食物中毒

变形杆菌又称变形菌属，根据生化反应的不同，可分为 5 种，其中可引起食物中毒的有普通变形杆菌、奇异变形杆菌和莫根变形杆菌 3 种。

变形菌属为腐败菌，广泛分布在自然界中，如土壤、污水、垃圾、腐败有机物及人或动物的肠道内。人和动物的带菌率都比较高，健康人变形杆菌带菌率为 1.3％～10.4％，腹泻病人为 13.3％～52％，动物为 0.9％～62.7％。

（1）污染途径　变形杆菌食物中毒是细菌性食物中毒中比较常见的一种，多发生在夏秋季节。引起中毒的食品主要以动物性食品为主，尤其以水产类食品更为多见，其次为凉拌菜、剩饭菜和豆制品。变形杆菌食物中毒的发生主要是大量活菌的摄入引起感染而导致，也有一些变形杆菌可形成肠毒素。当变形杆菌和其他细菌一起污染食品时，在它们的共同作用下，可使肉类等食品的感官性状发生明显改变；但当肉类仅受到变形杆菌污染时，因其不分解蛋白质，故感官性状无明显腐败迹象。

（2）对人体的危害　人在进食被污染的食物后 2～30h 出现上腹部刀绞样痛和急性腹泻，有的伴以恶心、呕吐、发热、头晕、头痛、全身无力，重者有脱水、酸中毒、血压下降、惊厥、昏迷等症状。体温一般在 38～39℃。其发病率的高低随着食品污染程度和进食者的健康状况而有所不同，一般为 50％～80％。中毒后要注意休息，多饮水，病程较短，一般不需特殊治疗，1～3 天可恢复，较重者可用抗生素治疗，如氯霉素、庆大霉素等，很少有死亡。

（3）预防措施　防止污染、控制繁殖和食品食用前彻底加热杀灭病原菌是预防变形杆菌食物中毒的三个主要环节。发现中毒后要立即停止食用怀疑被变形杆菌污染的食品，注意食品的储藏卫生和个人卫生，防止食品污染。

8. 产气荚膜梭菌食物中毒

产气荚膜梭菌（*Clostridium perfringens*）又称魏氏梭菌，广泛分布于人畜粪便、土壤、垃圾、污水等外环境中。

（1）污染途径　导致中毒的食品多为家畜肉、禽肉、鱼及其他蛋白类食品，中毒多发生在夏、秋季节。产气荚膜梭菌进入人体后产生的不耐热肠毒素是引起食物中毒的主要因素。加工后的食品在较高温度下长时间的缓慢冷却，而食用前没有再加热，是引起中毒的主要原因。

（2）对人体的危害　进食产气荚膜梭菌污染的食物后 8～24h 出现腹痛和腹泻，症状轻微。除老幼体弱者外，一般预后良好。发生中毒后要注意休息，一般无须特殊治疗。腹泻严重者，可口服糖盐水。

(3) **预防措施** 肉类食品要彻底加热，剩饭菜食用前再加热是预防产气荚膜梭菌食物中毒的重要措施。煮熟的肉类食品应快速降温，低温储存，存放时间应尽量缩短。

9. 李斯特菌食物中毒

单核细胞增生李斯特菌（简称单增李氏菌）是一种人畜共患病的病原菌。该菌在4℃的环境中仍可生长繁殖，是冷藏食品中威胁人类健康的主要病原菌之一。

单增李氏菌广泛存在于自然界中，不易被冻融，能耐受较高的渗透压，在土壤、地表水、污水、废水、青饲料、烂菜中均有该菌存在，所以动物很容易食入该菌，并通过口腔至粪便的途径进行传播。

(1) **污染途径** 人主要通过食入软奶酪、未充分加热的鸡肉、未再次加热的热狗、鲜牛乳、巴氏消毒奶、生牛排、羊排、芹菜、番茄、冻猪舌等而感染。单增李氏菌食物中毒多发生在夏、秋季节。

(2) **对人体的危害** 单增李氏菌进入人体后是否发病，与菌的毒力和宿主的年龄、免疫状态有关，因为该菌是一种细胞内寄生菌，宿主对它的清除主要靠细胞免疫功能。因此，易感人群为新生儿、孕妇及40岁以上的成人、免疫功能缺陷者。

人体一般在感染后3～70天出现症状，健康成人可出现轻微类似流感症状，易感者表现为呼吸急促、呕吐、出血性皮疹、化脓性结膜炎、发热、抽搐、昏迷、自然流产、脑膜炎、败血症直至死亡。

发现中毒后应立即停止食用可疑污染的食品，口服糖盐水，治疗的首选药物为氨苄西林。出现中毒表现者要尽快到医院就诊。

(3) **预防措施** 冰箱冷藏室内（4～10℃）保存的食品存放时间不宜超过1周，食用冷藏食品时应烧熟、煮透，牛乳最好煮沸后食用，对肉、乳制品、凉拌菜及盐腌食品要特别注意。

10. 志贺菌食物中毒

志贺菌又称痢疾杆菌，是随着人类进化而发展起来的致病菌，能侵袭结肠膜上皮细胞，引起人类的细菌性痢疾。

(1) **污染途径** 志贺菌食物中毒（痢疾）全年均有发生，但夏、秋两季多见。中毒食品以冷盘和凉拌菜为主。熟食品在较高温度下存放较长时间是中毒的主要原因。

(2) **对人体的危害** 志贺菌引起的细菌性痢疾主要通过消化道途径传播。人类对志贺菌有较高的敏感性，只需少量病菌（至少为10个细胞）进入，就有可能致病。儿童和成人易感染，特别是儿童，易引起急性中毒性痢疾。

人进食被污染的食物后6～24h内出现恶寒、发热、呕吐、剧烈腹痛、频繁腹泻，水样便，混有血液和黏液；严重者出现（儿童多见）惊厥、昏迷，或手脚发冷、发绀、脉搏细而弱、血压低等表现。

紧急处理：呕吐、腹泻轻的可口服糖盐水，应用抗生素；发热38℃以上或出现精神差者要及时到医院治疗。

(3) **预防措施** 不要食用存放时间长的熟食品，注意食品的彻底加热，食用前再加热；同时要养成良好的卫生习惯，接触直接入口食品之前及便后必须用肥皂洗手；不吃不干净的食物及腐败变质的食物，不喝生水；制作生冷、凉拌菜时必须注意个人卫生及操作卫生。

11. 椰毒假单胞菌酵米面亚种食物中毒

椰毒假单胞菌酵米面亚种，简称为椰酵假单胞菌，可产生小分子的脂肪酸类毒素：米酵菌酸和黄毒素。它们对人和动物细胞均有毒性作用，损害人的肝、脑、肾等器官。米酵菌酸耐热性强，一般烹调方法不能破坏其毒性，但日晒 2 天后可去除变质银耳中 94%以上的毒素。

(1) 污染途径　椰毒假单胞菌酵米面亚种食物中毒多发生在夏、秋季节。主要导致中毒的食品为发酵玉米面制品、变质鲜银耳及其他变质淀粉类制品，尤其是酵米面中毒在我国东北地区常见。

(2) 对人体的危害　该类食物中毒发病急，一般进食后 2～4h 出现上腹部不适、恶心、呕吐（呕吐物为胃内容物，重者呈咖啡色样物）、轻微腹泻、头晕、全身无力等。重者可出现黄疸、肝脾肿大、皮下出血、呕血、血尿、少尿、意识不清、烦躁不安、惊厥、抽搐、休克等，体温一般不升高，病死率高达 40%～100%。

发生中毒后要立即用手或药物催吐，催吐后口服活性炭，并尽快到医院治疗。凡与患者吃过同种食物的人，不论是否发病，一律送往医院观察、治疗。

(3) 预防措施　为了预防食物中毒，家庭制备发酵谷类食品时要勤换水，保持卫生，要保证食物无异味产生。最好的预防措施是不制作、不食用酵米面；严禁用浸泡、霉变的玉米制作食品；禁止出售发霉变质的鲜银耳。

12. 其他细菌性食物中毒

如小肠结肠炎耶尔森菌食物中毒、链球菌食物中毒及空肠弯曲菌食物中毒等。

第二节　非细菌性食物中毒

非细菌性食物中毒种类很多，各种有毒动植物、霉菌及其毒素、农药、鼠药、假酒、亚硝酸盐、砷等均可引起急性食物中毒。

一、有毒动植物食物中毒

食入有毒的动物性和植物性食品引起的食物中毒称为有毒动植物食物中毒，多由以下三种情况引起。

① 某些动植物在外形上与可食的食品相似，但含有天然毒素，如毒蕈等。河豚鱼含有导致神经中枢及末梢麻痹的河豚毒素（TTX）。

② 某些动植物食品由于加工处理不当，没有除去不可食的有毒部分而引起中毒。常见的有猪甲状腺、青鱼胆、四季豆、黄花菜、未煮熟的豆浆等引起的食物中毒。

③ 少数保存不当产生毒素，如发芽马铃薯中的龙葵碱引起的食物中毒。

这类食物中毒一般发病快、无发热等感染症状，按中毒食品的性质有较明显的特征性的症状，通过进食史的调查和食物形态学的鉴定，较易查明中毒原因。

1. 动物性食物中毒

动物性中毒食品主要有两种：①将天然含有有毒成分的动物或动物的某一部分当作食

品；②在一定条件下产生了大量有毒成分的可食的动物性食品。

近年来，我国发生的动物性食物中毒主要是河豚中毒，其次是贝类及鱼类引起的组胺中毒等。

（1）**河豚中毒** 河豚鱼又名鲀，有上百个品种，是一种味道鲜美但含有剧毒物质的鱼类。河豚鱼中毒多发生在日本、东南亚及我国沿海、长江下游一带，是世界上最严重的动物性食物中毒之一。

河豚鱼所含的有毒物质为河豚毒素，河豚毒素理化性质稳定，煮沸、盐腌、日晒均不能破坏之，在100℃加热7h、200℃以上加热10min才能破坏。鱼体中含毒量因不同部位和季节有差异，卵巢和肝脏有剧毒，其次为肾脏、血液、眼睛、鳃和皮肤。鱼死后内脏毒素可渗入肌肉，而使本来无毒的肌肉也含有毒素。产卵期卵巢毒性最强。河豚毒素是一种很强的神经毒，被人体吸收后，迅速对神经系统产生抑制作用，阻断神经肌肉的传导，引起呼吸中枢和血管运动中枢麻痹而死亡。

造成中毒的原因主要是由于不会识别而误食，也有少数人因喜食河豚鱼的鲜美，但未将毒素去除干净而引起。河豚鱼中毒的特点是发病急速而剧烈，早期有手指、舌、唇麻木或有刺痛感，然后出现恶心、呕吐、腹痛、腹泻等胃肠道症状，并有四肢无力、发冷、口唇和肢端知觉麻痹。重症患者角膜反射消失，四肢肌肉麻痹，出现身体摇摆、行走困难，甚至全身麻痹、瘫痪，严重者可因呼吸衰竭而死亡。死亡多发生在中毒后4～6h内，致死时间最快可在发病后10min。病死率一般为20%，严重时可达到40%～60%。目前对此尚无特效解毒剂，对患者应尽快排出毒物和给予对症处理。

一般的加热烹调或加工方法都很难将毒素清除干净，因此预防措施至关重要。要加强宣传河豚鱼的危害性，提高识别能力，防止误食；加强市场管理，严禁鲜河豚鱼流入市场，严禁餐饮店经营河豚鱼菜肴。新鲜河豚应统一加工处理，经鉴定合格后方准出售。

（2）**麻痹性贝类中毒** 麻痹性贝类中毒是由于食用某些含神经麻痹毒素的贝类所引起的食物中毒。

贝类所含的有毒物质不是自身产生的，它与贝类生长水域中的藻类有关。某些无毒可供食用的贝类，在摄取了有毒藻类后，就被毒化。因毒素在贝类体内呈结合状态，故贝体本身并不中毒，也无生态和外形上的变化。但是，当人们食用了这种贝类后，毒素迅速被释放，就会发生麻痹性神经症状，故称麻痹性贝类中毒。

我国浙江、福建、广东等地曾多次发生贝类中毒，导致中毒的贝类有花蛤、香螺、织纹螺等常食用的贝类。

有毒藻类中的贝类麻痹性毒素主要是石房蛤毒素。该毒素为白色，是一种神经毒，毒性强，对人经口致死量为0.54～0.9mg/kg，可溶于水，易被胃肠道吸收，耐高温。据测定，在116℃的条件下加热的罐头，其中的一半毒素能被破坏。

麻痹性贝类中毒的特点是发病急，潜伏期数分钟至数小时不等，毒素主要作用是麻痹人的神经系统，初起为唇、舌、指尖麻木，随后肢端麻痹，运动失调，伴有发音困难、流涎、头痛、呕吐，严重者出现昏迷、呼吸困难，最后因呼吸肌麻痹而死亡。死亡通常发生在中毒后2～12h内，患者如24h后仍存活，一般预后良好。我国南方沿海已有过这种中毒病例的报告。

目前尚未有专门治疗麻痹性贝毒的特效解毒药。麻痹性贝毒一般没有持续性毒作用，所以可以进行对症治疗。如洗胃，进行人工呼吸，特别是对有呼吸困难的病人，人工呼吸十分重要，同时进行适当的吸氧。

对贝类中毒主要是要加强预防性监测，定期对贝类生长水域采样进行显微检查，如发现水中藻类细胞增多，即有中毒的危险，应对该批贝类做毒素含量测定；制定卫生标准，限制市售贝类及加工原料用贝类中毒素含量。

(3) 鱼类组胺中毒　鱼类组胺中毒是由于食用了含有一定数量组胺的鱼类食品所引起的过敏性食物中毒，主要发生于沿海地区及有食用海产鱼习惯的地区。组胺是氨基酸的分解产物，故组胺的产生与鱼类所含组氨酸的多少直接相关。海产鱼中的青皮红肉鱼，如鲐鱼、鲣鱼、鲭鱼、金枪鱼、沙丁鱼、秋刀鱼等品种的鱼含有较多的组氨酸，当鱼体不新鲜或腐败时，经脱羧酶作用强的细菌作用后，产生大量组胺。在我国，以前两种鱼类引起的组胺中毒事件较多。一般引起人体中毒的组胺摄入量为 1.5mg/kg，但与个体对组胺的敏感性关系很大。

鱼类产生组胺受下列因素影响：与富含脱羧酶细菌（如变形杆菌等）有关，此类细菌污染越严重，鱼体腐败产生的组胺就越多；当环境温度在 10～30℃，特别是 15～20℃温度下最易产生组胺；鱼体盐分浓度在 3%～5%时最易产生组胺，故组胺中毒多见于海产鱼类；与氢离子浓度有关，以 pH 为 6.0～6.2 的弱酸性环境最易产生组胺。

鱼类组胺中毒的特点是发病急，症状轻，恢复快。一般在进食后 0.5～1h 发病。主要表现为：脸红、头晕、头痛、心慌、胸闷、呼吸促迫。部分病人可出现视物模糊，脸发胀，唇水肿，口、舌及四肢发麻，恶心，呕吐，腹痛，荨麻疹，全身潮红等。

中毒后应催吐、导泻以排出体内未吸收的毒物。口服抗组胺药能使中毒表现迅速消失，如苯海拉明或扑尔敏等。不宜服抗组胺药物者，可静脉注射 10%葡萄糖酸钙 10mL，1～2 次/天，口服维生素 C。

预防鱼类组胺中毒的措施主要有：

① 选购鱼时要注意其新鲜度，如发现鱼眼变红、色泽不新鲜、鱼体无弹力时不应选购及食用。

② 鱼购买后要注意储藏保鲜，防止鱼类腐败变质。

③ 对易产生组胺的鱼类，烹调前除去内脏、洗净，切段后在冷水或盐水中浸泡，以减少组胺量；应选用加热充分的烹调方法，如红烧、酥闷，不宜油煎或油炸。组胺为碱性物质，烹调时加少许食醋，可降低组胺毒性。

④ 对体弱、过敏体质的人及患有慢性气管炎、哮喘、心脏病等的病人最好不食用或少食用青皮红肉鱼类。

(4) 胆毒鱼类中毒　草鱼、青鱼、鲢鱼、鳙鱼（胖头鱼）和鲤鱼是我国主要的淡水养殖鱼类，其肉味鲜美，但胆汁有毒，胆汁中有毒成分为 5-α-鲤醇，其耐热性强，主要损害肾及肝脏，也可损害心、脑等。在我国一些地区，民间流传鱼胆可以清热解毒、明目、止咳平喘等，导致有人吞服鱼胆而引发中毒，甚至死亡。其中以服用草鱼胆中毒者多见。

鱼胆中毒潜伏期最短为半小时，最长约 14h，一般为 2～6h。消化系统症状出现得最早，表现为恶心、呕吐、上腹部疼痛、腹泻、稀水便等胃肠炎症状。病后 2～3 天出现肝脏肿大、有触痛，并有黄疸、肝功能异常，严重者有腹水，甚至发生昏迷等。泌尿系统症状主要表现为中毒后 3～6 天出现全身浮肿，少尿，血压升高，严重者可发生尿闭，甚至尿毒症。神经系统症状早期有头晕、头痛，严重者有脑水肿，可见神志不清、烦躁不安、全身阵发性抽搐、昏迷等。循环系统可出现心悸、心律失常、休克等。

鱼胆中毒发病快，病情重，进展快，一般在中毒后 8～9 天死亡。如抢救不及时，病死率可高达 30%。发现中毒后，早期采用排毒措施，一般采用催吐、洗胃、导泻。有条件时应尽早采用腹膜透析或血液透析治疗，有助于促进毒物排出。

因此，应向群众宣传鱼胆有毒的知识及危害性，不要吞食鱼胆治疗某些疾病。

2. 植物性食物中毒

植物性食物中毒主要有三种：①将天然含有有毒成分的植物或加工制品当作食品，如桐油、大麻油等引起的食物中毒；②在食品的加工过程中，将未能破坏或除去有毒成分的植物当作食品食用，如食用木薯、苦杏仁等引起的中毒；③在一定条件下，不当食用含有大量有毒成分的植物性食品，如食用鲜黄花菜、发芽马铃薯、未腌制好的咸菜或未煮熟的豆浆等造成的中毒。

植物性食物中毒季节性、地区性比较明显，以散发为主，发病率较高，多数没有特效疗法，对一些能引起死亡的严重中毒，尽早排除毒物对中毒者的预后非常重要。

（1）发芽马铃薯中毒 马铃薯俗称土豆或洋山芋，属茄科，有害成分是一种茄碱，又称马铃薯毒素或龙葵碱，可溶于水，遇醋酸极易分解，高热、煮透亦能解毒。马铃薯正常情况下含龙葵碱较少，其含量为0.005％～0.01％；但马铃薯发芽后，其幼芽和芽眼部分的龙葵碱含量激增，含量可高达0.3％～0.5％。所以大量食用发芽马铃薯可引起急性中毒。一般多发生在春末夏初季节。

龙葵碱具有腐蚀性、溶血性，对胃肠道黏膜有较强的刺激作用，并对呼吸中枢有麻痹作用，可引起脑水肿，重症患者可因呼吸麻痹而死亡。

发芽马铃薯食物中毒一般在进食后10min至数小时发病。其中毒症状为：先有咽喉抓痒感及灼烧感，上腹部灼烧感或疼痛，其后出现胃肠炎症状，剧烈呕吐、腹泻，可导致脱水、电解质紊乱和血压下降；此外，还可出现头晕、头痛、轻度意识障碍、呼吸困难；重者可因心脏衰竭、呼吸中枢麻痹而死亡。

预防发芽马铃薯中毒最主要的方法是：马铃薯应低温储藏，避免阳光照射，防止生芽；不吃生芽过多、黑绿色皮的马铃薯；生芽较少的马铃薯，烹制时应削皮、挖去芽眼后浸水，烹调时充分加热，或在烹调时加醋，以破坏龙葵碱。

（2）四季豆中毒 四季豆又称扁豆、菜豆、刀豆、豆角、芸豆等，属于菜豆科、菜豆属，是一种四季都能吃到的蔬菜，因此，四季豆中毒一年四季均可发生，以秋季下霜前后较为常见。四季豆中毒没有毒蕈凶险，然而，其一年中发生时间之长和中毒人数之多，远比毒蕈严重，是我国植物性食物中毒中最常见的一种。

四季豆引起中毒可能与品种、产地、季节和烹调方法有关。根据中毒实际调查，烹调不当是引起中毒的主要原因，多数为炒煮不够未熟透所致。

引起四季豆中毒的有毒成分是豆中含有的红细胞凝集素、皂素等天然毒素，这些毒素比较耐热，只有将其加热到100℃并持续一段时间后，才能破坏。

摄入未煮熟的四季豆，引起中毒的潜伏期为数十分钟至数小时，一般不超过5h，主要为恶心、呕吐、腹痛、腹泻等胃肠炎症状，同时伴有头痛、头晕、出冷汗等神经系统症状。有时四肢麻木、胃部有烧灼感、心慌和背痛等。

发生中毒后要立即催吐（可刺激舌根、咽部或口服催吐药），重症患者应立即到医院就诊，对症治疗，防治并发症。一般只要治疗及时，大多数病人可在1～3天内恢复健康。

预防四季豆中毒，烹调时必须要炒熟、煮透，使四季豆失去原有的生绿色和豆腥味，以破坏其中所含的毒素。拌凉菜时，不能用开水焯一下就凉拌，应煮10min以上，不可贪图其脆嫩，更不能用盐拌生食。

（3）生豆浆中毒 生豆浆中含有胰蛋白酶抑制剂，能刺激胃肠和抑制胰蛋白酶的活性，它有较强的耐热性，要经过高温才能被破坏。饮用生豆浆或未经充分煮沸的豆浆，容易引发食物中毒。

一般在食用生豆浆或未煮开的豆浆后数分钟至1h，出现恶心、呕吐、腹痛、腹胀和腹泻等胃肠炎症状，和四季豆中毒类似，一般无需治疗，很快可以自愈。

防止中毒的措施是把豆浆彻底煮透后再饮用。煮豆浆加热到一定程度时豆浆出现泡沫，此时豆浆还没有煮开，应继续加热至泡沫消失，豆浆沸腾，再用小火煮数分钟，或者在93℃加热30～75min，以彻底破坏豆浆中的有害成分。

(4) 毒蕈中毒　蕈类又称蘑菇，在我国资源很丰富，大多数可食，称为食用菌；少数有毒，称为毒蘑菇或毒蕈。

我国目前已鉴定的有毒蕈类有100多种，其中含剧毒可致死的有10多种。由于生长条件不同，不同地区发现的毒蕈种类不同，所含毒素亦不一样。毒蕈的有毒成分十分复杂，一种毒蕈可以含几种毒素，而一种毒素又可以存在于数种毒蕈之中。毒素的形成和含量常受环境影响。中毒程度与毒蕈种类、进食量、加工方法及个体差异有关。

根据毒素成分，可分为四种中毒类型：

① 胃肠炎型　可能由类树脂物质或毒蕈酸等毒素引起。潜伏期30min至6h，表现为恶心、剧烈呕吐、腹痛、腹泻等。病程短，预后良好。

② 神经精神型　引起中毒的毒素有毒蝇碱、蟾蜍素和幻觉原等。潜伏期6～12h。中毒症状除有胃肠炎外，主要有神经兴奋、精神错乱和抑制，也可有多汗、流涎、脉缓、瞳孔缩小等。病程短，无后遗症。

③ 溶血型　由鹿花蕈素、马鞍蕈酸等毒素引起，潜伏期6～12h，除急性胃肠炎症状外，可有贫血、黄疸、血尿、肝脾肿大等溶血症状。严重者可致死亡。

④ 肝肾损害型　主要由毒伞七肽、毒伞十肽等引起。毒素耐热、耐干燥，一般烹调加工不能将其破坏。毒素损害肝细胞核和肝细胞内质网，对肾也有损害。潜伏期6h至数天，病程较长，临床经过可分为六期：潜伏期、胃肠炎期、假愈期、内脏损害期、精神症状期、恢复期。该类型中毒病情凶险，如不及时积极治疗，病死率甚高。

毒蕈中毒多发生在个人采集野生蘑菇时，因可食蘑菇与毒蘑菇外观相似，很难区别，从而误食引起中毒，多散发于高温多雨季节。

预防毒蕈中毒最根本的办法是切勿采摘自己不认识的蘑菇，绝不吃未吃过的野生蘑菇，加强宣教，防止误食。

(5) 木薯、苦杏仁等含氰苷类植物中毒　含氰苷类植物性食物中毒以苦杏仁引起的最为多见，后果最为严重。此外，还有苦桃仁、枇杷仁、李子仁、樱桃仁和木薯等。苦杏仁、苦桃仁、枇杷仁、樱桃仁等果仁中含有苦杏仁苷，木薯中含有亚麻苦苷。苦杏仁苷和亚麻苦苷等氰苷类物质在有关酶的作用下，可水解生成氢氰酸及苯甲醛等，氢氰酸能抑制细胞色素氧化酶活性，导致组织细胞窒息而中毒，多因呼吸中枢麻痹而死亡。

生苦杏仁中毒量：成人生食40～60粒，小儿生食10～20粒，致死量约为60g。苦杏仁中毒的潜伏期短者0.5h，长者12h，一般在进食果仁2h内发病。主要症状为口中苦涩、流涎、头晕、头痛、恶心、呕吐、心慌、四肢无力，继而出现不同程度的呼吸困难、胸闷，严重者可意识不清、呼吸急促、四肢冰冷、昏迷，常发出尖叫，继而意识丧失，瞳孔散大、对光反射消失，牙关紧闭，全身阵发性痉挛，最后因呼吸麻痹或心跳停止而死亡。

木薯中毒的潜伏期短者2h，长者12h，一般多为6～9h。木薯中毒的临床表现与苦杏仁中毒的临床表现相仿。

发现中毒后立即用手或药物催吐。出现中毒症状者要立即吸入亚硝酸异戊酯，同时送医院抢救。

预防此类食物中毒的措施为：加强卫生宣教，掌握安全食用方法。不生吃各种果仁；如用苦杏仁加工时，要反复用水浸泡，充分加热，使氢氰酸挥发后再食用。禁止生食木薯，木薯在食用前必须去皮洗净，在敞锅中煮熟后再用水浸泡 16h；不喝煮木薯的汤，不空腹吃木薯，一次也不宜吃太多。

（6）蓖麻籽或蓖麻籽油中毒 常因生食了蓖麻籽或误食了蓖麻籽油而造成中毒。蓖麻籽中含有蓖麻毒素、蓖麻碱和蓖麻血凝素 3 种毒素，以蓖麻毒素毒性最强，1mg 蓖麻毒素或 160mg 蓖麻碱可致成人死亡，儿童生食 1～2 粒蓖麻籽可致死，成人生食3～12 粒可导致严重中毒或死亡。

人误食后 1 天左右，出现中毒症状：恶心、呕吐、腹痛、腹泻、头痛、脉弱而速，严重的可出现脱水、休克、嗜睡以致昏迷、抽风和黄疸，如救治不及时，2～3 天出现心力衰竭和呼吸麻痹。目前对蓖麻毒素无特效解毒药物。

预防措施为：蓖麻籽无论生熟都不能食用，蓖麻籽油也不可食用。但由于蓖麻籽外观漂亮饱满，易被儿童误食。因此，应加强宣传教育，尤其要加强对儿童的教育，防止误食。

（7）白果（银杏）中毒 白果是银杏树的果实，其有毒成分主要是白果二酚及白果酸等有机毒素。近年来，随着对银杏树经济价值研究开发的不断深入，群众开始越来越多地食用白果，但不论是成人或儿童均可因食用大量白果而中毒，因儿童耐受量低，更容易造成中毒，因此以儿童中毒多见。

潜伏期一般为 1～12h，首先出现恶心、呕吐、腹痛、腹泻、食欲不振等消化道症状，随即出现神经系统症状，如发热、烦躁不安、恐惧怪叫、惊厥，可出现肢体强直、抽搐、大小便失禁、瞳孔散大、对光反射消失，以后逐渐四肢无力、出现麻木感、触觉痛觉消失，甚至瘫痪，可出现心律不齐、心力衰竭、肺水肿、呼吸困难，甚至昏迷和死亡。

对此类中毒目前尚无特效方法救治，应尽早排出毒物，无呕吐者应立即催吐、洗胃，无腹泻或腹泻次数不多者应导泻。将病人置于安静室内，避免各种刺激而引起惊厥。

预防措施为：要进行宣传教育，告诫儿童不要生吃白果，即使是煮熟的白果也不宜多吃，吃时要除去肉中绿色的胚。

（8）棉籽油中毒 棉籽中含有游离棉酚等毒性物质，榨油过程中一部分会转入棉籽油内，因而食用由生棉籽直接榨制、未经碱炼的粗制棉籽油，会使人中毒。

食用粗制棉籽油中毒，有急性与慢性之分。急性中毒一般于食后 2～4 天发病，主要表现为：恶心、呕吐、胃中烧灼感、食欲不振、腹胀、腹痛、便秘、头晕、四肢麻木、周身乏力、嗜睡、烦躁、心动过缓、血压下降等，进一步可发展为肺水肿、黄疸、肝昏迷、肾功能损害，最后可因呼吸循环衰竭而死亡。

此外，棉籽油中毒的后遗症表现为对男女生殖系统有一定的损害，可以导致长期不育。

发现棉籽油中毒后，应立即停止食用可疑棉籽油，并采取以下急救措施：

① 中毒后立即刺激咽后壁进行诱导催吐；

② 口服大量糖水或淡盐水稀释毒素，并服用大量的维生素 C 和维生素 B_1；

③ 对症处理，对于昏迷、抽搐患者，应有专人护理并清除口腔内的毒物，保持呼吸道畅通。

预防措施为：宣传棉籽有毒，不能食用；需将棉籽粉碎、蒸炒后再榨油；粗制棉籽油需经加碱精炼后才能食用；市售的棉籽油中的游离棉酚应在 0.02%以下，不可超过 0.05%。

（9）黄花菜中毒 黄花菜俗称“金针菜”，学名萱草，古名忘忧草。黄花菜性味甘凉，有止血、消炎、清热、利湿、消食、明目、安神等功效。

食用黄花菜若处理不当则可能会引起中毒。新鲜黄花菜内含有一种对人体有毒的成分——秋水仙碱，它是水溶性物质，这种毒物经胃肠吸收后，会在人体内转变成为毒性更强的二秋水仙碱，引起机体中毒反应。人对秋水仙碱的口服致死量为每千克体重8～65mg，食用鲜黄花菜100g即可引起中毒。因此，新鲜黄花菜必须经过加工才能食用。食用干黄花菜不会引起中毒，因为黄花菜在干制过程中所含的秋水仙碱已被破坏。

鲜黄花菜中毒常发生在每年的7～8月份黄花菜生长成熟季节。中毒者会出现嗓子发干、恶心、呕吐、腹痛、腹泻、头痛、头晕等症状，严重者会出现血尿、便血，若不及时抢救还可致死。

因此，食用鲜黄花菜时一定要焯洗后充分浸泡、加热煮熟，将秋水仙碱破坏除去后，才能保证食用安全。

二、真菌毒素食物中毒

真菌毒素和霉变食品食物中毒是由于食入含有产毒霉菌产生的大量霉菌毒素的食物所引起的食物中毒。

真菌生长繁殖及产生毒素需要一定的温度和湿度，因此真菌毒素食物中毒的发生往往有一定的季节性和地区性，如赤霉病麦中毒多发生在产麦区新麦收割以后，霉变甘蔗中毒多发生在北方地区的1～3月或4月份。一般的加热处理不能破坏其毒素，发病率较高。常见的真菌毒素和霉变食品食物中毒有如下几种。

1. 赤霉病麦食物中毒

小麦在生长过程中，可能会被一种叫做禾谷镰刀菌的真菌污染，收割后若保存不当，该菌可以在麦粒上继续生长、繁殖，并产生毒素，从而导致赤霉病麦。当人们食用了用赤霉病麦面粉制作的各种面食后，则可引起食物中毒。赤霉病麦食物中毒是真菌性食物中毒的一种，在我国长江中下游地区较为多见，东北和华北地区也有发生。

造成赤霉病麦食物中毒的主要物质为脱氧雪腐镰刀菌烯醇（又称呕吐毒素），对其摄入越多，发病率越高，发病程度也越严重。该毒素对热稳定，一般烹调不能去毒。

潜伏期一般为0.5～2h，短者10～15min，长者4～7h。主要症状有：胃部不适、恶心、呕吐、头痛、头晕、腹痛、腹泻等，还可有无力、口干、流涎，少数患者有时有似醉酒的表现，面部潮红，所以又有“醉谷病”之称。

预防措施主要有：加强田间管理和储存期的粮食防霉管理；若已经形成了赤霉病麦，则应设法去除或减少粮食中的病麦颗粒或毒素，如分离病麦、碾磨去皮等。

2. 黄变米中毒

前文已提及，黄变米是由于稻谷收获未及时干燥，水分含量过高，储存过程中被真菌污染后发生霉变所致。由于霉变米呈黄色，故也称为“黄粒米”或“沤黄米”。根据污染霉菌的不同，黄变米可分为三种，即黄绿青霉黄变米、橘青霉黄变米和岛青霉黄变米。黄变米不但失去食用价值，而且含有大量黄变米毒素，如黄绿青霉素、黄天精、岛青霉素、橘青霉毒素等。人食用后则发生中毒。

(1) 中毒表现　不同种类的黄变米毒素产生的临床症状不同，其中的黄绿青霉素为神经毒物质，可产生神经毒性，因此黄绿青霉黄变米中毒，表现以中枢神经麻痹为主，最初是肌力弱，以后对称性下肢瘫痪，渐及全身，严重者发生呼吸麻痹。岛青霉产生的黄天精和岛青霉素引起的黄变米中毒，主要侵犯肝脏，引起脂肪变性，最后演变为肝硬化。橘青霉黄变米对肾脏毒性大，中毒后有肾脏肿大及肾脏功能障碍等。

(2) **预防措施** 干燥、低温、厌氧是防止霉变的主要措施。其中以保持干燥最为重要。黄变米肉眼可辨认，挑一把黄变米能闻出一股特殊臭味。故少量的黄变米可以捡出。

3. 霉变甘蔗食物中毒

甘蔗是一种天然食品，儿童非常喜欢食用。但如果食用了已发霉变质的甘蔗则会导致中毒，并造成终身残疾甚至危及生命。

甘蔗在收割以后，若储存时间较长、运输不当，则容易造成霉菌生长，尤其是未完全成熟的甘蔗，含糖量低，更容易变质。

霉变甘蔗中污染的霉菌为节菱孢霉，其所产生的3-硝基丙酸毒素是一种神经毒物质，主要损害中枢神经系统，死亡率较高。中毒重症病人多为儿童，严重者1～3天内死亡，幸存者常常留有终身残疾的后遗症。

变质甘蔗中毒发病急，潜伏期短者只有十几分钟，长者十几小时。主要症状有：头晕，呕吐，腹痛，腹泻，视力障碍，神志恍惚，眼球偏向一侧凝视，阵发性抽搐，抽搐时两手均呈鸡爪状，四肢强直，牙关紧闭，出汗，流口水，意识丧失；严重者中枢神经系统损伤及昏迷中出现呼吸衰竭而死亡。存活者留有极似乙型脑炎样的后遗症，并终身丧失生活能力。

禁止销售和食用霉变甘蔗是预防中毒的有力措施。在保存过程中要注意防霉，储存时间也不能太久，甘蔗必须在成熟后收获，并注意防冻。

4. 变质甘薯食物中毒

甘薯因储藏不当，造成霉菌污染使局部变硬，表面塌陷呈黑褐色斑块，味道变苦进而腐烂，称为黑斑病。长黑斑的甘薯不论生食还是熟食都可引起中毒，毒性物质可能是甘薯酮、甘薯醇、甘薯宁等肝脏毒素，也可能还与1-甘薯醇和4-甘薯醇等毒性物质有关。

变质甘薯食物中毒的潜伏期短者几小时至1天，长者连续食用2个月才发病，大多在食后10～30天发病。主要中毒症状有：胃部不适，恶心，呕吐，腹痛，腹泻，个别出现便秘；较重者还有头晕、头痛，心悸，口渴，肌肉痉挛，视物不清，甚至复视，幻视；个别出现高热，神志不清，昏迷，肺水肿甚至死亡。目前还没有特效药治疗。

不买、不食霉变长斑的甘薯是有效的预防措施。

5. 黄曲霉毒素食物中毒

见第六章相关内容。

三、化学性食物中毒

人们食入化学性中毒食品所引起的食物中毒，称为化学性食物中毒。

化学性中毒食品主要有四种：被有毒有害的化学物质污染的食品；被误为食品、食品添加剂、营养强化剂的有毒有害的化学物质；添加非食品级的或伪造的或禁止使用的食品添加剂、营养强化剂的食品，以及超量使用食品添加剂的食品；营养素发生化学变化的食品（如油脂酸败）。

发生化学性食物中毒的原因主要有：①在食品生产、加工、运输、储存、销售过程中污染食品；②环境中的化学污染物通过食物链和生物富集作用而转移到作为食品的动植物体内；③某些污染物通过溶解、机械转移、附着而污染食品；④加工烹调不合理，如烟熏火烤造成苯并[a]芘的污染；⑤有些污染物在食品加工或储存过程中，在适宜条件下形成亚硝胺；⑥误食用农药拌过的粮种，把砷化物、亚硝酸盐误当食盐食用，误将钡盐当明矾使用；⑦生产操作事故，或选用原料不当，使化学毒物混入食品等。

化学性食物中毒没有明显的季节性、地区性，一般潜伏期短、发病急，多在几分钟至几小时内发病，病情与中毒化学物剂量有明显的关系，临床表现因毒物性质不同而呈多样化，一般不发热，但症状严重，危险性大，若诊断不及时，易造成中毒死亡。

化学毒物中毒的发生多属偶然，但后果严重，故应加强宣教，防止食品污染和误食。

化学性食物中毒常见的毒性物质包括亚硝酸盐、假酒、化学农药、瘦肉精、鼠药等。

1. 酸败油脂中毒

食用油长期储存可出现“哈喇”气味和味道。大量食用“哈喇”油或食用了用其炸制的面制食品可引起中毒。食用油储存过程中，在光、热及细菌作用下，油中的甘油三酯分解为甘油和脂肪酸，后者可进一步氧化成为过氧化物、酮类、醛类等，所产生的多种物质混合出现“哈喇”味。形成的有毒物质对胃肠道有刺激作用，也可引起神经系统及肝脏损害。

(1) 中毒症状 进食后很快出现胃部不适，口腔、食道等处多有呛辣烧灼感。但严重表现一般出现在进食后数小时至10余小时，出现恶心、呕吐、腹胀、剧烈腹痛、水样腹泻等，可引起脱水，多伴有头痛、头晕、关节和肌肉酸痛等。有些患者还可出现体温增高现象，在39～40℃之间。

中毒后要立即停止食用“哈喇”油，口服活性炭50g，同时多饮水。一般1～2天即可恢复，重者3～4天痊愈。如出现严重的消化道症状或其他表现者要及时到医院就诊。

(2) 预防措施

① 油脂最好储藏在绿色容器内，严禁与铜、铁等金属接触，放置在温度低、光线暗、干燥的环境中，存放时间不宜过长。

② 不食用酸败油脂及其制品，以及含油脂量较高的酸败变质食品，如香肠、咸肉、肉松、鱼干、桃仁、花生米、油炸食品、桃酥、饼干、糕点等。

2. 甲醇中毒

甲醇又称木醇、木酒精，在工业上作为甲醛、塑料、胶片等的生产原料，并用于防冻剂及溶剂等。甲醇是一种强烈的神经和血管毒物，可直接毒害中枢神经系统，损害视神经，造成视神经萎缩、视力减退，甚至双目失明。

引起甲醇中毒的主要原因是用甲醇兑制或用工业酒精勾兑制造的假酒，或因酿酒原料或工艺不当致蒸馏酒中甲醇超标，饮用后均可引起中毒。

一般食用后8～36h发病，症状主要表现为恶心、呕吐、腹痛、头痛、头晕、乏力、步态不稳、嗜睡等；严重者出现瞳孔散大、视力模糊、双目失明、癫痫样抽搐、神志昏迷、脑水肿等。甲醇经消化道很容易被吸收，一般误饮甲醇5～10mL可致严重中毒，30～100mL可致死亡。

预防甲醇中毒的关键在于加强食品卫生监督管理，严禁用工业酒精勾兑白酒，未经检验合格的酒类不得销售；消费者不要饮用私自勾兑和来源不明的散装白酒，以防甲醇中毒。

【知识窗】

食物中毒后，该怎么办？

1. 可大量饮水，对食物中的毒素能起到一定的稀释作用。

2. 催吐。压迫喉咙，尽量把胃里的东西吐出来。但是如果给别人催吐，一定要在对方清醒的前提下，否则会导致呕吐物进入气道。

3. 把吃过的食物封起来。不要让其他人误碰。还可以留作医院检测。如果症状不是很严重，还可以导泻。

4. 在意识清醒的情况下，尽量拨打求救电话，并携带所食用的食物尽快就医，越早越好。

5. 食物中毒后要注意休息，暂时不要吃太多东西，可吃一些易消化的流食或半流食。

6. 尽可能去正规的超市、菜市场购买食物。

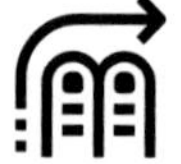

自测训练

1. 什么是食源性疾病？
2. 什么叫食物中毒？有何特征？
3. 引起细菌性食物中毒的原因主要是什么？如何预防？
4. 常见的动植物性食物中毒有哪些？试举例说明。
5. 常见的真菌毒素和霉变食品食物中毒有哪些？如何预防？
6. 常见的化学性食物中毒有哪些？如何预防？

第八章
食品安全监督与管理

【学习目标】

通过本章学习，使学生熟悉现行的《中华人民共和国食品安全法》（以下简称《食品安全法》）的基本内容和食品安全监督职责，了解我国食品安全标准的类型；了解无公害食品、绿色食品、有机食品、强化食品、保健（功能）食品、转基因食品及其标准；掌握食品卫生质量鉴定的步骤、方法和结果处理；掌握食品危害分析与关键控制点（HACCP）、食品良好生产规范（GMP）、食品生产许可（SC）和经营许可（JY）的原理与方法。

第一节　食品安全法

食品安全是国家、民族整体素质的重要基础之一，是关系到消费者及其子孙后代的生命健康，关系到生产力发展和社会生产、生活秩序的重要问题。

为了保证食品卫生质量，防止食品污染，预防食物中毒和其他食源性疾病，确保人民身体健康，必须加强食品卫生管理。

一、新《食品安全法》实施的背景和意义

1995 年《中华人民共和国食品卫生法》（以下简称《食品卫生法》）正式颁布施行。《食品卫生法》实施十四年来，正值我国社会转型和改革开放的关键时期，食品安全工作出现了一些新情况、新问题。为了从制度上解决问题，2009 年 2 月 28 日第十一届全国人民代表大会常务委员会第七次会议通过《食品安全法》，2009 年 7 月 20 日起施行《中华人民共和国食品安全法实施条例》，该《食品安全法》对规范食品生产经营活动、保障食品安全发挥了重要作用，食品安全整体水平得到提升，食品安全形势总体稳中向好。与此同时，我国个别食品企业违法生产经营现象依然存在，食品安全事件时有发生，监管体制、手段和制度等尚不能完全适应食品安全需要，食品安全形势依然严峻。党的十八大以来，党中央、国务院进一步改革完善我国的食品安全监管体制，着力建立最严格的食品安全监管制度，积极推进食品安全社会共治格局。为了以法律形式固定监管体制改革成果、完善监管制度机制，解决当前食品安全领域存在的突出问题，以法治方式维护食品安全，为最严格的食品安全监管提供体制制度保障，修改《食品安全法》被立法部门提上日程。

2015 年 4 月 24 日，新修订的《食品安全法》经第十二届全国人民代表大会常务委员会第十四次会议审议通过。现行的《食品安全法》根据 2018 年 12 月 29 日第十三届全国人民代表大会常务委员会第七次会议《关于修订〈中华人民共和国产品质量法〉第五部法律的决定》进行了修正。新版食品安全法共十章，154 条，于 2015 年 10 月 1 日起正式施行。该版《食品安全法》经全国人大常委会第九次会议、第十二次会议两次审议，三易其稿，可以被称为“史上最严”的食品安全法。

对其的主要修改如下：①禁止剧毒高毒农药用于果蔬茶叶。②保健食品标签不得涉及防病治疗功能。③婴幼儿配方食品生产全程质量控制。④网购食品纳入监管范围。⑤生产经营转基因食品应按规定标示。

新修订的《食品安全法》在总则中规定了食品安全工作要实行预防为主、风险管理、全程控制、社会共治的基本原则，要建立科学、严格的监督管理制度。该规定的内容吸收了国际食品安全治理的新价值、新元素，不仅是《食品安全法》修订时遵循的理念，也是今后我国食品安全监管工作必须遵循的理念。

在预防为主方面，就是要强化食品生产经营过程和政府监管中的风险预防要求。为此，将食品召回对象由原来的“食品生产者发现其生产的食品不符合食品安全标准，应当立即停止生产，召回已经上市销售的食品”修改为“食品生产者发现其生产的食品不符合食品安全标准或者有证据证明可能危害人体健康的，应当立即停止生产，召回已经上市销售的食品”。在风险管理方面，提出了食品药品监管部门根据食品安全风险监测、风险评估结果和食品安全状况等，确定监管重点、方式和频次，实施风险分级管理。在全程控制方面，提出了国家要建立食品全程追溯制度。食品生产经营者要建立食品安全追溯体系，保证食品可追溯。在社会共治方面，强化了行业协会、消费者协会、新闻媒体、群众投诉举报等方面的规定。

二、我国新《食品安全法》的内容体系

现行的《食品安全法》共分十章一百五十四条，内涵相当丰富，主要包括：

第一章总则、第二章食品安全风险监测和评估、第三章食品安全标准、第四章食品生产经营、第五章食品检验、第六章食品进出口、第七章食品安全事故处置、第八章监督管理、第九章法律责任、第十章附则。

第一章总则。包括第一条到第十三条，对从事食品生产经营活动，各级政府、相关部门及社会团体在食品安全监督管理、舆论监督、食品安全标准和知识的普及、增强消费者食品安全意识和自我保护能力等方面的责任和职权做了相应规定。

第二章食品安全风险监测和评估。包括第十四条到第二十三条，对食品安全风险监测制度、食品安全风险评估制度、食品安全风险评估结果的建立、依据、程序等进行规定。

第三章食品安全标准。包括第二十四条到第三十二条，对食品安全标准的制定程序、主要内容、执行及标准等进行规定。

第四章食品生产经营。包括第三十三条到第八十三条，对食品生产经营符合食品安全标准、禁止生产经营的食品；对从事食品生产、食品流通、餐饮服务等食品生产经营实行许可制度；食品生产经营企业应当建立健全本单位的食品安全管理制度，依法从事食品生产经营活动；对食品添加剂使用的品种、范围、用量的规定；建立食品召回制度等内容进行相应的规定。此部分加强了对保健食品标签、说明书的管理，要求保健食品原料目录应当包括原料名称、用量及其对应的功效。强调了禁止将剧毒、高毒农药用于蔬菜、瓜果、茶叶和中草药材等国家规定的农作物，增加了特殊医学用途配方食品是适用于患有特定疾病人群的特殊食品，应当经国务院食品药品监督管理部门注册。

第五章食品检验。包括第八十四条到第九十条，对食品检验机构的资质认定条件、检验规范、检验程序及检验监督等内容进行相应的规定。

第六章食品进出口。包括第九十一条到第一百零一条，对进口食品、食品添加剂以及食品相关产品应当符合我国食品安全国家标准、进出口食品的检验检疫的原则、风险预警及控制措施等进行相应的规定。

第七章食品安全事故处置。包括第一百零二条到第一百零八条，对国家食品安全事故应急预案、食品安全事故处置方案、食品安全事故的举报和处置、安全事故责任调查处理等方面进行相应的规定。

第八章监督管理。包括第一百零九条到第一百二十一条，对各级政府及本级相关部门的食品安全监督管理职责、工作权限和程序等进行相应的规定。

第九章法律责任。包括第一百二十二条到第一百四十九条，对违反《食品安全法》规定的食品生产经营活动、食品检验机构及食品检验人员、食品安全监督管理部门及食品行业协会等进行相应处罚的原则、程序和量刑方面进行相应的规定。

第十章附则。包括第一百五十条到第一百五十四条，对《食品安全法》相关术语和实施时间进行规定。

《食品安全法》具体内容参见相关资料。

第二节　食品安全的质量管理

一、食品卫生标准与食品卫生质量鉴定

1. 食品卫生标准

食品卫生标准是国家制定的卫生技术规范，它可分为国家标准、行业标准及地方标准。国家标准部分又分为强制性国家标准（GB）、推荐性国家标准（GB/T）和内部标准（GB/N）。食品卫生标准包括食品及加工产品卫生标准、食品工业基础及相关标准、食品包装材料及容器标准、食品添加剂标准、食品检验方法标准、各类食品卫生管理办法都必须不断修订，使之更加合理完善。

2. 食品卫生质量鉴定

为了确定食品中是否存在危害人体健康的有害因素，查明其来源、性质及含量，就必须进行食品卫生质量鉴定，它是食品卫生监督管理的一项重要工作。

在下列情况下应进行食品卫生质量鉴定。

① 在经常性卫生管理中，对食品生产经营企业（包括食堂）的食品定期进行检查或不定期的临时抽查，以便发现问题，及时解决，保障消费者的身体健康。

② 食品生产者提出新产品、新配方、新工艺时，必须对产品进行鉴定，产品应符合有关卫生标准。

③ 怀疑与食品有关的某些特殊事件发生时，如发生食物中毒或其他食源性疾病、食品有可疑污染、消费者对食品卫生质量有异议、进行环境保护科研等，均需要对可疑食品进行卫生质量鉴定。

3. 鉴定步骤

（1）待鉴定食品的基本情况调查　先对待鉴定食品进行现场调查，主要了解食品生产条件、保藏情况，推测该食品在原料、生产、经销全过程中受污染或变质的可能性，为进一步鉴定提供资料。一般情况下，往往只需对待鉴定食品进行现场调查和感官检查即可做出结论。

(2) 采样 所谓采样是从待鉴定的整批食品中抽取一小部分以准备用于检验的过程。

采样是食品卫生质量鉴定工作中的一个重要组成部分。要取得正确的检验结果，就必须有正确的采样方法。

(3) 检验 检验步骤为：感官检查、有害因素的快速检验或常规理化检验、微生物学检验和简易动物试验。一般情况下可以简化检验步骤，特殊条件下应在上述初步检验的基础上，再进行系统的动物毒性试验。

检验方法应以规定的国标方法为标准。如其中无国标方法时，可参照通用、经典的方法进行检验，并在检验报告中注明所用检验方法。

① 感官检查 对食品的色、香、味、形等进行检查。但感官检查不能定量、准确地表示检验结果，为此，还必须进行其他的检验。

② 有害因素的快速检验 此法多用于定性检验，如检毒纸片、检毒管、袖珍型检验仪器的应用日益广泛。

③ 常规理化检验 此类检验已有统一的方法和标准，一般可按常规的检验方法或卫生标准进行检查。对意外污染的检查则比较复杂。

④ 简易动物毒性试验 本试验是将待鉴定食品喂饲动物，观察被饲动物的反应，从而初步确定食品有无急性毒性作用及其毒性大小。

4. 鉴定后的结果处理

待鉴定样品经过上述一系列检验后，就要做出食品卫生质量鉴定的最后结论。对该食品是否存在有害物质及其来源、含量、毒性等提出明确的意见，并且根据该食品的具体情况提出处理意见。

通常对鉴定的食品有以下三种处理方式。

(1) 正常食品 经鉴定该食品符合国家有关标准，可供食用。

(2) 条件可食食品 鉴定后发现该食品有一定问题，对人体健康有一定的危害，但经过处理后可以被消除，从而不影响食用者的健康。这种食品称为“条件可食食品”。

其处理措施称为“无害化处理”，常见的有：高温处理、加工复制、混掺稀释、限期出售、限供范围等。

(3) 禁食食品 经鉴定后证实此类食品对人体健康有严重危害，应禁止食用，一般应予以销毁。

此外，若发现污染食品已造成严重的后果时，还应追究有关当事人的责任，依法进行严肃处理。

二、无公害食品、绿色食品、有机食品及其标准

无公害食品、绿色食品、有机食品等安全食品都有一个共性，即在食品的生产和加工中严格限制化肥、农药和其他化学物质的使用，以提高其安全性。这些食品的生产从原料、产地环境到农药、化肥、兽药、食品添加剂等农业生产资料的使用，从食品品质、卫生到包装、贮藏及运输等方面，都采用了严于普通食品的标准和要求，即实施“从农田到餐桌”的全过程质量安全控制体系。

1. 无公害食品及其标准

(1) 概念

① 无公害农产品定义　据《无公害农产品管理办法》规定，无公害农产品是指产地环境、生产过程和产品质量符合国家有关标准和规范的要求，经认证合格获得认证证书并允许使用无公害农产品标志的未经加工或者初加工的食用农产品。无公害食品生产过程中允许限量、限品种、限时间地使用人工合成的安全的化学农药、兽药、渔药、肥料、饲料添加剂等。

无公害农产品符合国家食品卫生标准，但比绿色食品和有机农产品标准要宽。无公害农产品是保证人们对食品质量安全最基本的需要，是最基本的市场准入条件，普通食品都应达到这一要求。

② 无公害食品定义　指产地生态环境清洁，按照特定的技术操作规程生产，将有害物含量控制在规定标准内，并由授权部门审定批准，允许使用无公害标志的食品。

无公害食品属于无公害农产品的范围。无公害食品具有安全性、优质性、高附加值三个明显特征。

(2) 无公害食品标准　无公害食品标准主要参考绿色食品标准的框架而制定。农业部2001年制定、发布了73项无公害食品标准，2002年制定了126项、修订了11项无公害食品标准，2004年又制定了112项无公害标准。2013年发布公告废止《无公害食品　葱蒜类蔬菜》等132项无公害食品农业行业标准。到目前为止，国家公布的无公害食品有效标准为300多个。无公害食品标准内容包括产地环境标准、生产技术规范、产品检验及产品认证等，大多数为蔬菜、水果、茶叶、肉、蛋、奶、鱼等产品。

① 无公害食品产地环境标准　具体如NY/T 5010—2016《无公害农产品　种植业产地环境条件》。该标准代替NY 5020—2001《无公害食品　茶叶产地环境条件》、NY 5010—2002《无公害食品　蔬菜产地环境条件》、NY 5023—2002《无公害食品　热带水果产地环境条件》、NY 5087—2002《无公害食品　鲜食葡萄产地环境条件》等。

该标准要求产地环境应符合无公害农产品产地环境的标准要求；产地区域范围明确，具备一定的生产规模。应选择生态环境条件良好，远离污染源，并有可持续发展生产能力的农业生产地区。产地的空气、灌溉水、土壤中有害污染物的浓度必须符合农业部发布的无公害农产品的产地环境条件标准。

② 无公害食品生产技术标准　无公害食品生产技术标准是无公害食品体系的核心，它包括无公害食品生产资料使用要求和无公害食品生产技术操作规程两部分。

③ 产品抽样、检验及产品认证准则标准　具体如NY/T 5340—2006《无公害食品产品检验规范》、NY/T 5341—2017《无公害农产品　认定认证现场检查规范》(该标准于2017年10月1日代替NY/T 5341—2006《无公害食品　认定认证现场检查规范》)、NY/T 5342—2006《无公害食品产品认证准则》等对无公害食品的检验及产品、认证都做了规范和要求。

(3) 无公害食品的标识　与无公害农产品标识同，见图8-1。

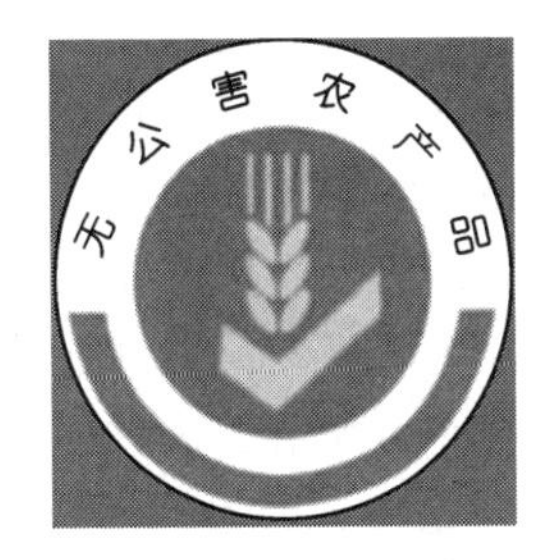

图8-1　无公害食品标识

2. 绿色食品的定义及标准

绿色食品是遵循可持续发展原则，按照特定生产方式生产，经专门机构认定，许可使用绿色食品商标标志的无污染的安全、优质、营养类食品。由于与环境保护有关的事物，国际上通常都冠之以“绿色”，为了更加突出这类食品出自良好生态环境，因此定名为绿色食品。

（1）绿色食品分级标准

① AA级绿色食品　即生产产地的环境质量符合《绿色食品 产地环境质量》（NY/T 391—2013）。生产过程中不使用任何化学合成的农药、肥料、兽药、食品添加剂、饲料添加剂及其他有害于环境和身体健康的物质。按有机生产方式生产，产品质量符合绿色产品标准，经专门机构认定，许可使用AA级绿色食品标志的产品。

在AA级绿色食品生产中禁止使用基因工程技术。

② A级绿色食品　即生产产地的环境质量符合《绿色食品 产地环境质量》（NY/T 391—2013）。生产过程中严格按照绿色食品生产资料使用准则和生产操作规程要求，限量使用限定的化学合成生产资料。产品质量符合绿色食品产品标准，经专门机构认定，许可使用A级绿色食品标志的产品。

③ 两者的区别

a. 为了和国际相关食品接轨，在标准上与其一致。目前AA级绿色食品标准已达甚至超过国际有机农业运动联合会的有机食品基本标准的要求，AA级绿色食品已具备了走向世界的条件，这是AA级与A级的根本区别。

b. 在AA级绿色食品生产操作规程上禁止使用任何化学合成物质；而在A级绿色食品生产中允许限量使用限定的化学合成物质。

c. A级绿色食品产品包装上以绿底印白色标志，其防伪标签的底色为绿色；而AA级绿色食品包装上以白底印绿色标志，防伪标签的底色为蓝色。

（2）绿色食品技术类标准构成　绿色食品标准以“从土地到餐桌”全程质量控制理念为核心，由以下四个部分构成：

① 绿色食品产地环境标准　即《绿色食品 产地环境质量》（NY/T 391—2013）。

绿色食品产地环境质量标准规定了产地的空气质量标准、农田灌溉水质标准、渔业水质标准、畜禽养殖用水标准和土壤环境质量标准的各项指标以及浓度限值、监测和评价方法，提出了绿色食品产地土壤肥力分级和土壤质量综合评价方法。对于一个给定的污染物，在全国范围内其标准是统一的，必要时可增设项目，适用于绿色食品（AA级和A级）生产的农田、菜地、果园、牧场、养殖场和加工厂。

② 绿色食品生产技术标准　绿色食品生产技术标准是绿色食品标准体系的核心，它包括绿色食品生产资料使用准则和绿色食品生产技术操作规程两部分。

绿色食品生产资料使用准则是对生产绿色食品过程中物质投入的一个原则性规定，它包括生产绿色食品的农药、肥料、食品添加剂、饲料添加剂、兽药和水产养殖药的使用准则，对允许、限制和禁止使用的生产资料及其使用方法、使用剂量、使用次数和休药期等做出了明确规定。

绿色食品生产技术操作规程是以上述准则为依据，按作物种类、畜牧种类和不同农业区域的生产特性分别制定的，用于指导绿色食品生产活动、规范绿色食品生产技术的规定，包括农产品种植、畜禽饲养、水产养殖和食品加工等技术操作规程。

③ 绿色食品产品标准　该标准是衡量绿色食品最终产品质量的指标尺度。它虽然同普通食品的国家标准一样，规定了食品的外观品质、营养品质和卫生品质等内容，但其卫生品质要求高于国家现行标准，主要表现在对农药残留和重金属的检测项目种类多、指标严。而且，使用的主要原料必须是来自绿色食品产地的、按绿色食品生产技术操作规程生产出来的产品。绿色食品产品标准反映了绿色食品生产、管理和质量控制的先进水平，突出了绿色食品产品无污染、安全的卫生品质。

④ 绿色食品包装、储藏运输标准　包装标准规定了进行绿色食品产品包装时应遵循的

原则，包装材料选用的范围、种类，包装上的标识内容等。要求产品包装从原料、产品制造、使用、回收和废弃的整个过程都应有利于食品安全和环境保护，包括包装材料的安全、牢固性，节省资源、能源，减少或避免废弃物产生，易回收循环利用，可降解等具体要求和内容。

标签标准，除要求符合国家《食品安全国家标准 预包装食品营养标签通则》外，还要求符合《中国绿色食品商标标志设计使用规范手册》的规定，该手册对绿色食品的标准图形、标准字形、图形和字体的规范组合、标准色、广告用语以及在产品包装标签上的规范应用均做了具体规定。

储藏运输标准对绿色食品储运的条件、方法、时间做出规定，以保证绿色食品在储运过程中不遭受污染、不改变品质，并有利于环保、节能。

（3）**绿色食品标识** 见图 8-2。

3. 有机食品及其标准

有机食品为高品质、纯天然、无污染、安全的健康食品，是国际上通行的环保生态食品，已成为发达国家的消费主流。

（1）**概念** 有机食品是指来自于有机农业生产体系，根据国际有机农业生产要求和相应的标准生产加工的，即：在原料生产和产品加工过程中不使用化肥、农药、生长激素、化学添加剂、化学色素和防腐剂等化学物质，不使用基因工程技术，并通过独立的有机食品认证机构认证的一切农副产品及加工产品，包括粮食、蔬菜、水果、奶制品、畜禽产品、蜂蜜、水产品、调料等。

（2）**有机食品标准** 中国国家环境保护总局有机食品发展中心（OFDC）制定的《有机食品技术规范》（HJ/T 80—2001）是有机食品生产加工、储运和检测的主要参考标准，也是 OFDC 颁证的重要依据。

（3）**有机食品标识** 见图 8-3。

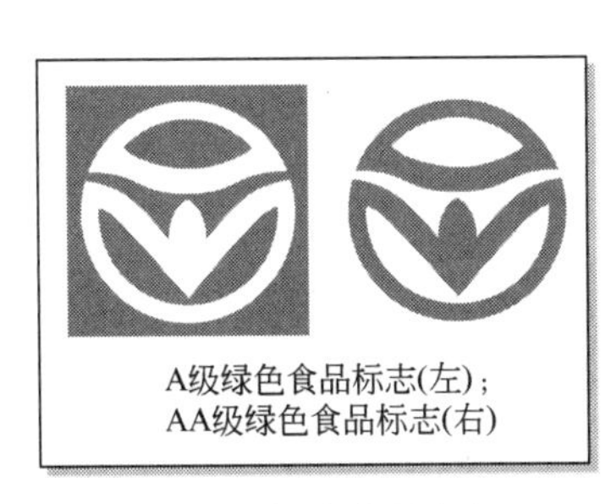

A级绿色食品标志(左)；
AA级绿色食品标志(右)

图 8-2 绿色食品标识

中国有机产品
ORGANIC

图 8-3 有机食品标识

4. 无公害食品、绿色食品、有机食品三者之间的关系

安全是这三类食品突出的共性。无公害食品是保障国民食品安全的基准线；绿色食品是有中国特色的安全、环保食品，达到了发达国家的先进标准，满足了人们对食品质量安全更高的需求；有机食品是国际通行的概念，是国际上公认的安全、环保、健康的食品，是食品安全更高的一个层次。无公害食品是绿色食品和有机食品发展的基础，而绿色食品和有机食品是在无公害食品基础上的进一步提高。三者在我国都有广阔的发展空间和发展的条件，能够满足不同层次消费的需要。

三、强化食品及其标准

所谓食品的营养强化就是根据各类人群的营养需要，在食品中人工添加一种或几种营养强化剂以提高食品营养价值的过程。

营养强化剂是指为增强营养成分而加入食品中的天然的或者人工合成的属于天然营养素范围的食品添加剂。按照国家相关标准的规定加入了一定量的营养强化剂的食品称为强化食品。

食品营养强化是控制微量营养素缺乏的一种有效措施。它既可以覆盖众多的消费者，又有见效快的优点。

1. 食品营养强化的意义与作用

食品营养强化的基本目标是提高国民整体营养水平，消灭特定的营养素缺乏症。历史证明，食品营养强化是一种有效的公众营养健康改善技术和措施，曾经在脚气病、缺铁性贫血、甲状腺肿、糙皮病等一系列不良身体症状、疾病的治疗和预防方面发挥了重要作用。

其意义与作用突出在以下几方面。

(1) 弥补天然食物的营养缺陷 以米、面为主食，除了可能有多种维生素缺乏外，特别是赖氨酸等必需氨基酸的缺乏，严重影响了它们的营养价值，通过强化此类蛋白质和必需氨基酸，可以有效地提高生物效价，形成合理、全面的营养。新鲜果蔬含有丰富的维生素C，但其蛋白质和能源物质欠缺。而在那些含有丰富优质蛋白质的乳、肉、蛋等食物中强化维生素含量，同样可满足人类的营养均衡摄取的需要。

(2) 补充食品在加工、贮运过程中营养素的损失 在食品加工、贮运过程中，物理、化学和生物因素可能引起食品部分营养素的损失。如在碾米和小麦磨粉时有多种维生素的损失，而且加工精度越高，损失越大。果蔬加工中很多水溶性和热敏性维生素均有损失。

(3) 简化膳食处理、方便摄食 天然的单一食物不能全面满足人体营养需要，人们为了满足全面的营养需要就必须同时进食多种食物以搭配、补充。例如：我国饮食以谷类为主，谷类能满足机体的能量需要，但其蛋白质不仅含量低，而且质量差，维生素和矿物质也不足，必须混食肉类、豆类、水果、蔬菜等。通过营养强化方式就能全面提高食品的营养价值。

(4) 适应不同人群生理及职业的需要 对于不同年龄、性别、工作性质，以及处于不同生理、病理状况的人来说，各人所需营养的情况是不同的，对食品进行不同的营养强化可分别满足他们的营养需要。

(5) 减少（地方性）营养缺乏症的发生 从预防医学的角度看，食品营养强化对预防和减少营养缺乏症，特别是某些地方性营养缺乏症的发生具有重要的意义。

例如，碘缺乏引起甲状腺激素分泌不足，碘强化可以使甲状腺肿的发病率下降40%～95%；以及用维生素B_1来防治脚气病、用维生素C防治维生素C缺乏症均已经为人们所共知。

2. 食品强化应该遵循的原则要求

① 食品强化要有明确的人群对象和营养问题的针对性，即根据调查研究资料，明确提出为哪些人群解决什么营养问题。

② 要遵循营养科学原理来强化，选择的载体食品要适宜，强化剂的种类、数量要恰当，

强化后能保证强化剂的生物利用率，不违反强化食品中各营养素之间以及各营养素与热能之间的适宜比例和相互平衡的要求，特别是必需氨基酸之间、生热营养素的生热比之间、几种维生素与热能之间以及钙磷之间的平衡。

③ 要经过化学的、生物的和人体观察的检测，以论证强化食品的营养效应。

④ 要保证所用强化剂的纯度与质量规格，及其在强化食品中的保存率，以确保食用安全有效。

⑤ 对食品强化要从营养保健和商业方面加强监督管理，建立机构，明确职责，制定法规，建立制度，提高检测技术水平，进行必要的处理等。

3. 强化食品的标准

为加强对食品营养强化剂的卫生管理，防止食品污染，保证食品卫生质量，保证人民身体健康，我国卫生部于 1994 年发布了强制性国家标准《食品营养强化剂使用卫生标准》，并于 2012 年进行了修订，在 2013 年代替实施了《食品安全国家标准 食品营养强化剂使用标准》（GB 14880—2012）。

该标准包括正文和四个附录。正文包括了范围、术语和定义、营养强化的主要目的、使用营养强化剂的要求、可强化食品类别的选择要求、营养强化剂的使用规定、食品类别（名称）说明和营养强化剂质量标准八个部分。四个附录则对允许使用的营养强化剂品种、使用范围及使用量，允许使用的营养强化剂化合物来源，允许用于特殊膳食用食品的营养强化剂及化合物来源，以及食品类别（名称）四个不同方面进行了规定。

四、保健（功能）食品及其标准

世界各国对保健食品的称谓及其包括的食品种类不尽相同，但其含义基本上是一致的。如：美国称其为“健康食品”或“营养食品”，德国称之为“改善食品”，日本则称之为“功能食品”或者“特定保健食品”，我国一般统称其为保健食品，但也曾称之为“功能食品”“营养保健食品”“疗效食品”“药膳食品”等。

我国于 2016 年 7 月 1 日正式实施《保健食品注册与备案管理办法》对保健食品的严格定义为：保健食品是指声称具有特定保健功能或者以补充维生素、矿物质为目的的食品，即适宜于特定人群食用，具有调节机体功能，不以治疗疾病为目的，并且对人体不产生任何急性、亚急性或者慢性危害的食品。这类食品除了具有一般食品必备的营养和感官功能（色、香、味、形）以外，还具有一般食品所没有的或不强调的食品的第三种功能，即调节生理活动的功能。

1. 保健食品的特点

① 保健食品是食品。首先，食用后对人体有营养作用；其次为安全，保健食品所选用的原辅料、食品添加剂必须符合相应的国家标准或行业标准规定。保健食品必须经过国家市场监督管理总局指定机构进行毒理学检验，对人体不能产生急性、亚急性或慢性危害。

② 保健食品必须具有功能性，这是它与一般食品不同之处。它至少应具有调节人体机能作用的某一功能，如“调节血糖”“调节血脂”等。保健食品的功能必须经国家市场监督管理总局指定机构进行动物功能试验、人体功能试验和稳定性试验，证明其功能明确、可靠。

③ 保健食品适合特定人群食用，如适合高血脂人群。

④ 保健食品的配方组成和用量必须具有科学依据，具有明确的功效成分。

⑤ 保健食品不仅需由国家市场监督管理总局指定的单位进行功能评价和其他检验，而且必须经地方卫生行政部门初审同意后，报国家市场监督管理总局审批。国家市场监督管理总局审查合格后发给保健食品批准证书及批号（卫食健字××第××号），才能使用保健食品标志，可被称为保健食品。

此外，保健食品虽能满足一部分特殊人群的特殊需要，但这只是在较少的食用量下，由其所含的功能因子参加机体的生理调节作用，促进机体由一种不稳定态（或称诱病态）向正常状态转化，所以它的作用是缓慢的，当病人处于病态时，不能取代药物对病人的治疗作用。因此，保健食品不应也不能作为药品，它不能以治疗疾病为目的，只能通过一定的途径，调节机体的生理功能，来满足人体的要求。

2. 保健（功能）食品与一般食品、药品的区别

一般食品和保健（功能）食品有共性也有区别。

(1) 共性 保健（功能）食品和一般食品都能提供人体生存必需的基本营养物质（食品的第一功能），都具有特定的色、香、味、形（食品的第二功能）。

(2) 区别

① 保健（功能）食品含有一定量的功效成分（生理活性物质），能调节人体的机能，具有特定的功能（食品的第三功能）；而一般食品不强调特定功能（食品的第三功能）。

② 保健（功能）食品一般有特定的食用范围（特定人群），而一般食品无特定的食用范围。

在一般食品中也含有生理活性物质，由于含量较低，在人体内无法达到调节机能的浓度，不能实现功效作用。保健（功能）食品中的生理活性物质是通过提取、分离、浓缩（或是添加了纯度较高的某种生理活性物质），使其在人体内达到发挥作用的浓度，从而具备了食品的第三功能。

保健（功能）食品与药品有严格的区别。药品是治疗疾病的物质；保健（功能）食品的本质仍然是食品，虽有调节人体某种机能的作用，但它不是人类赖以治疗疾病的物质。对于生理功能正常，想要维护健康或预防某种疾病的人来说，保健（功能）食品是一种营养补充剂。对于生理功能异常的人来说，保健（功能）食品可以调节某种生理功能、强化免疫系统。

食品中还有一类特殊膳食用食品，是指“为满足特殊的身体或生理状况和（或）满足疾病、紊乱等状态下的特殊膳食需求，专门加工或配方的食品。这类食品的营养素和（或）其他营养成分的含量与可类比的普通食品有显著不同”（GB 13432—2013《食品安全国家标准 预包装特殊膳食用食品标签》2.1 条）。如婴幼儿配方食品、婴幼儿辅助食品、特殊医学用途配方食品以及其他特殊膳食用食品，都属于这类食品。

特殊膳食用食品与保健（功能）食品的共性是：都添加或含有一定量的生理活性物质，适于特定人群食用。它们的区别是：前者不需要通过动物或人群实验，不需要证实有明显的功效作用；而后者必须通过动物或人群实验，证实有明显、稳定的功效作用。

3. 保健食品的功能及功能因子

(1) 保健食品的功能 2016 年原国家食品药品监督管理局（现国家市场监督管理局）关于保健食品的申报功能为 27 项：增强免疫力、辅助降血脂、辅助降血糖、抗氧化、辅助改善记忆、缓解视疲劳、促进排铅、清咽、辅助降血压、改善睡眠、促进泌乳、缓解体力疲

劳、提高缺氧耐受力、对辐射危害有辅助保护功能、减肥、改善生长发育、增加骨密度、改善营养性贫血、对化学性肝损伤的辅助保护作用、祛痤疮、祛黄褐斑、改善皮肤水分、改善皮肤油分、调节肠道菌群、促进消化、通便、对胃黏膜损伤有辅助保护功能。

(2) 保健食品的功能因子 在某些食物原料中，有一些特殊的化学成分能对人体的生理代谢起调节作用，通常把这些成分称为功能性因子，含有这些成分的物质则是生产保健食品的良好原料。

根据目前的科学研究，已确定的功能性因子主要有以下 9 种：

① 多糖类 如膳食纤维、香菇多糖等；

② 功能性甜味料（剂） 如单糖、低聚糖、多元糖醇等；

③ 功能性油脂（脂肪酸）类 如多不饱和脂肪酸、磷脂、胆碱等；

④ 自由基清除剂类 如超氧化物歧化酶（SOD）、谷胱甘肽过氧化物酶等；

⑤ 维生素类 如维生素 A、维生素 C、维生素 E 等；

⑥ 肽与蛋白质类 如谷胱甘肽、免疫球蛋白等；

⑦ 活性菌类 如聚乳酸菌、双歧杆菌等；

⑧ 微量元素类 如硒、锌等；

⑨ 其他类 如二十八醇、植物甾醇、皂苷等。

4. 我国保健（功能）食品管理

1996 年 3 月 15 日，卫生部第 46 号令发布了《保健食品管理办法》（1996 年 6 月 1 日起实施）。同年还发布了《保健食品功能学评价程序和检验方法》，规定了 12 类保健功能（即：免疫调节、延缓衰老、改善记忆、促进生长发育、抗疲劳、减肥、耐缺氧、抗辐射、抗突变、抑制肿瘤、调节血脂和改善性功能）的评价程序与检验方法。同时发布的还有：《保健食品评审技术规程》《保健食品通用卫生要求》《保健食品标识规定》。

1997 年 2 月 28 日国家技术监督局发布《保健（功能）食品通用标准》（GB 16740—1997）（1997 年 5 月 1 日起实施），规定了保健（功能）食品的定义、功效成分、基本原则与技术要求、试验方法、标签等内容。现已被 GB 16740—2014《食品安全国家标准 保健食品》代替。

随着新的《食品安全法》的公布，对保健食品管理方面也提出了很多新的要求。因此，原国家食品药品监督管理总局于 2016 年 2 月 26 日发布了《保健食品注册与备案管理办法》（国家食品药品监督管理总局令第 22 号），自 2016 年 7 月 1 日起施行，原《保健食品注册管理办法（试行）》同时废止。新的管理办法共 8 章 75 条，分别对保健食品的管理对象、管理机构、注册、注册证书管理、备案、标签和说明书、监督管理、法律责任等方面提出了具体要求。新的保健食品管理办法进一步强调了《食品安全法》中将保健食品产品上市的管理模式由原来的单一注册制，调整为注册与备案相结合的管理模式，由国药监局和省、自治区、直辖市食药监局分别管理；规定了生产使用保健食品原料目录以外原料的保健食品，以及首次进口的保健食品（属于补充维生素、矿物质等营养物质的保健食品除外）必须通过产品注册。

该管理办法进一步明确惩罚细则：①重申优化保健食品注册程序（备案可节约大量行政时间成本）。②强化保健食品注册证书的管理，该办法规定保健食品注册证书有效期为 5 年。③明确保健食品的备案要求，该办法明确使用的原料已经列入保健食品原料目录和首次进口的保健食品中属于补充维生素、矿物质等营养物质的保健食品应当进行备案。④严格保健食品的命名规定。不得使用虚假、夸大或者绝对化、明示或者暗示预防、治疗功能等词语；不得使用功能名称或者与表述产品功能相关的文字；规定同一企业不得使用同一配方注册或者备案不同名称的保健食品，不得使用同一名称注册或者备案不同配方的保健食品。强化对保健食品注册和备案违法行为的处罚。

图 8-4　保健食品标识

5. 保健食品标识

凡获国家市场监督管理总局批准颁发《保健食品批准证书》的保健食品，在包装上应附保健食品标识，见图 8-4。

【知识窗】

如何识别保健食品标识的真伪？

(1) 看保健食品的外包装　包装左上角有像蓝色小草帽的标识。另外，应注明：净含量及固形物含量、配料、功效成分、保健功能、适宜人群、食用方法、生产日期及保质期、储藏方法、执行标准、生产企业名称及地址等。

(2) 看批准文号　在蓝帽子下面，从 2005 年 7 月 1 日起，"卫食健字"统一更换为"国食健字"。批准文号为国食健字 [××××] 第××××号。

(3) 看保健功能（非治疗效果）　看外包装上与宣传说明书是否一致。保健食品不得宣传疗效，不得有暗示可使疾病痊愈的宣传，如抑制肿瘤生长、提高性功能、消除脂肪肝、治疗高血压等。一种产品只有一两个功能，不得宣称该保健品具有五六种功能或功能很多。

五、转基因食品及其标准

转基因技术是指利用基因工程或分子生物学技术，将外源遗传物质导入活细胞或生物体中产生基因重组现象，并使之遗传表达。转基因生物是指遗传物质基因发生改变的生物，其基因改变的方式通过转基因技术，而不是以自然增殖或自然重组的方式产生，包括转基因动物、植物和转基因微生物三大类。转基因食品是指用转基因生物所制造或生产的食品、食品原料及食品添加剂等。

基因工程改良的作物在提高产量，改善品质，增强植物耐旱、抗寒、抗盐碱能力，提高植物抗病性等诸多方面都有非常广阔的应用前景。

1. 转基因食品隐患

(1) **毒性问题**　尽管到目前为止并没有有说服力的研究报告表明这些改良品种有毒，但一些研究学者认为，对于基因的人工提炼和添加，可能在达到某些人们想达到的效果的同时，也增加和积聚了食物中原有的微量毒素。

(2) **过敏反应问题**　对于一种食物过敏的人有时还会对一种以前他们不过敏的食物产生过敏，原因就在于蛋白质的转移。例如科学家将玉米的某一段基因加入核桃、小麦和贝类动物的基因中，蛋白质也随基因加了进去，那么，以前吃玉米过敏的人就可能对这些核桃、小麦和贝类食品过敏。

(3) **营养问题**　有人认为外来基因有可能会破坏食物中的营养成分。

（4）**对抗生素的抵抗作用** 人们在食用了转基因食品后，食物会在人体内将耐药性基因传给致病的细菌，使人体产生耐药性。

（5）**对环境的威胁** 有的基因会产生一种对昆虫和害虫有毒的蛋白质。这种基因可代替人工合成的杀虫剂而使用，但这也容易使昆虫产生耐药性。如果是这样的话，那么这种改良品种和它的后代就都没有使用价值了。

2. 世界各国有关转基因食品的态度

目前国际上对转基因食品的管理大体可分为美国和欧盟两种模式：美国政府对转基因食品的管理相对宽松；欧盟则要严格、复杂得多。

双方的分歧主要在于：欧洲国家认为，只要不能否定转基因食品的危险性，就应该加以限制；而美国则主张，只要在科学上无法证明它有危险性，就不应该限制。

我国也十分重视基因工程的安全性问题，为了促进我国生物技术的研究与开发，加强基因工程工作的安全管理，保障公众和基因工程工作人员的健康，防止环境污染，维护生态平衡，先后制定了《基因工程安全管理办法》《农业转基因生物安全管理条例》《转基因食品卫生管理办法》《农业转基因生物进口安全管理办法》等法规，近几年又出台了《转基因产品检测 实验室技术要求》（GB/T 19495.2—2004）、《转基因产品检测 通用要求和定义》（GB/T 19495.1—2004）、农业部869号公告-1-2007农业转基因生物标签的标识等，并对多个标准进行了修订和整合，如2017年修订了《农业转基因生物进口安全管理办法》。我国对农业转基因生物实施正常管理，并且明确规定含有转基因成分的食品都要贴上“转基因生物”或“含有转基因生物”的标签，让消费者享有知情权，并自己选择是否食用含转基因成分的食品。

六、假冒伪劣食品管理

假冒伪劣食品是指掺假、掺杂、伪造等降低或丧失了安全性的食品。

1. 假冒伪劣食品的一般特点

（1）**以低值成分代替高值成分** 如用豆浆掺牛乳，用脱脂奶粉代替全脂奶粉；用低价物品冒充高价商品，如用玉米须假冒发菜，用“三精水”冒充果汁。这样可以降低生产成本，赚取巨额差价。

（2）**增强食品的感官性质** 掩盖食品的劣点，如在火锅底料中加入罂粟壳，使人吃后成瘾，以此招来回头客。

（3）**往正常的食品中混入非本品固有的物质** 增加原食品的重量以达到变相地提高商品的价格，如木耳用盐水浸泡或掺混硫酸镁，发菜中掺入泥沙，牛乳掺水、掺豆浆等。

（4）**兑入类似物质** 如往果汁中兑入色素水。

（5）**非法延长食品保存期** 使营养价值已经降低甚至丧失的食品重新被利用，将生产者的损失转移给消费者。如在肉制品中加入非食品添加剂硼酸盐防腐；在已变质的牛乳中加入中和剂，以降低牛乳的酸度；或给老牛注射纤维软化剂，使屠宰后的老牛肉像小牛肉一样嫩滑。

（6）**贴假商标** 盗用名优产品的牌子，利用人们喜欢购买品牌产品的心理推销劣质食品。

（7）**全部伪造** 即全部用假原料制成的食品，如用工业酒精兑制白酒等。

2. 假冒伪劣食品对产品品质和人体的影响

（1）**添加物原属于正常食品或原料、辅料，降低了产品的营养价值** 如奶粉中加入超量或过多的白糖；牛乳掺水、掺豆浆；蜂蜜中掺入饴糖；芝麻香油加米汤、掺葵花油或玉米胚油；糯米粉中掺大米粉；味精中掺食盐；猪肉中注水等。这些添加物都不会对人体产生急性损害，但这类掺假食品，其营养成分改变、营养价值降低，致使消费者蒙受经济损失。

(2) 添加物为不能食用的杂物 如大米中掺入沙粒、面粉中混入铁屑等，人食用后可能对消化道黏膜产生刺激和损伤，不利于人体健康。

(3) 添加物具有明显的毒害作用，或具有蓄积毒性 如用化肥浸泡豆芽；过量使用添加剂；猪饲料中加入“瘦肉精”；用工业盐代替食用盐，用矿物油代替植物油加工食品，工业用油作为食用销售，用工业用化合物代替食品添加剂；用工业酒精兑制白酒等。人食用后可能对人体产生蓄积毒性，可致癌、致畸、致突变，甚至致人死亡。

(4) 添加物是腐败变质的食品或食品原料 曾有因食用掺伪的变质月饼、糕点、包子，以及食用变质猪肉加工成的香肠而引起食物中毒的典型事例，使食用者深受其害。

3. 预防假冒伪劣食品的措施

(1) 严格执行国家有关政策法令 国家监督机关要严格执行新《食品安全法》，严惩制造假冒伪劣食品的不法分子。

(2) 提高消费者的识别和抵抗能力 加强食品卫生宣传，使消费者掌握识别假冒伪劣食品的常识，提高自身对假冒伪劣食品的识别和抵抗能力。

识别假冒伪劣食品的方法主要有以下几种。

① 看食品的外观 这往往是针对一些在食品中掺杂使假的行为。如在大米中掺沙子；在八角茴香中掺草籽。前者大米是规则的形状，而白沙子是不规则的；后者八角茴香是八个角，而草籽是十多个角。

② 从口感、嗅觉上鉴别 在食品中掺入其他物质，如在牛乳中加石灰水，奶粉中掺洗衣粉，辣椒面中加盐、细砖末，富强粉中加色素等，这往往会导致有异味产生（如加石灰水牛乳有涩味）或者弱化原有香味（如在富强粉中加色素，原面粉的清香味便会消失），这样便可以辨别伪劣食品。

③ 从色泽方面鉴别 比如优质植物油色淡、黄、亮，质地纯净，而掺杂的劣质油呈黄褐色、发暗，并可见混浊的杂质。

④ 凭手感鉴别 应与上述方法结合使用。如失效、变质的奶粉板结，呈块状；再如掺了盐及白矾的木耳重量加大，易碎，因此用手掂、摸即可鉴别真伪。

⑤ 直接检查保质期 看食品是否超过所标的保质日期，如前所述，无论该食品事实上能否食用，过了保质期，则都属于不合格商品。

(3) 采取有效防范技术措施 各食品企业应及时采取有效防范技术措施，如采用现代激光全息立体图像防伪标记、热反应式 SK 温控防伪技术、隐形防伪瓶盖或应用条码防伪技术等。

第三节 食品质量管理与 ISO 族

一、ISO 9000 标准

自从国际标准化组织（ISO）于 1987 年公布 ISO 9000 质量管理和质量保证系列标准以来，该系列标准在全世界产生了巨大的影响。到目前为止，这些标准在世界贸易发达的美国、日本、欧盟和欧洲自由贸易地区，都已经成为日常采用的标准。在国际市场上，ISO 9000系列已成为评估产品质量和合格质量体系的基础，也是许多国家的第三方质量体系认证注册计划的基础。

1. ISO 9000 标准的特点

① ISO 9000 标准是一系统性的标准，涉及的范围、内容广泛，且强调对各部门的职责权限进行明确划分、计划和协调，使企业能有效地、有秩序地开展各项活动，保证工作顺利进行。

② 强调管理层的介入，明确制订质量方针及目标，并通过定期的管理评审达到了解公司的内部体系运作情况，及时采取措施，确保体系处于良好的运作状态的目的。

③ 强调纠正及预防措施，消除产生不合格或不合格的潜在原因，防止不合格的再发生，从而降低成本。

④ 强调不断地审核及监督，达到对企业的管理及运作不断地修正和改良的目的。

⑤ 强调全体员工的参与及培训，确保员工的素质满足工作要求，并使每一个员工有较强的质量意识。

⑥ 强调文化管理，以保证管理系统运行的正规性、连续性。如果企业有效地执行这一管理标准，就能提高产品（或服务）的质量，降低生产（或服务）成本，建立客户对企业的信心，提高经济效益，最终提高企业在市场上的竞争力。

2. ISO 9000 族内容

到目前为止，ISO 9000 族标准已经经历了多个版本，即 1987 年版、1994 年版、2000 年版、2008 年版、2015 年版。在 2015 年 9 月 23 日，国际标准化组织（ISO）正式发布了 ISO 9001:2015 新版标准。到 2018 年 9 月所有的 ISO 9001:2008 证书都已作废且失效。

3. ISO 9000 族核心标准

具体包括 4 个核心标准。

（1）ISO 9000:2005《**质量管理体系 基础和术语**》 表述了质量管理体系的基础知识并规定了质量管理体系术语。

（2）ISO 9001:2015《**质量管理体系　要求**》 规定了质量管理体系的要求，可用于内部质量管理，也可作为认证依据。

（3）ISO 9004:2009《**质量管理体系　业绩改进指南**》 此标准是在 2009 年修订之后发布的。它充分考虑了提高质量管理体系的有效性和效率，进而考虑开发改进组织绩效的潜能。

（4）ISO 19011:2011《**质量和（或）环境管理体系审核指南**》 提供了实施质量和环境管理体系审核的指南。适用于实施质量和（或）环境管理体系内部和外部审核的组织。

4. 2015 新版 ISO 9000 族质量管理七项原则

（1）**以顾客为关注焦点**　组织依存于其顾客。因此，组织应理解顾客当前和未来的需求，满足顾客要求并争取超越顾客期望。

（2）**领导作用**　领导者应建立组织协调一致的宗旨和方向。为此，他们应当创造并保持使员工能充分参与实现组织目标的内部环境。

（3）**全员参与**　各级人员都是组织之本，只有他们的充分参与，才能使他们的才干为组织获益。

(4) **过程方法** 将活动和相关的资源作为过程进行管理，可以更高效地得到期望的结果。

(5) **改进** 改进对于组织维持现有绩效水平、对内外部环境变化做出反应并创造新机会都是极其重要的。

(6) **循环决策** 基于数据和信息的分析和评估的决策，更有可能产生期望的结果。

(7) **关系管理** 为持续成功，组织管理其相关方（如：供方）的关系。

二、ISO 14000标准

ISO 14000系列国际标准是国际标准化组织（ISO）汇集全球环境管理及标准化方面的专家，在总结全世界环境管理科学经验基础上制定并正式发布的一套环境管理的国际标准，涉及环境管理体系、环境审核、环境标志、生命周期评价等国际环境领域内的诸多焦点问题。旨在指导各类组织（企业、公司）取得和表现正确的环境行为。该系列标准共分7个系列，其标准号从14001至14100，共100个标准号，统称为ISO 14000系列标准。

ISO 14000系列标准是顺应国际环境保护的发展，依据国际经济贸易发展的需要而制定的。目前正式颁布的有ISO 14001、ISO 14004、ISO 14010、ISO 14011、ISO 14012、ISO 14040等标准，其中ISO 14001是系列标准的核心标准，也是唯一可用于第三方认证的标准。该标准已经在全球获得了普遍的认同，ISO 14000系列标准突出了“全面管理、预防污染、持续改进”的思想，而作为ISO 14000系列标准中最重要也是最基础的一项标准，ISO 14001《环境管理体系—规范及使用指南》站在政府、社会、采购方的角度对组织的环境管理体系（环境管理制度）提出了共同的要求，以有效地预防与控制污染并提高资源与能源的利用效率。ISO 14001是组织建立与实施环境管理体系和开展认证的依据。

ISO 14001标准由环境方针、策划、实施与运行、检查和纠正、管理评审等5个部分的17个要素构成。各要素之间有机结合，紧密联系，形成PDCA循环的管理体系，并确保组织的环境行为持续改进。ISO 14000系列标准在世界各国开始了如火如荼的认证推广过程。目前，全世界已经有11000余家公司或企业获得了ISO 14001标准认证证书，我国也有100余家企业获得了证书。

三、ISO 22000标准

ISO 22000是协调统一的国际性自愿标准，它为HACCP提供了国际交流平台，提供审核依据（可以用于企业内部审核、自我声明和第三方认证）。该标准结构与ISO 9001:2000《质量管理体系要求》和ISO 14001:1996《环境管理体系规范及使用指南》相协调。

ISO 22000标准规定了食品安全管理体系的要求，以便食品链中的组织证实其有能力控制食品安全危害，确保其提供给人类消费的食品是安全的。该标准不是对企业提出的食品安全的最低要求，也不是食品生产法律的通常需求，它是一个组织自愿遵循的管理要求，它为食品链中的任何企业提供重点更突出、连贯一致和综合完整的食品安全管理体系。

由于食品链的任何阶段都可能引入食品安全危害，为了确保食品链每个环节所有与食品危害相关的因素得到识别和有效控制，沿食品链进行分析是必要的。该标准纳入了包括相互沟通、体系管理、过程控制、HACCP原理、前提方案五个公认的关键原则，明确了组织在食品链的上游和下游组织间所处的位置。

该标准整合了HACCP体系和国际食品法典委员会（CAC）制定的实施步骤，并将其与必要的前提方案动态结合，其中前提方案旨在终产品交付到食品链下一阶段时，将其中确定的危害降低到可以接受的水平。由于危害分析有效组合了所需要的食品安全管理知识，所以它是食品安全管理控制体系的关键。它要求对食品链内合理预期发生的所有危害，包括与各种过程和所有设施有关的危害进行识别和评价，明确哪些危害需要在组织内控制，哪些危害需要由其他组织控制（或已经控制）和/或由最终消费者控制。

该标准阐明了前提方案的概念。前提方案替代了传统的GMP（良好生产规范）和SSOP（卫生标准操作程序）概念，可包括以下一个或几个环节：GMP（良好生产规范）、GAP（良好农业规范）、GHP（良好卫生规范）、GDP（良好销售规范）、GVP（良好兽医规范）、GPP（优良药房工作规范）、GTP（良好贸易规范）、基础设施和维护方案以及操作性必备方案。

根据国家认监委的文件说明，在我国，食品安全管理体系认证特指以GB/T 22000—2006《食品安全管理体系　食品链中各类组织的要求》为认证依据的认证制度。《食品安全管理体系认证实施规则》规定了从事食品安全管理体系认证的认证机构实施食品安全管理体系认证的程序与管理的基本要求。食品安全管理体系认证依据“A＋B”的形式进行，A为基本认证依据，即《食品安全管理体系　食品链中各类组织的要求》，B为针对具体产品类别的专项技术要求。2014年6月16日，国家认监委新发布2014年第20号公告《国家认监委关于更新食品安全管理体系认证专项技术规范目录的公告》，自本公告发布之日起，各机构可依据新的《食品安全管理体系认证专项技术规范目录》列出的技术规范开展食品安全管理体系认证，没有经过国家认监委备案的专项技术规范，不可以开展食品安全管理体系认证。

四、ISO 14000标准和ISO 9000标准的关系

ISO 9000质量体系认证标准与ISO 14000环境管理体系标准对组织（公司、企业）的许多要求是通用的，两套标准可以结合在一起使用。世界各国的许多企业或公司都通过了ISO 9000系列标准的认证，这些企业或公司可以把在通过ISO 9000体系认证时所获得的经验运用到环境管理认证中去。新版的ISO 9000系列标准更加体现了两套标准结合使用的原则，使ISO 9000系列标准与ISO 14000系列标准联系更为紧密。

ISO 9000体系与ISO 14000体系有相似之处，ISO 9000体系的一些方面经过部分修改就可与ISO 14000体系共用。但是，ISO 14000体系与ISO 9000体系又有本质的不同，主要表现在识别环境因素，评价重要环境因素，制订环境目标、指标、方案和运行程序对重要环境因素进行控制，识别并获取适用本企业的环境法律法规并定期评价遵循情况，这些是ISO 9000体系没有的，也是每一个企业都不可能通用的。

第四节　卫生标准操作程序

卫生标准操作程序（Sanitation Standard Operating Procedure，SSOP）实际上是GMP中最关键的基本卫生条件之一，它也是在食品生产中实现GMP全面目标的卫生生产规范。

SSOP计划描述了企业使用的卫生程序；提出这些卫生程序的计划表；提供支持例行监测程序的基础；鼓励提前做好计划，确保及时采取纠正措施；确认问题发生的倾向，并防止问题再次发生；确保从管理层到生产员工都理解卫生概念；提供了一个连续培训员工的根

据；为购买者和检查者做出承诺；指导改善工厂的卫生操作和状况。

一、推行 SSOP 的意义

SSOP 是食品加工厂为了保证达到 GMP 所规定的要求，确保加工过程中消除不良的因素，使其加工的食品符合卫生要求而制定的，用于指导食品生产加工过程中如何实施清洗、消毒和卫生的保持。

SSOP 的正确制定和有效执行，对控制危害是非常有价值的。在某些情况下，SSOP 可以减少在 HACCP 计划中关键控制点的数量。实际上危害是通过 SSOP 和 HACCP 中关键控制点的组合来控制的。

企业可以选择制定正式的或非正式的 SSOP 计划，非正式的 SSOP 可能仅仅是描述企业对某一个具体任务或卫生问题的控制、监测和纠正偏差所遵守的程序和频率；正式的 SSOP 计划是书面的，必须遵守一定的标准模式，因此每一个 SSOP 都包含标准的信息。

标准模式可能包括以下部分或全部内容：SSOP 的目的、SSOP 的范围或针对性、责任、材料和设备、程序、频率、文件的修改和批准部分。对任何类型的 SSOP 而言最重要的有两点：一是对某人执行的任务提供了足够详细的内容；二是所列出的程序准确反映了正在执行的行动。

制定 SSOP 的简便方法就是针对企业正在实施的各项卫生操作，记录其操作方式、场所、负责人等，另外还应考虑卫生控制程序和监测方式、记录方法、怎样纠正出现的偏差等。

二、SSOP 包含的卫生控制

SSOP 强调食品生产车间、环境、人员及与食品有接触的器具、设备中可能存在危害的预防以及清洗（洁）的措施。

SSOP 应包括但不仅限于以下八个方面的卫生控制：

① 与食品接触或与食品接触面接触的水（冰）的安全性；

② 食品接触面的状况和清洁，包括工器具、手套和外衣；

③ 防止发生交叉污染；

④ 手的清洗、消毒以及厕所设施的维护；

⑤ 保护食品、食品包装材料和食品接触面，避免润滑剂、燃油、杀虫剂、清洁化合物、消毒剂、冷凝水和其他化学、物理及生物的污染；

⑥ 有毒化合物的正确标识、储存和使用；

⑦ 可能导致微生物污染食品、食品包装材料和食品接触面的员工健康状况的控制；

⑧ 食品厂昆虫与鼠类的灭除及控制。

SSOP 的制定应易于使用和遵守，不能过分详细，也不能过松。

SSOP 与 HACCP 的执行有密切的关联，且 HACCP 体系是建立在牢固地遵守现行的 GMP 和可接受的 SSOP 的基础之上。

第五节　食品良好生产规范

良好生产规范（Good Manufacturing Practice，GMP），也称良好作业规范，或优良制造标准，是一种特别注重在生产过程中实施的针对产品质量与卫生安全的自主性管理制度。

GMP 原较多应用于制药工业，美国最早将 GMP 用于工业生产，1969 年 FDA 发布了食品制造、加工、包装和保存的良好生产规范，简称 GMP 或 FGMP 基本法。目前，美国已立法强制实施食品 GMP。1969 年，世界卫生组织向全世界推荐 GMP。

我国已颁布药品生产 GMP 标准，并实行企业 GMP 认证。1998 年，卫生部颁布了《保健食品良好生产规范》(GB 17405—1998) 和《膨化食品良好生产规范》(GB 17404—1998)，这是我国首批颁布的食品 GMP 强制性标准。近几年，我国陆续制定了《食品安全国家标准 特殊医学用途配方食品良好生产规范》(GB 29923—2013)、《坚果与籽类炒货食品良好生产规范》(GB/T 29647—2013) 等食品 GMP，并发布实施。

GMP 要求食品生产企业应具备良好的生产设备、合理的生产过程、完善的质量管理和严格的检测系统，确保最终产品的质量（包括食品安全卫生）符合法规要求。

一、推行食品良好生产规范的意义

实行食品 GMP 可以为食品生产提供一套必须遵循的组合标准；为卫生行政部门、食品卫生监督员提供监督检查的依据；为建立国际食品标准奠定基础；便于食品的国际贸易；使食品生产经营人员认识食品生产的特殊性，激发对食品质量高度负责的精神，消除生产上的不良习惯；使食品生产企业对原料、辅料、包装材料的要求更为严格；有助于食品生产企业采用新技术、新设备，从而保证食品质量。

二、食品良好生产规范的内容

1. GMP 对食品厂、库的卫生要求

(1) 对厂库区的设计要求 厂库不得建在有碍食品卫生的区域，不得兼营、生产、存放有碍食品的其他产品。厂区的道路应该全部采用水泥和沥青铺制成硬质路面，路面要平坦，不积水，无尘土飞扬。厂区内要植树种草进行立体绿化。厂区建设与生产能力相适应。

(2) 对周围环境的要求 食品厂应选择在环境卫生状况比较好的区域建厂，注意远离粉尘、有害气体、放射性物质和其他扩散性污染源，食品厂应与其保持 1～1.5km 距离。食品厂也不宜建在闹市区和人口比较稠密的居民区。工厂所处的位置应在地势上相对周围高些，以便工厂废水的排放，防止厂外污水和雨水流入厂区。

(3) 对水源的要求 建厂的地方必须有充足的水源供应。工厂自行供水者，水源的水质必须符合国家规定的生活饮用水卫生标准。如果要取用井水，水需经过至少 6.0m 厚泥土层的过滤，井的附近不得有人畜粪池、垃圾掩埋场等污染源，同时要经过布点勘探取样进行水质分析，各项物理、化学、微生物以及放射性等指标符合国家生活饮用水的卫生要求后方可用于生产，否则必须采取相应的水处理措施，如沉淀、过滤和消毒等，使水质达到卫生要求后方可用于生产。

(4) 工厂布局要求 各个工厂应按照产品生产的工艺特点、场地条件等实际情况，本着既方便生产的顺利进行，又便于实施生产过程的卫生质量控制这一原则进行厂区的规划和布局。

生产区和生活区必须严格分开。生产区内的各管理区应通过设立标示牌和必要的隔离设施来加以界定，以控制不同区域的人员和物品相互间的交叉流动。

工厂应该为原料运入、成品的运出分别设置专用的大门和通道，这一点在肉类加工厂特

别重要，运送活畜活禽入厂的大门应该设置有一个与门同宽（长 3m，深 10～15cm）的车轮消毒池。肉类加工厂最好能为人员的出入和生产废料、垃圾的运出分设专用的门道。

生产废料和垃圾放置的位置、生产废水处理区、厂区卫生间以及肉类加工厂的畜禽宰前暂养区，要远离加工区，并且不得处于加工区的上风向，生产废料和垃圾应该用有盖的容器存放，并于当日清理出厂。厂区的污水管道至少要低于车间地面 50cm。厂区卫生间要有严密的防蝇防虫设施，内部用易清洗和消毒以及耐腐蚀、不渗水的材料建造，安装有冲水、洗手设施。

2. GMP 对生产的卫生控制

（1）生产过程的卫生控制 原、辅料要求具有检验检疫合格证。加工用水（冰）必须符合国家生产饮用水卫生标准；原料、半成品、成品以及生、熟品应分别存放。废弃物设有专用容器。容器、运输工具应及时分别消毒；不合格产品及落地产品应设固定点分别收集处理，班前、班后必须进行卫生清洁工作及消毒工作。

食品生产必须符合安全、卫生的原则，对关键工序的监控必须有记录（监控记录，纠正记录）；包装食品的物料必须符合卫生标准，存放间应清洁卫生、干燥通风，不得污染。

冷库应符合工艺要求，配有自动温度记录装置，库内保持清洁，定期消毒，有防霉、防鼠、防虫设施。

设有独立的检验机构和仪器设备，制定有对原辅料、半成品、成品及生产过程进行卫生监控检验的规程。

（2）环境卫生控制 老鼠、苍蝇、蚊子、蟑螂和粉尘可以携带和传播大量的致病菌，因此，它们是厂区环境中威胁食品安全卫生的主要危害因素。

保持工厂道路的清洁，消除厂区内的一切可能聚集、滋生蚊蝇的场所，并经常在这些地方喷洒杀虫药剂。

工厂要针对灭鼠工作制订切实可行的工作程序和计划，保证相应的措施得到落实，做好记录。食品工厂内不宜采用药物灭鼠，可以采用捕鼠器、粘鼠胶等方法。

（3）生产用水（冰）的卫生控制 必须符合国家规定的《生活饮用水卫生标准》GB 5749—2006 的指标要求。

水产品加工过程使用的海水必须符合 GB 3097—1997《海水水质标准》。

对达不到卫生质量要求的水源，工厂要采取相应的消毒处理措施。有蓄水池的工厂，水池要有完善的防尘、防虫、防鼠设施，并定期对水池进行清洗、消毒。工厂的检验部门应每天监测余氯含量和水的 pH 值，至少每月应该对水的微生物指标进行一次化验。

工厂每年至少要对《生活饮用水卫生标准》（GB 5749—2006）中所规定的水质指标进行两次全项目分析。

制冰用水的水质必须符合饮用水卫生要求，制冰设备和盛装冰块的器具必须保持良好的清洁卫生状况。

（4）原、辅料的卫生控制 对原、辅料进行卫生控制，分析可能存在的危害，制定控制方法。生产过程中使用的添加剂必须符合国家食品安全标准，由具有合法注册资格的生产厂家生产产品。对向不同国家出口的产品还要符合进口国的规定。

（5）防止交叉污染 在加工区内划定清洁区和非清洁区，限制这些区域间人员和物品的交叉流动，通过传递窗进行工序间的半成品传递等；对加工过程使用的工器具以及与产品接触的容器不得直接与地面接触；不同工序、不同用途的器具用不同的颜色加以区别，以免混用。

（6）车间、设备及工器具的卫生控制　严格日常对生产车间、加工设备和工器具的清洗、消毒工作，每天都要进行清洗、消毒。

加工易腐、易变质食品，如水产品、肉类食品、乳制品的设备和工器具还应该在加工过程中定时进行清洗、消毒，如禽肉加工车间宰杀用的刀每使用3min就要清洗、消毒一次。

生产期间，车间的地面和墙裙应每天都要进行清洁，车间的顶面、门窗、通风排气（汽）孔道上的网罩等应定期进行清洁。

车间的空气消毒常用臭氧消毒法和药物熏蒸法。药物熏蒸法常用的药品有过氧乙酸、甲醛等。无论是进行臭氧消毒还是药物熏蒸，都应该是在车间内无人的情况下进行。

车间要专门设置化学药品如洗涤剂、消毒剂的可上锁存储间或存储柜，并制定相应的管理制度，由专人负责保管，领用必须登记。药品要用明显的标志加以标识。

（7）储存与运输卫生控制　定期对储存食品的仓库进行清洁，保持仓库卫生，必要时进行消毒处理。相互串味的产品以及原料与成品不得同库存放。

库内产品要堆放整齐，批次清楚，堆垛与地面的距离应不少于10cm，与墙面、顶面之间要留有30～50cm的距离。为便于仓储货物的识别，各堆垛应挂牌标明本堆产品的品名/规格、生产日期、批号、数量等情况。存放产品较多的仓库，管理人员可借助仓储平面图来帮助管理。

存放出口冷冻水产、肉类食品的冷库要安装自动温度记录仪，自动温度记录仪在库内的探头应安放在库内温度最高和最易波动的位置，如库门旁侧。同时要在库内安装已经校准的水银温度计，以便与自动温度记录仪进行校对，确保对库内温度监测的准确，冷库管理人员要定时对库内温度进行观测记录。

食品的运输车、船必须保持良好的清洁卫生状况，冷冻产品要用制冷或保温条件符合要求的车、船运输，要为运输工具的清洗、消毒配备必要的场地、设施和设备。

装运过有碍食品安全卫生的货物，如化肥、农药和各种有毒化工产品的运输工具，在装运出口食品前必须经过严格的清洗，必要时需经过检验检疫部门的检验合格后方可装运出口食品。

（8）人员的卫生控制　食品厂的加工和检验人员每年至少要进行一次健康检查，必要时还要做临时健康检查，新进厂的人员必须经过体检合格后方可上岗。

生产、检验人员必须经过必要的培训，经考核合格后方可上岗。

生产、检验人员必须保持个人卫生，进车间不携带任何与生产无关的物品。

进车间必须穿着清洁的工作、帽、鞋。

凡患有有碍食品卫生疾病者，必须调离加工、检验岗位，痊愈后经体检合格方可重新上岗。有碍食品卫生的疾病主要有：病毒性肝炎，活动性肺结核，肠伤寒（包括肠伤寒带菌者），细菌性痢疾（包括痢疾带菌者），化脓性或渗出性皮肤病，手有开放性创伤尚未愈合。

加工人员进入车间前，要穿着专用的清洁的工作服，更换工作鞋靴，戴好工作帽，头发不得外露。加工供直接食用产品的人员，尤其是在成品工段工作的人员，要戴口罩。为防止杂物混入产品中，工作服应该无明扣，并且前胸无口袋。工作服、帽不得由工人自行保管，要由工厂统一清洗消毒、统一发放。与工作无关的个人用品不得带入车间，并且人员不得化妆，不得戴首饰、手表，工作前要认真洗手、消毒。

第六节　食品危害分析与关键控制点

危害分析与关键控制点，英文“Hazard Analysis Critical Control Point”，缩写为

HACCP。20世纪60年代初，美国的食品生产者与美国航天规划署合作，首次建立起了HACCP系统。1993年，国际食品法典委员会（CAC）推荐HACCP系统为目前保障食品安全最经济有效的途径之一。

HACCP是以科学为基础，通过系统性地确定具体危害及其控制措施，以保证食品安全性的系统。HACCP的控制系统着眼于预防而不是依靠终产品的检验来保证食品的安全。HACCP是一个适用于各类食品企业的简便、易行、合理、有效的控制体系。

一、食品企业建立HACCP体系的意义

1. 食品企业建立HACCP体系的外部影响

(1) 国际贸易的需要 HACCP体系正日益成为与国际接轨，进入国际市场的通行证；同时也正成为发达国家进行国际贸易时的技术壁垒。出口食品企业要跨越这样的技术壁垒，就必须紧跟国际食品行业的发展潮流。

(2) 有利于QS的认证 产品的质量安全（QS）［现已由食品生产许可（SC）代替］认证必须由质量管理体系保证，HACCP体系是目前国际上公认的最安全的食品卫生安全质量管理体系。

(3) 降低投资风险 可以使因食品问题的投诉和索赔受到控制，避免发生重大危害事件造成的损失。

(4) 提高企业形象 可以增强客户对产品的信心，增进消费者满意，改善厂商与消费者之间的关系，有利于提高企业和产品的知名度。

2. 食品企业建立HACCP体系的内部功用

① 摆脱传统检验方法的限制。

② 有完整的科学依据。

③ 促进全员参与。

④ 改进产品质量。

⑤ 有更充分的允许变化的弹性。

⑥ 节约管理成本。

HACCP是预防性的食品安全控制体系，重在预防危害发生，如不用不合格原料、避免半成品因二次污染而浪费、不合格成品不包装等。

二、建立和实施HACCP计划的前提条件

HACCP体系必须建立在一系列前提条件的基础之上，否则将失去作用。食品生产加工企业建立和实施HACCP计划的前提条件至少包括以下内容：

① 满足GMP的要求；

② 建立并有效实施SSOP；

③ 建立并有效实施产品的标识、追溯和回收计划；

④ 建立并有效实施加工设备与设施的预防性维修保养程序；

⑤ 建立并有效实施教育与培训计划。

其他的前提条件，还可以包括如：实验室的管理、文件资料控制、加工工艺控制、产品品质控制等。

一个完整的食品安全预防控制体系即 HACCP 体系，它包括 HACCP 计划、GMP 和卫生标准操作程序（SSOP）三个方面。GMP 和 SSOP 是企业建立以及有效实施 HACCP 计划的基础条件，只有三者有机地结合在一起，才能构筑出完整的食品安全预防控制体系。

对各项卫生操作，都应记录其操作方式、场所、由谁负责实施等；另外还应考虑卫生控制程序的监测方式、记录方式，怎样纠正出现的偏差。程序的目标和频率必须充分保证生产条件和状况达到 GMP 的要求。

SSOP 的正确制定和有效实施，可以减少 HACCP 计划中的关键控制点（CCP）数量，使 HACCP 体系将注意力集中在与食品或其生产过程相关的危害控制上，而不是在生产卫生环节上。但这并不意味着生产卫生控制不重要，实际上，危害是通过 SSOP 和 HACCP 的 CCP 共同予以控制的，没有谁重谁轻之分。

有了 GMP 和 SSOP 作基础，还不能马上开始制定 HACCP 计划，还需要完成 5 个预先步骤。

三、推行 HACCP 计划的预先步骤

步骤一：组成 HACCP 小组

组建 HACCP 小组是建立 HACCP 计划的重要步骤，它能减少风险，避免关键控制点被错过或某些操作过程被误解。

（1）HACCP 小组的组长资格 有食品加工生产的实际工作经验；具有微生物学及食源性疾病的基本知识；对良好的环境卫生、良好操作规范以及工业化生产有科学的理解；了解与本企业产品有关的各类危害以及控制措施；了解食品加工设备基本知识；有较强的表达和组织能力，确保 HACCP 小组成员能够完全理解 HACCP 计划。

（2）HACCP 小组成员的组成 要有对产品和加工有专门知识的人员和熟悉生产的现场人员；需要包括企业内的各个主要部门的代表，包括维护、生产、卫生、质量控制以及日常操作人员等。

（3）HACCP 小组的主要职责 HACCP 小组承担着制定 GMP、SSOP 等前提条件，制定 HACCP 计划，验证和实施 HACCP 体系的职责。

（4）HACCP 小组的培训 HACCP 小组需要接受培训。

（5）HACCP 小组的特殊人员：专家 企业需要有对该行业熟悉的专家来作为危害分析的技术后盾。他们可以是企业内部的，也可以是外部的。专家不仅要完成危害分析的技术工作，还要帮助企业验证危害分析和 HACCP 计划的完整性。

专家应当能正确地进行危害分析；能识别潜在危害以及必须控制的危害；推荐控制方法、关键限值、监控、验证程序、纠偏行动；如缺乏重要信息，能指导企业开展相关的 HACCP 计划的研究工作。

（6）HACCP 小组同外来专家的配合 HACCP 小组应积极配合专家开展工作，同时也不能一味地依赖专家来进行 HACCP 计划的制订。毕竟外来专家熟悉的是行业层次上所呈现的技术问题，但是任何一家食品企业也都有自己企业的特殊条件、工艺和环境。

步骤二：产品描述

HACCP 工作的首要任务是对实施 HACCP 系统管理的产品进行描述，描述的内容包括：产品名称（说明生产过程类型）；产品的原料和主要成分；产品的理化性质（包括 A_w、 pH 等）及杀菌处理（如热加工、冷冻、盐渍、熏制等）；包装方式；贮存条件；保质期限；销售方式；销售区域；必要时，有关食品安全的流行病学资料；产品的预期用途和消费人群。

步骤三：确定预期用途和消费者

产品的预期消费者是什么样的群体以及消费者如何使用该产品，将直接影响到下一步的危害分析结果。

首先要考虑的是该食品是否专门针对那些特殊的群体，他们可能易生病或受到伤害，如老年人、体质虚弱者等特殊病人、婴儿或免疫系统受损害的人。预期用于公共机构、婴儿和特殊病人的食品较那些用于一般公众市场的食品应给予更大的关注。

要了解消费者将会如何使用他们的产品，会出现哪些错误的使用方法，这样的使用会给消费者的健康带来什么样的后果。

步骤四：绘制生产流程图

加工流程图是用简单的方框或符号，清晰、简明地描述从原料接收到产品储运的整个加工过程，以及有关配料等辅助加工步骤。

流程图覆盖加工的所有步骤和环节。流程图给 HACCP 小组和验证审核人员提供了重要的视觉工具。

流程图由 HACCP 小组绘制，HACCP 小组可以利用它来完成制订 HACCP 计划的其余步骤。

需要提醒的是，流程图从原料、辅料以及包装材料开始绘制，随着原料进入工厂，将先后的加工步骤逐一列出。HACCP 小组应把所有的过程、参数标注到流程图中，或单独编制一份加工工艺说明，以有助于进行危害分析。

步骤五：现场验证生产流程图

流程图的精确性对危害分析的准确性和完整性是非常关键的。在流程图中列出的步骤必须在加工现场被验证。如果某一步骤被疏忽，将有可能导致遗漏显著的安全危害。

HACCP 小组必须通过在现场观察操作，来确定他们制定的流程图与实际生产是否一致。HACCP 小组还应考虑所有的加工工序及流程，包括班次不同造成的差异。通过这种深入调查，可以使每个小组成员对产品的加工过程有全面的了解。

四、HACCP 实施的七个原则

原则一：列出所有潜在危害，进行危害分析，确定控制措施

危害分析可分为两项活动：自由讨论和危害评价。

自由讨论时，范围要广泛、全面，要包含所用的原料、产品加工的每一步骤和所用设备、终产品及其储存和分销方式、消费者如何使用产品等。在此阶段，要尽可能列出所有可能出现的潜在危害。自由讨论后，小组对每一个危害发生的可能性及其严重程度进行评价，以确定对食品安全非常关键的显著危害（具有风险性和严重性），并将其纳入 HACCP 计划。

进行危害分析时应将安全问题与一般质量问题区分开。

应考虑的涉及安全问题的危害包括：

(1) **生物危害** 主要包括细菌、病毒及其毒素、寄生虫和有害生物因子。

(2) **化学危害** 可分为天然的化学物质、有意加入的化学品、无意或偶然加入的化学品、生产过程中所产生的有害化学物质。

天然的化学物质有霉菌毒素、组胺等；有意加入的化学品包括食物添加剂、防腐剂、营养素添加剂、色素添加剂；无意或偶然加入的化学品包括农业上的化学药品、禁用物质、有毒物质和化合物、工厂化学物质（润滑剂、清洁化合物等）；生产过程中所产生的有害化学物质，如食用油长时间高温加热产生的高聚合物等。

(3) **物理危害** 是指任何潜在于食品中不常发现的有害异物，如玻璃、金属等。

对危害进行分析以后列出危害分析工作单，危害分析工作单可以用来组织和明确危害分析的思路。HACCP 工作小组还应考虑对每一危害可采取哪种控制措施。

原则二：确定 CCP

应用判定树的逻辑推理方法，确定 HACCP 系统中的关键控制点（CCP)。对判定树的应用应当灵活，必要时也可使用其他的方法。

如果在某一步骤上对一个确定的危害进行控制对保证食品安全是必要的，然而在该步骤及其他步骤上都没有相应的控制措施，那么，对该步骤或其前后步骤的生产或加工工艺必须进行修改，以便使其包括相应的控制措施。

原则三：确定 CCP 中的关键限值

每个关键控制点会有一项或多项控制措施确保预防、消除已确定的显著危害或将其减至可接受的水平。每一项控制措施要有一个或多个相应的关键限值。

关键限值的确定应以科学为依据，可来源于科学刊物、法规性指南、专家、试验研究等。用来确定关键限值的依据和参考资料应作为 HACCP 方案支持文件的一部分。

通常关键限值所使用的指标包括：温度、时间、湿度、pH、水分活度、含盐量、含糖量、物理参数、可滴定酸度、有效氯、添加剂含量以及感官指标（如外观和气味）等。

原则四：确定每个 CCP 的监控程序

通过监测能够发现关键控制点是否失控。此外，通过监测还能提供必要的信息，以及调整生产过程，防止超出关键限值。

操作限值是比关键限值更严格的限值，是由操作人员使用用以降低偏离风险的标准。加工工序应当在超过操作限值时就进行调整，以避免偏离关键限值，这些措施称为加工调整。加工人员应及早发现失控的趋势并采取行动，可以防止产品返工，或者更坏的情况造成产品报废，只有在超出关键限值时才采取纠偏行动。

一个监控系统的设计，必须确定：

(1) **监控内容** 通常通过观察和测量来评估一个 CCP 的操作是否在关键限值内。

(2) **监控方法** 设计的监控措施必须能够快速提供结果。物理和化学检测能够比微生物检测更快地进行，它们是很好的监控方法。

常用的物理、化学监测指标包括时间和温度组合（常用来监控杀死或控制病原体生长的有效程度)、水分活度（A_w，可通过限制水分活度来控制病原体的生长)。因此，可以收集样品检测其水分活度、酸度或 pH 值（一定的 pH 值水平可限制病原体的生长）以及进行感官检验（检测食品的直观方法）等。

(3) **监控设备** 例如温湿度计、钟表、天平、pH 计、水分活度计、化学分析设备等。

（4）**监控频率** 监控可以是连续的或非连续的，如有可能，应采取连续监控。连续监控对许多物理或化学参数都是可行的。如果监测不是连续进行的，那么监测的数量或频率应确保关键控制点是在控制之下。

（5）**监控人员** 可以进行CCP监控的人员包括：流水线上的人员、设备操作者、监督员、维修人员、质量保证人员等。负责监控CCP的人员必须接受有关CCP监控技术的培训，完全理解CCP监控的重要性，能及时进行监控活动，准确报告每次的监控工作，随时报告偏离关键限值的情况，以便及时采取纠偏活动。

原则五：确定每个CCP可能产生的偏离的纠正措施

在HACCP计划中，对每一个关键控制点都应预先建立相应的纠偏措施，以便在出现偏离时实施。

纠偏措施应包括：①确定并纠正引起偏离的原因；②确定偏离期所涉及产品的处理方法，例如进行隔离和保存，并做安全评估、退回原料、重新加工、销毁产品等；③记录纠偏行动，包括产品确认（如产品处理，留置产品的数量）、偏离的描述、对受影响产品的最终处理、采取纠偏行动人员的姓名、必要的评估结果等。

原则六：确定验证程序

通过验证、审查、检验（包括随机抽样化验），可确定HACCP是否正确运行。验证程序包括对CCP的验证和对HACCP体系的验证。

CCP的验证活动包括以下几个方面：

① 校准：CCP验证活动包括监控设备的校准，以确保采取的测量方法的准确度。

② 校准记录的复查：复查设备的校准记录，设计检查日期和校准方法，以及实验结果。应该保存校准的记录并加以复查。

③ 针对性地采样检测。

④ CCP记录的复查。

验证的频率应足以确认HACCP体系在有效运行，每年至少进行一次，或在系统发生故障时、产品原材料或加工过程发生显著改变时或发现了新的危害时进行。

体系的验证活动包括检查产品说明和生产流程图的准确性；检查CCP是否按HACCP的要求被监控；监控活动是否在HACCP计划中规定的场所执行；监控活动是否按照HACCP计划中规定的频率执行；当监控表明发生了偏离关键限值的情况时，是否执行了纠偏行动；设备是否按照HACCP计划中规定的频率进行了校准；工艺过程是否在既定的关键限值内操作；检查记录是否准确和是否按照要求的时间来完成等。

原则七：建立记录保存程序

一般来讲，HACCP体系须保存的记录应包括：

① 危害分析小结，包括：书面的危害分析工作单，用于进行危害分析和建立关键限值的任何信息的记录。支持文件也可以包括：制定抑制细菌性病原体生长的方法时所使用的充足的资料，建立产品安全货架寿命所使用的资料，以及在确定杀死细菌性病原体加热强度时所使用的资料。除了数据以外，支持文件也可以包含向有关顾问和专家进行咨询的信件。

② HACCP计划，包括：HACCP工作小组名单及相关的责任、产品描述、经确认的生产工艺流程和HACCP小结。HACCP小结应包括产品名称、CCP所处的步骤和危害的名称、关键限值、监控措施、纠偏措施、验证程序和保持记录的程序。

③ HACCP 计划实施过程中发生的所有记录。

④ 其他支持性文件例如验证记录，包括 HACCP 计划的修订等。

五、宣传与培训

要由卫生行政部门对社会公众进行 HACCP 知识的宣教工作，卫生技术人员和食品企业应定期对系统内部相关人员进行 HACCP 培训。

第七节　食品生产许可与食品经营许可

一、食品生产许可

食品包装要求标注“QS”标志的法律依据是《工业产品生产许可证管理条例》，随着食品监督管理机构的调整和新的《食品安全法》的实施，《工业产品生产许可证管理条例》已不再作为食品生产许可的依据。

2015 年 8 月 31 日，原国家食品药品监督管理总局（现已更名为国家市场监督管理总局）令第 16 号公布《食品生产许可管理办法》（以下简称《办法》）。该《办法》分总则，申请与受理，审查与决定，许可证管理，变更、延续、补办与注销，监督检查，法律责任，附则，共 8 章 63 条，自 2015 年 10 月 1 日起施行。该《办法》于 2017 年 11 月 21 日又做了新的修改。

1. 新《食品生产许可管理办法》主要变化

概括起来主要是“五取消”“四调整”“四加强”。

（1）“五取消”指：一是取消部分前置审批材料核查；二是取消许可检验机构指定；三是取消食品生产许可审查收费；四是取消委托加工备案；五是取消企业年检和年度报告制度。

（2）“四调整”指：一是调整食品生产许可主体，实行一企一证；二是调整许可证书有效期限，将食品生产许可证书由原来 3 年的有效期限延长至 5 年；三是调整现场核查内容；四是调整审批权限，除婴幼儿配方乳粉、特殊医学用途食品、保健食品等重点食品原则上由省级食品药品监督管理部门组织生产许可审查外，其余食品的生产许可审批权限可以下放到市、县级食品生产监管部门。

（3）“四加强”指：一是加强许可档案管理；二是加强证后监督检查；三是加强审查员队伍管理；四是加强信息化建设。

2. 食品生产许可的申请和审查规定

（1）申请规定　申请食品生产许可，应当向申请人所在地县级以上地方食品药品监督管理部门提交申请材料；申请保健食品、特殊医学用途配方食品、婴幼儿配方食品的生产许可，还应当提交与所生产食品相适应的生产质量管理体系文件以及相关注册和备案文件；申请食品添加剂生产许可，应当向申请人所在地县级以上地方食品药品监督管理部门提交申请材料。

县级以上地方食品药品监督管理部门对申请人提出的申请决定予以受理的，应当出具受理通知书；决定不予受理的，应当出具不予受理通知书，说明不予受理的理由，并告知申请人依法享有申请行政复议或者提起行政诉讼的权利。

另外，申请人委托他人办理食品生产许可申请的，代理人应当提交授权委托书以及代理人的身份证明文件。同时，要求申请人应当配备食品安全管理人员及专业技术人员，并定期进行培训和考核。申请人及从事食品生产管理工作的食品安全管理人员应当未受到从业禁止。

食品生产许可申请需要递交的材料，如：食品生产许可申请书，营业执照复印件，食品生产加工场所及其周围环境平面图（需标注比例），食品生产加工场所功能区间布局平面图（需标注比例），工艺设备布局图（需标注比例），食品生产工艺流程图（需标注关键点），食品生产主要设备设施清单，主要检测设备设施清单，治理结构图（需明确质量负责人），主要管理人员、技术人员清单，以及食品安全管理制度目录、文本及其他材料。

（2）**审查及现场核查规定**　县级以上地方食品药品监督管理部门应当对申请人提交的申请材料进行审查。需要对申请材料的实质内容进行核实的，应当进行现场核查。申请保健食品、特殊医学用途配方食品、婴幼儿配方食品生产许可，在产品注册时经过现场核查的，可以不再进行现场核查。

① 食品生产许可认证需现场核查的情况

申请人申请食品生产许可的，食品药品监督管理部门应当组织现场核查；

申请人生产场所发生变迁，工艺设备布局与工艺流程、主要生产设备设施、食品类别等事项发生变化，其他生产条件发生变化可能影响食品安全的，申请人应当申请变更，食品药品监督管理部门应当对变化情况组织现场核查；

许可即将期满申请延续的，申请人声明其生产条件发生变化，可能影响食品安全的，食品药品监督管理部门应当组织对变化情况进行现场核查；

对变更或者延续申请，需要对申请材料内容、食品类别、与相关审查细则及执行标准要求相符情况进行核实的，食品药品监督管理部门应当组织现场核查；

申请人的生产场所迁出原发证的食品药品监督管理部门管辖范围的，应当重新申请食品生产许可，迁入地食品药品监督管理部门应当组织现场核查；

申请人食品安全信用信息记录载明监督抽检不合格、监督检查不符合、发生过食品安全事故，以及其他保障食品安全方面存在隐患的，申请人提出许可、变更、延续申请时，食品药品监督管理部门应当组织现场核查。

法律、法规和规章规定需要实施现场核查的其他情形。

② 食品生产许可认证现场核查所需资料

在生产场所方面：核查申请人提交的材料是否与现场一致，其生产场所周边和厂区环境、布局和各功能区划分、厂房及生产车间相关材质等是否符合有关规定和要求。

在设备设施方面：生产设备设施清单与现场一致，符合规定并满足生产需要，自行对原辅料及出厂产品进行检验的具备规定的检验设备设施并满足检验需要。

在设备布局和工艺流程方面：符合规定要求，并能防止交叉污染，生熟分开。

在人员管理方面：配备申请材料所列明的管理人员及专业技术人员；建立生产相关岗位的培训及从业人员健康管理制度；并取得健康证明。

在管理制度方面：进货查验记录，生产过程控制，出厂检验记录，食品安全自查，不安全食品召回，不合格品管理，食品安全事故处置，审查细则规定的其他保证食品安全的管理制度。

在试制产品检验合格报告方面：根据食品、食品添加剂所执行的食品安全标准和产品标准及细则规定，核查试制食品检验项目和结果是否符合标准及相关规定。

(3) **食品生产许可证发放** 根据申请材料审查和现场核查等情况，对符合条件的，由县级以上地方食品药品监督管理部门做出准予生产许可的决定，并自做出决定之日起 10 个工作日内向申请人颁发食品生产许可证；对不符合条件的，应当及时做出不予许可的书面决定并说明理由，同时告知申请人依法享有申请行政复议或者提起行政诉讼的权利。

许可证编号规则："SC" 编码代表着企业唯一许可编码，即食品生产许可改革后将实行"一企一证"，包括即使同一家企业从事普通食品、保健食品和食品添加剂等 3 类产品生产，也仅发放一张生产许可证。这样就能够实现食品的追溯。

"SC" 是 "生产" 的汉语拼音字母缩写，后跟 14 个阿拉伯数字，从左至右依次为：3 位食品类别编码、2 位省（自治区、直辖市）代码、2 位市（地）代码、2 位县（区）代码、4 位顺序码、1 位校验码。

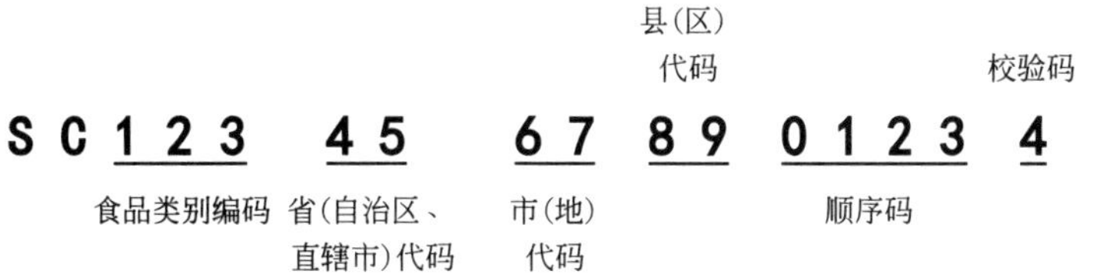

县(区)代码　校验码

SC 123 45 67 89 0123 4

食品类别编码　省(自治区、直辖市)代码　市(地)代码　顺序码

食品、食品添加剂类别编码由 3 位数字组成，第一位数字代表食品、食品添加剂生产许可识别码，数字 "1" 代表食品，数字 "2" 代表食品添加剂。第 2 位和第 3 位数字代表食品、食品添加剂类别编号。

目前，食品生产由 28 个类别增加到了 31 个类别，增加的是保健食品、特殊医学用途配方食品、婴幼儿配方食品；具体是：粮食加工品，食用油、油脂及其制品，调味品，肉制品，乳制品，饮料，方便食品，饼干，罐头，冷冻饮品，速冻食品，薯类和膨化食品，糖果制品，茶叶及相关制品，酒类，蔬菜制品，水果制品，炒货食品及坚果制品，蛋制品，可可及焙烤咖啡产品，食糖，水产制品，淀粉及淀粉制品，糕点，豆制品，蜂产品，保健食品，特殊医学用途配方食品，婴幼儿配方食品，特殊膳食食品，其他食品等。

食品、食品添加剂类别编号要求如下所述。

食品类别编号按照《食品生产许可管理办法》第十一条所列食品类别顺序依次标识，即："01" 代表粮食加工品，"02" 代表食用油、油脂及其制品，"03" 代表调味品，依此类推，"27" 代表保健食品，"28" 代表特殊医学用途配方食品，"29" 代表婴幼儿配方食品，"30" 代表特殊膳食食品，"31" 代表其他食品。

食品添加剂类别编号标识为："01" 代表食品添加剂，"02" 代表食品用香精，"03" 代表复配食品添加剂。需要注意食品生产许可证编号一经确定便不再改变，以后申请许可延续及变更时，许可证书编号也不再改变。食品生产者应当在生产场所的显著位置悬挂或者摆放食品生产许可证正本。

为强化责任落实，食品生产许可证应当载明：生产者名称、社会信用代码、法定代表人、住所、生产地址、食品类别、许可证编号、有效期、日常监督管理机构、日常监督管理人员、投诉举报电话、发证机关、签发人、发证日期和二维码。

按照新规定，新获证及换证食品生产者，应当在食品包装或者标签上，标注新的食品生产许可证编号，不再标注 "QS" 标志。特别需要说明的是，在新的《食品生产许可管理办法》于 2015 年 10 月 1 日开始实施后，食品 "QS" 标志取消。不过，《食品生产许可管理办法》给予企业最长不超过三年过渡期，即 2018 年 10 月 1 日前，食品生产企业可继续使用原包装和产品标签。

需要说明的是，食品药品监督管理部门制作的食品生产许可电子证书与印制的食品生产许可证书具有同等法律效力。

3. 食品生产许可的监督管理

县级以上地方食品药品监督管理部门应当依据法律法规规定的职责，对食品生产者的许可事项进行监督检查；应当将食品生产许可颁发、许可事项检查、日常监督检查、许可违法行为查处等情况记入食品生产者食品安全信用档案，并依法向社会公布；对有不良信用记录的食品生产者应当增加监督检查频次。县级以上地方食品药品监督管理部门日常监督管理人员负责所管辖食品生产者许可事项的监督检查，必要时，应当依法对相关食品仓储、物流企业进行检查，并且应当按照规定对接到有关工作人员在食品生产许可管理过程中存在违法行为的举报及时进行调查核实，情况属实的，应当立即纠正。

国家食品药品监督管理部门可以定期或者不定期组织对全国食品生产许可工作进行监督检查；省、自治区、直辖市食品药品监督管理部门可以定期或者不定期组织对本行政区域内的食品生产许可工作进行监督检查。

二、食品经营许可

新修订的《中华人民共和国食品安全法》已经于2015年10月1日起开始施行，而新的《食品经营许可管理办法》（原国家食品药品监督管理总局令第17号）也于2015年10月1日起施行，并且为保障《食品经营许可管理办法》的顺利贯彻实施，原国家食品药品监督管理总局还制定了《食品经营许可审查通则（试行）》。因此，从2015年10月1日开始，我国的食品经营许可按照以上的法律和规定执行。从2015年10月1日起正式启用了“食品经营许可证”。新版“食品经营许可证”将食品流通许可与餐饮服务许可两个许可整合为食品经营许可，减少许可数量，原食品流通、餐饮服务许可证有效期未届满的继续有效；食品经营者在原食品流通、餐饮服务许可证有效期内申请更换为食品经营许可证的，许可机关将按照有关规定予以更换；原食品流通、餐饮服务许可证有效期届满，由原发证机关予以注销。

1. 食品经营许可的申请和审查规定

为规范食品经营许可活动，加强食品经营监督管理，保障食品安全，根据《中华人民共和国食品安全法》《中华人民共和国行政许可法》等法律法规以及《食品经营许可管理办法》（原国家食品药品监督管理总局令第17号）的规定：在中华人民共和国境内，从事食品销售和餐饮服务活动，应当依法取得食品经营许可。食品经营许可应当遵循依法、公开、公平、公正、便民、高效的原则。食品经营许可实行一地一证原则，即食品经营者在一个经营场所从事食品经营活动，应当取得一个食品经营许可证。食品药品监督管理部门按照食品经营主体业态和经营项目的风险程度对食品经营实施分类许可。

（1）**申请规定** 申请食品经营许可，应当先行取得营业执照等合法主体资格，并且应当按照食品经营主体业态和经营项目分类提出。

食品经营主体业态分为食品销售经营者、餐饮服务经营者、单位食堂。食品经营项目分为预包装食品销售、散装食品销售、特殊食品销售、其他类食品销售；热食类食品制售、冷食类食品制售、生食类食品制售、糕点类食品制售、自制饮品制售、其他类食品制售等类别。

食品经营者申请通过网络经营、建立中央厨房或者从事集体用餐配送的，应当在主体业态后以括号标注。

申请食品经营许可，应当向申请人所在地县级以上地方食品药品监督管理部门提交申请材料。

(2) 审查规定　县级以上地方食品药品监督管理部门应当对申请人提交的许可申请材料进行审查。需要对申请材料的实质内容进行核实的，应当进行现场核查。对符合条件的，做出准予经营许可的决定，并自做出决定之日起10个工作日内向申请人颁发食品经营许可证；对不符合条件的，应及时做出不予许可的书面决定并说明理由，同时告知申请人依法享有申请行政复议或者提起行政诉讼的权利。

2. 食品经营许可证发放

食品经营许可证发证日期为许可决定做出的日期，有效期为5年。食品经营许可证分为正本、副本。食品经营许可证编号由JY（“经营”的汉语拼音字母缩写）和14位阿拉伯数字组成。数字从左至右依次为：1位主体业态代码、2位省（自治区、直辖市）代码、2位市（地）代码、2位县（区）代码、6位顺序码、1位校验码。食品经营者应当在经营场所的显著位置悬挂或者摆放食品经营许可证正本。

食品经营许可证应当载明：经营者名称、社会信用代码、法定代表人、住所、经营场所、主体业态、经营项目、许可证编号、有效期、日常监督管理机构、日常监督管理人员、投诉举报电话、发证机关、签发人、发证日期和二维码。

另外，食品药品监督管理部门制作的食品经营许可电子证书与印制的食品经营许可证书具有同等法律效力。

3. 食品经营许可的监督管理

县级以上地方食品药品监督管理部门应当依据法律法规规定的职责，对食品经营者的许可事项进行监督检查；应当将食品经营许可颁发、许可事项检查、日常监督检查、许可违法行为查处等情况记入食品经营者食品安全信用档案，并依法向社会公布；对有不良信用记录的食品经营者应当增加监督检查频次；应当建立食品经营许可档案管理制度，将办理食品经营许可的有关材料、发证情况及时归档。

若接到有关工作人员在食品经营许可管理过程中存在违法行为的举报，食品药品监督管理部门应当及时进行调查核实。情况属实的，应当立即纠正。

国家食品药品监督管理部门可以定期或者不定期组织对全国食品经营许可工作进行监督检查；省、自治区、直辖市食品药品监督管理部门可以定期或者不定期组织对本行政区域内的食品经营许可工作进行监督检查。

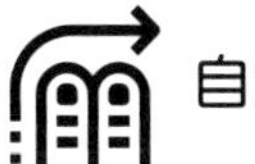

自测训练

1. 我国食品卫生监督管理的基本体制是什么？食品卫生监督职责有哪些？
2. 食品卫生质量鉴定的步骤包括哪些？通常对鉴定食品的处理方式是什么？
3. 什么是无公害食品、绿色食品、有机食品？它们之间有什么关系？
4. 什么是强化食品？食品强化的目的是什么？
5. 保健（功能）食品与普通食品、药品有什么区别和联系？
6. 假冒伪劣食品的鉴别方法有哪些？
7. “SC”编码有何要求？

第九章 各类食品卫生

【学习目标】

了解各类食品在加工、运输、储存及销售等环节中存在的卫生安全问题，并可针对不同的食品安全问题提出有效的卫生管理措施，以进一步改进人们的饮食习惯及加强对企业的食品卫生管理和监督工作。

各类食品在生产、运输、储存、销售等环节中均有可能受到生物性、化学性及物理性有毒有害物质的污染，威胁人体健康。本章将讨论与膳食有关的动物性食品、植物性食品、加工食品等的主要卫生问题和管理。

第一节 植物性食品卫生

一、粮谷类

1. 粮谷的主要卫生问题

（1）**霉菌与霉菌毒素的污染** 粮谷在农田生长期、收获及储存过程中的各个环节均可受到霉菌的污染。当环境湿度较大、温度增高时，霉菌易使粮谷发生霉变，对人体健康造成危害。常见的污染粮谷的霉菌是曲霉、青霉、根霉和镰刀菌属等。

（2）**农药残留** 残留在粮谷中的农药可转移到人体而损害机体健康。

目前，我国使用的农药80%～90%为有机磷农药。

（3）**有毒有害物质的污染** 粮谷中的汞、镉、砷、铅、铬、酚和氰化物等主要来自未处理或处理不彻底的工业废水和生活污水对农田、菜地的灌溉。

一般情况下污水中的有害有机成分经过生物、物理及化学方法处理后可减少甚至消除，但以金属毒物为主的无机有害成分中间产物可通过污水灌溉严重污染农作物。

（4）**仓储害虫** 我国常见的仓储害虫有甲虫（大谷盗、米象、谷蠹、黑粉虫等）、螨虫（粉螨）及蛾类（螟蛾）等50余种。仓储害虫在原粮、半成品粮谷上都能生长并使其发生变质，失去或降低食用价值。全世界每年因害虫造成的粮谷损失为5%～30%。因此，应予以防治害虫。

（5）**其他污染** 包括无机夹杂物和有毒种子的污染。泥土、砂石和金属是粮谷中的主要无机夹杂物，可来自田园晒场、农具及加工机械，不但影响粮谷的感官性状，而且可能损伤牙齿和胃肠道组织。麦角、毒麦、麦仙翁籽、槐籽、曼陀罗籽、苍耳子等均是粮谷在农田生长期和收割时混杂的有毒植物种子。

2. 粮谷的卫生管理

(1) 粮谷的安全水分　粮谷含水分的高低与其储藏时间的长短和加工密切相关。应将粮谷水分控制在安全储存所要求的水分含量以下。粮谷的安全水分含量为12%～14%。此外，粮谷籽粒饱满、成熟度高、外壳完整时储藏性更好。因此，应加强粮食入库前的质量检查，同时还应控制粮谷储存环境的温度和湿度。

(2) 仓库的卫生要求　为使粮谷在储藏期不受霉菌和昆虫的侵害，应严格执行粮库的卫生管理要求：仓库建筑应坚固、不漏、不潮，能防鼠防雀；保持粮库的清洁卫生，定期清扫消毒；控制仓库内温度、湿度，按时翻仓、晾晒，降低粮温，掌握顺应气象条件的门窗启闭规律；检测粮谷温度和水分含量的变化，加强粮谷的质量检查，发现问题立即采取相应措施。此外，仓库使用熏蒸剂防治虫害时，要注意使用范围和用量，熏蒸后粮食中的药剂残留量必须符合国家卫生标准才能出库、加工和销售。

(3) 粮谷运输、销售的卫生要求　运粮应有清洁卫生的专用车以防止污染。对装过毒品、农药或有异味的车船未经彻底清洗消毒的，不准装运粮谷。粮谷包装必须专用并在包装上标明“食品包装用”字样。包装袋使用的原材料应符合卫生要求，袋上油墨应无毒或低毒，不得向内容物渗透。

销售单位应按食品卫生经营企业的要求设置各种经营房舍，搞好环境卫生。加强成品粮卫生管理，做到不加工、不销售不符合卫生标准的粮谷。

(4) 防止农药及有害金属的污染　为控制粮谷中农药的残留，必须合理使用农药，严格遵守《食品安全国家标准 食品中农药最大残留限量》(GB 2763—2016) 和《食品安全国家标准 食品中百草枯等43种农药最大残留限量》(GB 2763.1—2018) 等相关标准。

(5) 防止无机夹杂物及有毒种子的污染　在粮谷加工过程中安装过筛、吸铁和风车筛选等设备可有效去除有毒种子和无机夹杂物。有条件时，可逐步推广无夹杂物、无污染物的小包装粮谷产品。

(6) 执行GMP和HACCP　在粮食类食品的生产加工过程中必须执行良好生产规范(GMP) 和危害分析与关键控制点 (HACCP) 的方法，以保证粮食类食品的卫生安全。

二、豆类、油料

1. 豆类及豆制品的主要卫生问题

(1) 豆类中有害物质　豆中含有多种生理有害物质，如：胰蛋白酶阻碍因子、凝血素、引起甲状腺肿胀物质等，还有豆腥味、苦涩味和其他异味等，因此应加以注意。

试验表明，豆中含有的多种生理有害物质经加热处理后几乎全部可被破坏，而且残存量很少。同时，对大豆进行脱腥和使脂肪氧化酶失活的处理，可以减少豆腥味和苦涩味的产生。

(2) 微生物、添加剂和化肥的残留污染

① 微生物污染　由于豆制品含有丰富的蛋白质、脂肪、碳水化合物等营养物质，水分含量较高，所以，豆制品很容易因污染微生物而腐败变质，如果污染了致病菌易引起食品中毒和肠道传染。

② 添加剂和化肥　生产豆制品时使用的凝固剂、消泡剂、漂白粉、防腐剂、色素等食品添加剂，如果超范围、超剂量使用，可危害人体健康。虽然豆芽生产要求禁止使用化肥，

但仍有不法生产商在生产豆芽时使用化肥催发豆芽。

在豆制品加工过程中应注意设计容易拆卸的输送管道，便于清洗，每班生产后刷洗干净，生产前通入热蒸汽消毒。豆腐板、冷凉竹帘及包布使用前用热碱水刷洗干净再经煮沸消毒。筐、箱及其他工具、容器使用前都需经热碱水洗刷，同时认真搞好环境、车间及操作工人的个人卫生。

2. 油料的卫生

食用油脂通常包括以油料作物制取的植物油及经过炼制的动物脂肪。食用油脂的状态与温度有关，一般来说，前者在常温下呈液体状态（椰子油例外），如豆油、花生油、菜籽油、棉籽油、茶油、芝麻油等；后者常温下则呈固体状态，如猪油、牛脂、奶油等。

（1）油脂的主要卫生问题：油脂酸败 油脂由于含有杂质或在不适宜条件下久藏而发生一系列化学变化和感官性状恶化，称为油脂酸败。

油脂酸败除了引起感官性状的变化外，还会导致不饱和脂肪酸、脂溶性维生素的氧化破坏，不同程度地降低了油脂食用的营养价值，酸败产物还可对人体健康造成不良影响。

生产者可以通过毛油精炼、防止油脂自动氧化、使用油脂抗氧化剂等措施进行防止。

（2）食用油脂的微生物污染和天然存在的有害物质

① 霉菌毒素 油料种子被霉菌及其毒素污染后，其毒素可转移到油脂中，最常见的霉菌毒素是黄曲霉毒素。碱炼法和吸附法均为有效的去毒方法。我国规定：花生油中，黄曲霉毒素 $B_1 \leqslant 20\mu g/kg$；其他植物油中，$\leqslant 10\mu g/kg$。

② 多环芳烃类化合物 油脂在生产和使用过程中，可能受到多环芳烃类化合物的污染。其污染大致来源于以下三个方面。

a. 油料种子的污染 油料作物生长期间可受到工业污染。来自上海的资料表明，工业区菜籽榨取的毛油中 B[a]P 含量高于农业区的 10 倍。油料种子用直火烟熏烘干时也可受到污染。

b. 油脂加工过程中受到污染 包括压榨法使用润滑油混入。有报道称，以被 B[a]P 污染的机油作润滑油时，油脂中 B[a]P 含量为 2.4～36μg/kg，可见有少量混入就会对油脂造成严重污染。

c. 脂的热聚 油脂在高温下反复加热也是造成多环芳烃类化合物含量增高的原因之一。

活性炭吸附是去除 B[a]P 的有效方法，去除率可达 90%以上。

③ 棉酚 棉籽的色素腺体内含有多种毒性物质，目前已知有棉酚、棉酚紫和棉酚绿。具有毒性作用的棉酚是游离棉酚。棉籽油中游离棉酚的含量因加工方法而异，冷榨生产的棉籽油中游离棉酚的含量很高，热榨取法生产的油脂中游离棉酚含量可大为降低。长期食用生棉籽油可引起慢性中毒，棉酚还可导致性功能减退及不育症。一次食用较多量的毛棉籽油时可导致急性中毒。

降低棉籽油中游离棉酚的含量主要有两种方法：一是采用热榨；二是碱炼或精炼。碱炼时，棉酚在碱性环境下可形成溶于水的钠盐而被除去，碱炼或精炼的棉籽油棉酚可在 0.015%左右。

④ 芥子苷 芥子苷普遍存在于十字花科植物中，油菜中含量较多。芥子苷在植物组织中葡萄糖硫苷酶作用下可水解为硫氰酸酯、异硫氰酸酯和腈。腈的毒性很强，可抑制动物生长。硫氰化物可阻断甲状腺对碘的吸收，具有致甲状腺肿作用。但这些硫氰化物大多为挥发

性物质，一般可利用其挥发性加热去除。

⑤ 芥酸　芥酸在菜籽油中含量为20%～55%。芥酸可使多种动物心肌中的脂肪聚积，心肌单核细胞浸润并导致心肌纤维化。除此之外，还可见动物生长发育障碍和生殖功能下降。为了预防芥酸对人体可能存在的危害，欧盟规定食用油芥酸含量不得超过5%，美国允许使用的菜油芥酸含量在2%以下。

三、水果、蔬菜

1. 果蔬的卫生问题

（1）**微生物和寄生虫卵污染**　蔬菜在栽培过程中，可因利用人畜的粪、尿作肥料，而被肠道致病菌和寄生虫卵污染。水果、蔬菜在收获、运输和销售过程中若管理不当，也可被肠道致病菌、寄生虫卵所污染。

（2）**工业废水和生活污水污染**　用未经无害化处理的水和生活污水灌溉，可使蔬菜受到其中有害物质的污染，工业废水中的某些有害物质还可影响蔬菜的生长。

（3）**农药残留**　使用过农药的蔬菜和水果收获时常有一定的农药残留，如果残留量大将对人体产生一定的危害。绿叶蔬菜尤其应该注意这个问题，我国曾有绿叶蔬菜在刚喷洒农药后就上市，结果造成多人农药中毒的报道。

（4）**腐败变质与亚硝酸盐含量**　水果和蔬菜因为含有大量的水分、组织脆弱等，当储藏条件稍有不适，极易腐败变质。水果、蔬菜的腐败变质，除了它们本身酵解的酶起作用外，主要与微生物大量生长繁殖有关。

肥料和土壤中的氨氮除大部分参与植物体内的蛋白质合成外，还有一小部分通过硝化及亚硝化作用形成硝酸盐及亚硝酸盐。正常生长条件下，蔬菜和水果中硝酸盐与亚硝酸盐的含量是很少的，但在生长时遇到干旱、收获后不恰当的环境存放或腌制方式等，都会使硝酸盐与亚硝酸盐的含量有所增加。过量的硝酸盐与亚硝酸盐，一方面会引起作物的凋谢，另一方面人畜食用后就会引起中毒。主要的预防方法是合理的田间管理和低温储藏。

2. 卫生要求

（1）**保持新鲜**　为了避免腐败和亚硝酸盐含量过多，新鲜的水果和蔬菜最好不要长期保藏，采后及时食用不但营养价值高，而且新鲜、适口，如果一定要储藏的话，应剔除有外伤的蔬菜和水果并保持其外形完整，以小包装形式进行低温保藏。

（2）**清洗消毒**　有些果蔬采用流动水清洗后就可以了，有些应在沸水中进行极短时间的热烫或以消毒水浸泡后再吃。

第二节　动物性食品卫生

一、肉及肉制品

以下介绍畜禽肉的主要卫生问题。

（1）**肉的腐败变质**　牲畜宰杀后，从新鲜至腐败变质要经僵直、后熟、自溶和腐败四个过程。健康畜肉的pH较低，为5.6～6.2，具有一定的抑菌能力；而病畜肉pH较高，为

6.8～7.0，且在宰杀时有细菌侵入机体，由于细菌的生长繁殖，可使宰杀的病畜肉迅速分解，引起腐败变质。

（2）易受人畜共患传染病污染

① 炭疽　是由炭疽杆菌引起的烈性传染病。炭疽主要是牛、羊和马的传染病，表现为全身出血、脾脏肿大、天然孔流血、血液呈黑红色且易凝固。猪多患慢性局部炭疽，病变部位在颌下、咽喉与肠系膜淋巴结，病变淋巴结剖面呈砖红色、肿胀、质硬，宰前一般无症状。

病畜一律不准屠宰和解体，应整体（不放血）高温处理或用2m深坑加生石灰掩埋。若屠宰中发现可疑畜应立即停宰，将可疑部位取样送检。当确证为炭疽后，患畜前后邻近的畜体均须进行处理。屠宰人员的手和衣服需用2%来苏尔消毒并接受青霉素预防注射。饲养间、屠宰间需用20%有效氯的漂白粉液、2%高锰酸钾或5%甲醛消毒45min。

② 鼻疽　是由鼻疽杆菌引起的牲畜烈性传染病，感染部位为消化道、呼吸道和损伤的皮肤和黏膜。病畜在鼻腔、喉头和气管内有粟粒状大小高低不平的结节或边缘不齐的溃疡，在肺、肝、脾也有粟米至豌豆大小不等的结节。对鼻疽病畜处理同炭疽。

③ 口蹄疫　见第六章相关内容。

④ 猪水疱病　见第六章相关内容。

⑤ 猪瘟、猪丹红和猪出血性败血症　是猪传染病中常见的三种病，分别由猪瘟病毒、丹毒杆菌、猪出血性败血症杆菌所致。这些传染病易使病猪抵抗力下降，肌肉和内脏中往往有沙门菌继续感染，易引起食物中毒。

⑥ 结核病　是由结核杆菌引起的人畜共患慢性传染病，牛、羊、猪和家禽均可感染。牛型和禽型结核可传染人。病畜表现为消瘦、贫血、咳嗽，呼吸音粗糙、有啰音。颌下、乳房及体表淋巴结肿大变硬。

⑦ 布氏杆菌病　是由布氏杆菌引起的慢性接触性传染病，绵羊、山羊、牛及猪易感。布氏杆菌分为六型，其中羊型、牛型、猪型是人类布氏杆菌病的主要致病菌，羊型对人的致病力最强，猪型次之，牛型较弱。该病主要经皮肤、黏膜接触传染。

⑧ 囊虫病　囊虫病病原体在牛上为无钩绦虫，猪为有钩绦虫，家畜为绦虫中间寄主。囊尾蚴在半透明水疱状囊中，肉眼见为白色，绿豆大小，这种肉俗称“米猪肉”或“豆猪肉”。当人吃了有囊尾蚴的肉后，囊尾蚴在人的肠道内发育为成虫并长期寄生在肠道内，引起人的绦虫病，可通过粪便不断排出节片或虫卵污染环境。

预防措施为：加强肉的卫生管理，畜肉须有兽医卫生检验合格印戳才允许销售。加强市场管理，防止贩卖病畜肉。对消费者应开展宣传教育，肉类食前需充分加热，烹调时防止交叉污染。对患者应及时驱虫，加强粪便管理。

⑨ 旋毛虫病　旋毛虫幼虫主要寄生在动物的膈肌、舌肌和心肌，形成包囊。当人食入含旋毛虫包囊的肉后，约1周幼虫在肠道发育为成虫，并产生大量新幼虫钻入肠壁，随血液循环移行到身体各个部位，损害人体健康。人患旋毛虫病与嗜生食或半生食肉类习惯有关。

预防措施为：加强贯彻肉品卫生检验制度，未经检验的肉品不准上市；改变生食或半生食肉类的饮食习惯，烹调时防止交叉污染，加热要彻底。

⑩ 其他　蛔虫、姜片虫、猪弓形虫病等也是人畜共患寄生虫病。

总之，病死的畜肉严格按照农业部印发的《病死及病害动物无害化处理技术规范》（农医发〔2017〕25号）执行。

（3）情况不明死畜肉处理　确定为人畜共患传染病的死畜肉不能食用；死因不明的死畜肉一律不准食用。

（4）**药物残留及其危害** 为了防治牲畜疫病及提高畜产品的生产效率，经常会使用各种药物，如抗生素、抗寄生虫药、生长促进剂、雌激素等。

① 抗生素 常用的抗生素有青霉素、链霉素、庆大霉素、四环素、头孢霉素等，其中青霉素使用最为广泛。

经常食用含抗生素残留的畜肉：

a. 可使人产生耐药性，影响药物治疗效果；

b. 对抗生素过敏的人群具有潜在的危险性。

② 生长促进剂和激素 这类药物在使用时也能在畜体内残留，现已证实有的药物对人体是有害的，如激素药物中的已烯雌酚对动物的正常合成代谢具有促进作用，可提高动物增长率，现已证实已烯雌酚可在肝脏内残留并存在致癌性，2002 年已被列入我国农业部《食品动物禁用的兽药及其他化合物清单》之中。

③ 使用违禁饲料添加剂 如盐酸克伦特罗（瘦肉精），我国《药品管理法》及其配套规章明确规定，任何单位和个人不得将盐酸克伦特罗出售给非医疗机构和个人。1999 年国务院颁布的《饲料和饲料添加剂管理条例》明确规定，严禁在饲料和饲料添加剂中添加盐酸克伦特罗等激素类药品。

二、蛋及蛋制品

1. 主要卫生问题

（1）**微生物污染** 鲜蛋中主要的微生物有两类：一是引起腐败变质的微生物，如细菌包括枯草杆菌等，霉菌包括芽枝霉、分枝孢霉、毛霉和青霉等；另一类是病原微生物，以沙门菌为多见，金黄色葡萄球菌和变形杆菌等也有较高的检出率。

鲜蛋中微生物的来源为：

① 卵巢内的 禽类吃了含有病原菌的饲料而感染了传染病，病原菌通过血液循环侵入卵巢，在卵巢内形成蛋黄时，细菌就侵入蛋黄。如鸡白痢沙门菌、鸡伤寒沙门菌等就是以这种方式侵入蛋黄的病原菌。

② 来源于泄殖腔和不洁的产蛋场所 在形成蛋壳之前，排泄腔内的细菌向上污染至输卵管，导致蛋的污染。

（2）**化学性污染** 鲜蛋的化学污染主要是汞，其来源可由空气、不洁饲料等进入禽体内致使所产生的蛋中含汞量超标，此外，农药、激素、抗生素以及其他化学污染物均可通过禽饲料、饮水进入母体内，残留于所产的蛋中。

（3）**其他卫生问题** 鲜蛋如果在收购、运输、储存过程中与农药、化肥、煤油等化学物质以及蒜、葱、鱼、香烟等有异味或腐败动植物放在一起，就会产生异味，影响食用。

受精的禽蛋在 25～28℃条件下开始发育，在 35℃时胚胎发育较快。最初胚胎周围产生鲜红的小血圈形成血圈蛋，以后逐步发育成血筋蛋、血环蛋，若鸡胚已形成则成为孵化蛋，若在发育过程中鸡胚死亡，则形成死胚蛋。

2. 卫生要求

蛋壳清洁完整，灯光透视时整个呈橘黄色，蛋黄不见或略见阴影，打开后蛋黄凸起、完整、有韧性，蛋白澄清、透明、稀稠分明，无异味。还要求鲜蛋中的汞（以 Hg 计）、镉≤0.05mg/kg，铅≤0.2mg/kg。

三、水产品

1. 腐败变质

活鱼的肉一般是无菌的，但鱼的体表、鳃及肠道中均含有一定量细菌，当鱼体开始腐败时，体表层的黏液蛋白被细菌酶分解，混浊并有臭味，表皮结缔组织被分解会使鱼鳞易于脱落；眼球周围组织被分解会使眼球下陷、混浊无光；鳃部膨胀，肛门膨出；可导致最后肌肉与鱼骨脱离，并发生严重的腐败变质。

鲜鱼在低温和加盐后的高渗环境，可抑制细菌生长，所以鱼的保鲜常常采取－40～－25℃速冻保存。此时各种组织的酶和微生物均处于休眠状态，保藏期可达半年以上。

2. 寄生虫病

食用被寄生虫感染的水产品可引起寄生虫病，在我国主要有华支睾吸虫及卫氏并殖吸虫两种寄生虫。预防华支睾吸虫病应当采取治疗病人、管理粪便、不用新鲜的粪便喂鱼、不吃“鱼生粥”等措施；预防卫氏并殖吸虫病，最好的方法是加强宣传，不吃生蟹、生泥螺，生蟹要彻底加工熟方可食用。

3. 工业废水污染

工业废水中的有害物质未经处理排入江河、湖泊，污染水体从而污染水产品，人食用后可引起中毒。选购时应尽量避免来自严重污染地区的产品。

除此以外，河豚、鱼类组胺、鱼肝等如果吃得不当均可引起食物中毒，故应加强鱼虾市场的卫生管理。

四、奶及奶制品

1. 主要卫生问题

奶类食品的主要卫生问题是微生物污染以及有毒有害物质污染等。

（1）奶中存在的微生物 一般情况下，刚挤出的奶中存在的微生物可能有细菌、酵母菌和霉菌，这些微生物主要来源于乳房、空气和水；但刚挤出的奶中含有溶菌酶，有抑制细菌生长的作用。所以奶的保存时间与奶中存在的细菌量和放置温度有关，当奶中细菌数量少，放置环境温度低，抑菌作用保持时间就长，反之就短。因此，奶挤出后应及时冷却，以免微生物大量繁殖使其腐败变质。

（2）致病菌对乳的污染

① 挤奶前的感染　主要是动物本身的致病菌，通过乳腺进入乳中。

② 挤奶后的污染　包括挤奶时和乳挤出后至食用前的各个环节均可能受到的污染。致病菌主要来源于挤奶员的手、挤奶用具、容器、空气和水以及畜体表面。致病菌有伤寒杆菌、痢疾杆菌、白喉杆菌及溶血性链球菌等。

（3）奶及奶制品的有毒有害物质残留 病牛应用抗生素，饲料中真菌的有毒代谢产物，以及农药残留、重金属等，均会对奶造成污染。

（4）掺假 除在牛乳中掺水外，还有：

① 电解质类　如盐、明矾、石灰水等。掺入这些物质，有的是为了增加密度，有的是

为了中和牛乳的酸度掩盖牛乳变质。

② 非电解质类　如尿素或蔗糖等。

③ 胶体物质　如米汤、豆浆等。

④ 防腐剂　如甲醛、硼酸、苯甲酸、水杨酸等。少数掺入青霉素等抗生素。

2. 卫生要求

(1) 消毒乳　消毒乳的卫生应达到《食品安全国家标准　乳制品良好生产规范》(GB 12693—2010) 要求。

(2) 奶制品　奶制品包括炼乳、各种奶粉、发酵乳、复合奶、奶酪和含奶饮料等。

在乳和乳制品管理办法中规定：在乳汁中不得掺水和加入其他任何物质；乳制品使用的添加剂应符合《食品安全国家标准 食品添加剂使用标准》(GB 2760—2014)，用作发酵乳的菌种应纯良、无害；乳制品包装必须严密完整，乳品商标必须与内容相符，必须注明品名、厂名、生产日期、批量、保存期限及食用方法。

① 乳粉　感官性状应为浅黄色、具纯正的乳香味、干燥均匀的粉末，经搅拌可迅速溶于水中不结块。乳粉卫生质量应达到《食品安全国家标准 乳粉》(GB 19644—2010) 的要求。

② 炼乳　为乳白色或微黄色、有光泽、具有牛乳的滋味、质地均匀、黏度适中的黏稠液体。乳中重金属铅≤0.3mg/kg，锡≤250mg/kg，微生物指标应达到《食品安全国家标准 炼乳》(GB 13102—2010) 的要求。

③ 发酵乳　要求色泽呈乳白色或稍带微黄色，具有纯正的乳酸味，凝块均匀细腻，无气泡，允许少量乳清析出。制果味酸牛乳时允许加入各种果汁，加入的香料应符合食品添加剂使用标准的规定。酸牛乳在出售前应储存在 2～8℃的仓库或冰箱内，储存时间不应超过72h。当酸乳表面生霉、有气泡和有大量乳清析出时不得出售和食用。具体标准详见《食品安全国家标准 发酵乳》(GB 19302—2010)。

④ 奶油　正常奶油为均匀一致的乳白色或浅黄色，组织状态微柔软、细腻、无孔隙、无析水现象，具有奶油的纯香味。具体标准详见《食品安全国家标准 稀奶油、奶油和无水奶油》(GB 19646—2010) 的要求。

第三节　加工食品卫生

一、罐头食品

罐头食品系指将加工处理后的食品装入金属罐、玻璃瓶或软质材料容器中，经排气、密封、加热杀菌、冷却等工序达到商业无菌的食品。

1. 容器材料的卫生要求

罐头食品的容器材料必须符合安全无毒、密封良好、抗腐蚀及机械性能良好等基本要求，以保证罐头食品的质量和加工、储存、运输及销售的需要。常用的罐头容器有金属罐、玻璃罐和塑料复合膜等。

2. 加工过程的卫生要求

装罐、排气、密封、杀菌、冷却是罐头生产中的关键环节，直接影响罐头食品的品质和卫生质量。

(1) 装罐、排气和密封 经预处理的原料或半成品应迅速装罐，以减少微生物污染和繁殖的机会。灌装固体时要有适当顶隙（6～10mm），以免在杀菌或冷却过程中出现鼓盖、胀裂或罐体凹陷。

装罐后应立即排气，造成罐内部分真空和缺氧，减少杀菌时罐内产生的压力，防止罐头变形损坏。此外，在缺氧情况下有利于抑制一些细菌的生长繁殖，减少食品的腐败变质。排气后应迅速封盖，使食品与外界隔离，不受外界微生物污染而能较长时间的保存。密封后应迅速进入杀菌工序。

(2) 杀菌和冷却 罐头食品的杀菌也称商业杀菌，即加热到一定程度后，杀灭罐内存留的绝大部分微生物（包括腐败菌、致病菌、产毒菌等）并破坏食品酶类，以达到长期储存的目的。罐头杀菌首先要考虑杀灭食品中的肉毒梭菌。

罐头杀菌后应迅速冷却，罐中心温度要在短时间内降至40℃左右，以免罐内食品仍然保持相当高温继续加热，使色泽、风味、组织结构受影响；同时也可避免长时间高温促进嗜热芽孢菌的发育和繁殖，有利于冷却后罐外水分挥发，防止生锈。冷却水应符合国家生活饮用水质量标准。

二、熏制、烧烤和油炸食品

在各种烹调方式中，油炸、熏制、烧烤等烹调方式容易引发食品安全卫生问题。油脂过氧化物、杂环胺、苯并芘等都是食品油炸、烧烤过程中形成的有害物质。

1. 熏制、烧烤

烟熏分为冷熏和热熏两种方法。食品周围熏烟和空气混合物温度低于22℃的烟熏称为冷熏；高于22℃的烟熏称为热熏。烟熏的灭菌效果取决于烟熏时的温度和加工方式。烤制是以气体传热的灭菌方法。

(1) 由于烟熏、烧烤食品在制作过程中，与生原料接触多，可以推测人的手和土壤表面空气中的微生物会大量污染食品。

(2) 烟熏、烧烤过程中产生的毒物

① 多环芳烃化合物（PAH） 苯并芘（B[*a*]P）是已发现的200多种多环芳烃中最主要的环境和食品污染物，而且污染广泛、污染量大、致癌性强。

特别是烟熏温度在400～1000℃时，苯并芘的生成量随温度的上升而急剧增加。一般而言，烧烤油和熏红肠的苯并芘含量要高于烤肉和腊肠。用煤炭和木材烧烤的食品往往有较高的苯并芘含量。

烤焦食品由于营养素的裂解和热聚形成多环芳烃化合物。据报道，烤鱼的烤焦部位多环芳烃化合物种类多达18种。

烧烤和熏制食品的苯并芘含量一般在0.5～20μg/kg的范围内。但从国际抗癌研究组织发表的材料中看，熏肉中3,4-苯并[*a*]芘的含量可高达107μg/kg。

为了使熏烟中含有尽可能多的有用成分和相对较少的苯并芘，一般认为使用400～600℃的生烟温度较为合理。

为减少烤制过程中PAH的产生，饮食业应做到：避免焦化，尽可能使用电热法、煤气炉法烤制，少用煤炉、柴炉、草炉烤制；加工叉烧肉时，作好脂滴的回收利用；应选用脂类含量较低的原料烤制。

② *N*-亚硝基化合物 熏制的鱼肉制品中还有某些致癌性亚硝胺，如：二甲基亚硝胺、二乙基亚硝胺、亚硝基吡咯烷等。胺类是形成亚硝胺的前体物质，它由蛋白质分解成氨基酸后，再经脱羧形成。蛋白质在烹调过程中也能产生胺类物质。

③ 热解物 日本国立癌症研究中心杉村所长在研究香烟焦油的致突变性时，意外地观察到其中含有的致突变活性强度比苯并芘高出20000倍，对烤制食品烤焦部位及烟雾进行致突变试验，果然证实了强致突变物的存在。所以应当避免让食物暴露于烟熏的烤制。

2. 煎炸

(1) 油炸过程中油脂的劣变

① 热氧化 煎炸过程中，由于加热温度高，以及油脂的反复使用，易发生热氧化反应。热氧化初期，毒物以过氧化物为主，后期以醛类物质为主。油脂在250℃加热40min含醛量就超出卫生标准。

煎炸锅的表面积越大，越易引起脂肪氧化。当煎炸工作暂时停止时，应用铝或不锈钢薄板盖住油脂的表面。

② 热聚合 所谓油脂的热聚合是指脂肪酸分子聚合成环状物。试验表明，这种聚合物可以引起动物死亡，也可以引起脂肪肝，影响生长发育。

豆油在240℃下炸油条2h，就有二聚体产生，炸10h，二聚体含量为21.1%。煎炸油品种不同，生成聚合体的速度也不一样，葵花油的生成速度高于豆油，含亚麻酸多的油脂更易生成聚合体。

为了防止聚合体的生成，煎炸油的适宜温度在170～200℃。不能使用250℃或280℃的高温。煎炸时，要使食物受热均匀，切忌局部加温过高，可以使用油温自动控制设备。应尽量减少反复使用煎炸油的次数，凡炸过三次的油，最好不再用于炸食物，油炸食物时间较长时，应及时添加新油，以起稀释作用。

(2) 油炸过程中形成的有害化合物

① *N*-亚硝基化合物 将加硝处理过后肉品肥瘦分开，分别油炸，发现油炸前的瘦肉和肥肉都不含有亚硝胺，而油炸后的肥肉和煎炸油中则有亚硝基吡咯烷存在，表明亚硝基吡咯烷来自于脂肪组织的煎炸过程中，而与瘦肉无关。亚硝基与脯氨酸结合生成亚硝基吡咯烷受加热温度的影响，温度在100～250℃时都能生成亚硝基吡咯烷，以185℃生成量最多。

油煎咸肉片中的亚硝胺含量随厚度增加而下降。以不同方法煎炸咸肉发现，冷锅油炸亚硝基吡咯烷为9～17μg/kg，热锅油炸为20μg/kg，热锅油炸产生的亚硝胺量高于冷锅油炸。

② 多环芳烃 食用油脂中的多环芳烃一部分来自植物种子的转移，另一部分可能来自于浸出用溶剂的污染。煎炸形成的多环芳烃也可能来自于脂肪分子的热解热聚过程。

食物在煎炸过程中，在吸入油分的同时，也可能吸入少量的多环芳烃。食物原料受热不均匀，常常发生焦化或炭化，这些部位多环芳烃会大量增加。

对油脂中的苯并芘，可加入0.2%～0.5%活性炭吸附除去，煎炸时经常翻动食物使其受热均匀避免焦化，是防止形成多环芳烃的有效措施。

③ 致突变物 已有数份关于油煎食品致突变性的报道。蛋白质含量高的食品如牛肉、羊肉、猪肉油煎后具有较高的致突变性。氨基酸经热解作用形成具有致突变作用的杂环胺类物质。

为保证煎炸食品的卫生质量，我国已于1994年8月1日起颁布实施《食用植物油煎炸过程中的卫生标准》，目前有效标准为《食品安全国家标准 植物油》(GB 2716—2018)。

三、速冻食品

速冻食品一般包括速冻蔬菜、速冻水果、速冻水产品、速冻家禽、速冻肉类、预制速冻食品、速冻果汁等。

主要卫生安全问题为：

（1）**速冻速度慢** 要求速冻食品内中心温度从－1℃降到－5℃所需时间不得超过30min，在40min时间内将食品95％以上的水分冻结成冰，并迅速使食品中心温度最终达到－18℃。但目前我国还有相当一部分速冻食品生产是经十多个小时缓慢冻结，不仅营养成分受到较大损失，而且外表粗糙无光泽，产品质量低劣。

（2）**冷链衔接差** 速冻食品必须在－18℃以下进行储存和销售。速冻食品卫生质量的保证，有赖于冷链的建立，速冻食品在生产、储运和销售过程中如不能维持－18℃的温度，将导致严重的食品卫生质量问题。现在，不乏有个别厂商将速冻食品当作一般食品加以运销，这给低温下（－10～0℃）微生物的生长创造了机会。

速冻食品工业所选用的原辅料应新鲜，符合有关卫生质量标准；生产工艺要尽可能实现机械化，形成和建立良好的加工工艺，要真正实现急速冻结；预制速冻食品及包装应便于微波炉的加热；要改进和面技术，增强面团的延伸性和弹性，重视食品营养素配比。

四、休闲食品

20世纪90年代以来，在食品工业中逐步形成的一个新型加工食品类——休闲食品，被国内外食品专家们誉为20世纪后期食品的重要创新，也是21世纪食品工业的重点发展方向之一。它主要包括果仁类休闲食品、谷物膨化休闲食品、瓜子类炒货休闲食品、糖制休闲食品、果蔬休闲食品、鱼肉类休闲食品等。

主要卫生安全问题为：

（1）**微生物污染** 微生物污染是不容忽视的卫生问题。尤其是瓜子类炒货、方便面调味汤料的微生物污染更为突出。市场抽样检查多种汤料发现，细菌总数、大肠菌群检出率较高，并有较多数量的霉菌污染。

（2）**甲苯二异氰酸酯（TDI）污染** 很多休闲食品采用复合薄膜包装，而它们中的大部分都采用较理想的聚氨酯型黏合剂，但这种黏合剂中含有甲苯二异氰酸酯（TDI）。用这种复合薄膜袋装食品经蒸煮后就会使TDI转移到食品中，并水解成致癌的2,4-二氨基甲苯（TDA）。美国FDA规定袋装食品TDI小于0.24mg/kg、TDA小于0.17mg/kg，我国规定TDA（4％乙酸）不超过0.004mg/L。

（3）**油脂氧化** 因休闲食品加工中使用了油脂，在储藏、运输、销售中很容易出现油脂氧化的问题。油炸用油本身必须符合该类食用油的产品标准和卫生标准；另外，油炸用油不能使用的时间过长，因为油炸用油在高温下会使酸价、过氧化值等指标增高。

（4）**易受金属污染** 休闲食品在生产、加工中易受金属污染，很容易造成设备损坏，同时，对人体健康也不利。因此，必须采用金属检测机等手段有效地去除金属。

五、冷饮食品

冷饮食品通常包括冷冻饮品和软饮料。冷冻饮品亦称冷食品，包括冰激凌、雪糕、冰棍（棒冰）、冰霜和食用冰等产品；软饮料是指经加工后可直接饮用或冲溶后饮用的液态食品。

1. 主要卫生安全问题

(1) **微生物污染** 饮料生产所使用的原料含菌量过高，生产使用的设备、容器、管道和工器具不洁净，操作人员的个人卫生不好，都容易造成饮料的微生物污染，致使产品变质，引起食物中毒。

(2) **重金属污染** 一般酸度较高的饮料如与不符合卫生要求的设备、管道、容器、模具接触，可以从中溶出某些有毒有害的金属，如铅等。我国国家标准规定冷饮食品中铅含量不超过0.3mg/kg，锡含量不超过250mg/kg。

(3) **添加剂污染** 饮料生产中超剂量或超范围地使用食品添加剂，如在饮料中滥用糖精钠、甜蜜素、色素和苯甲酸防腐剂。

2. 冷饮食品生产经营过程中的卫生

(1) **原料的卫生** 投产前的原料必须经过严格检验，符合饮料原辅材料的要求。冷饮食品生产中所使用的各种原辅材料，如乳、蛋、果蔬汁、豆类、茶叶、甜味料（白砂糖、绵白糖、淀粉糖浆、果葡糖浆）以及各种食品添加剂等，均必须符合国家相关的卫生标准，不得使用糖蜜或进口粗糖（原糖）、变质乳品、发霉的果蔬汁等作为冷饮食品原料。

(2) **设备、管道、模具、包装容器的卫生** 饮料包装材料和容器必须符合《食品安全法》有关规定，使用前均须严格检验，不合格时不得使用。各类包装容器使用前必须经过清洗、消毒。冷饮生产过程中所使用的设备、管道、模具应保证内壁光滑无痕，便于拆卸和刷洗，其材质应符合国家有关的卫生标准，焊锡纯度为99%以上，防止铅对冷饮食品的污染。

包装间应有净化措施，班前、班后应采用乳酸对设施进行消毒，或用紫外线对空气进行消毒。从事产品包装的操作人员应特别注意个人卫生，包装时手不应直接接触产品；产品的包装材料，如纸、盒等接触冷食品的工具、容器，需经高压灭菌后方可使用。成品出厂前应做到批批检验。

(3) **防止交叉污染** 生产操作间应与配料间隔开，操作间也应与通道隔开，防止相互污染。操作人员因调换工作岗位有可能导致产品污染时，必须及时更换工作人员。

六、调味品

调味品系指能调节食品色、香、味等感官性状的食品。以下介绍与人们日常生活关系极为密切的酱油、食醋、味精和食盐等。

1. 酱油

(1) **黄曲霉毒素的污染** 酱油中污染黄曲霉毒素主要是使用了霉变的原料，为此规定酱油中黄曲霉毒素 B_1 含量不得超过 5μg/kg。人工酱油生产中，使用纯种培养，先做成酱油曲，然后发酵。对菌种的要求是不产生黄曲霉毒素 B_1，但必须对其进行经常性的纯化与鉴定，防止变异或污染。一旦变异或污染，必须立即停用。对于应用新的发酵菌种，使用前必须进行鉴定，不产生毒素方能应用于生产中。

降低黄曲霉毒素含量的措施有：在较高的压力下长时间蒸煮原料；延长制曲时间，选用有解毒能力的AS3.315黑曲霉菌种混合制曲；将成品在70℃加热30min后过滤。

(2) **细菌污染** 我国酱油生产多在开放条件下进行，极易引起细菌污染，影响酱油风味及出品率，使酱油卫生指标不合格。有人观察接种于酱油中的大肠杆菌、痢疾杆菌和沙门菌，均可在酱油中生存7天，据报道，伤寒杆菌最多可在酱油中生存29天。所以应保持生产环境、设备、工器具、容器及操作工人的个人清洁卫生，对成品酱油采取必要的灭菌措施。

（3）**耐盐性产膜酵母的污染** 酱油的生霉和发酵，主要是被耐盐性产膜酵母污染所致，可使酱油质量下降，甚至产生异臭、苦涩味。所以应保证酱油固形物含量，降低水分活度；防止生水进入酱油中；搞好容器的清洗灭菌；采取加热杀菌或添加防腐剂等防腐措施。

（4）**氯丙醇污染** 氯丙醇是酸水解植物蛋白过程中出现的污染物，对人体具致癌性。酱油中污染的氯丙醇主要是3-氯-1,2-丙二醇，它主要出现在以酸水解植物蛋白为原料的酱油生产中。我国规定加入水解蛋白的酱油不得称为酱油，应称调味液。同时规定以植物水解蛋白制备的调味液中氯丙醇最高允许限量为1mg/kg。

2. 食醋

（1）**黄曲霉毒素污染** 食醋的黄曲霉毒素污染来源，主要是使用发霉变质的原料。所以，必须严格执行原料的卫生质量标准。

（2）**微生物污染** 食醋在生产过程中，由于用水不符合卫生要求，发酵条件控制不当，会使一些杂菌在酸度偏低的食醋中保留下来，影响食醋卫生质量。因此，对低浓度食醋一定要进行加热杀菌，保持环境和容器的清洁卫生。

（3）**生物污染** 当醋厂生产卫生管理不当时，会出现醋鳗和醋虱，醋鳗和醋虱都吞食醋酸菌，影响正常的醋酸发酵，使成品质量下降，产生不良气味。应加强对酿造用水的卫生检验，对容器经常进行清洗消毒。在发酵塔的通气孔处，涂上萜烯类药剂，以防醋虱生存。

（4）**严禁掺杂矿酸** 生产中不准将矿酸掺入食用醋内，故矿酸不得检出。严禁在食醋中掺杂酸（如盐酸、硫酸等）。我国禁止生产冰醋酸兑制或以其他化学法生产的化学醋。食品添加剂按《食品安全国家标准 食品添加剂使用标准》（GB 2760—2014）规定使用。

3. 味精

味精系指以粮食为原料经发酵提纯的谷氨酸钠结晶。味精的化学名称为谷氨酸钠。

【知识窗】

味精真的有毒性吗？

西方曾经有传说：少数用餐者吃了含有大量味精的菜后会感觉头痛、脸红、呼吸及心跳加速等。不过这种情况在中国人当中十分少见。

从毒性试验角度来说，小白鼠口服味精，其LD_{50}（半数致死量）为16200mg/kg，而食盐为5250mg/kg。根据毒性分级，LD_{50}＞15000mg/kg即为绝对无毒。也就是说，味精急性毒性比食盐还要小得多！实际上，谷氨酸可以用作清除血氨的保肝药物，口服量高几千毫克以上。

在我国的食品添加剂使用标准（GB 2760—2014）中，味精被归类为可以按照生产需要数量来自由添加的食品添加剂。对瘦人来说，味精不仅能够增加食欲，还能够为细胞更新修复提供能量，所以用在增重餐中会是个不错的选择。

一般情况下，味精对人体是有益的。一般家庭的烹饪温度下，食物中的谷氨酸及添加的味精是稳定的，不会分解出致癌物质。

4. 食盐

食盐一般指海盐、湖盐、井盐和矿盐。食盐是人们生活中最重要的调味品。食盐含钠和氯，均为人体必需营养素，摄入过多的钠盐是高血压的重要危险因素之一。每人每日食盐食用量以不超过 6g 为宜。

(1) **矿盐** 矿盐中硫酸盐、可溶性钡含量较高，可使食盐味道发苦、发涩而影响质量，也可导致食物中毒。食盐中可溶性钡是肌肉毒，一次大量食入可引起急性中毒死亡，急性中毒量为 0.2～0.5g，致死量为 0.8～0.9g。长期少量食入可引起慢性中毒，严重者可出现弛缓性瘫痪，所以也叫“痹病”。四川省曾发生过食盐中钡含量过高而引起中毒的事故。

(2) **工业盐、私盐** 应严加控制和积极整顿食盐的生产和销售，坚决杜绝质量低劣、工艺落后、污染严重、浪费资源、浪费能源的平锅盐和土盐、硝盐、工业废盐，绝不准许工业盐冲击食盐市场，坚决阻止非碘盐进入碘缺乏病地区。

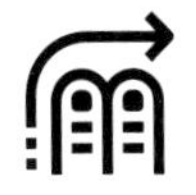

自测训练

1. 粮谷类以及水果蔬菜的卫生问题各是什么？
2. 熏制、烧烤和油炸食品主要的卫生问题是什么？应如何防止？
3. 畜禽肉的主要卫生问题是什么？水产品的主要卫生问题是什么？
4. 调味食品的主要卫生问题是什么？如何控制？

实训项目

实训一　膳食调查

【实训目标】

掌握膳食调查的主要内容和方法，获得不同地区、不同生活条件下某人群或某个人的食物品种、数量的数据，从而为要进行的膳食评价提供依据。

【实训内容】

膳食调查主要包括：

① 调查期间每人每日所吃的食物品种、数量，这是膳食调查最基本的资料；

② 了解烹调加工方法对维生素的影响等；

③ 注意饮食制度、餐次分配是否合理；

④ 过去膳食情况、饮食习惯等，以及调查对象生理状况，是否有慢性病影响等。

【实训方法】

根据具体情况可采用记账法、称重法、询问法、膳食史法及熟食采样分析法等方法。营养工作者必须选择一个能正确反映个体或人群当时食物摄入量的方法，必要时可并用两种方法。

调查时间一般为5～7天，其中不包括节日。若居民有星期日吃得较好的习惯则应包括星期日在内的7天调查。

① 记账法记录被调查单位各种食物消耗量，为期1个月，并仔细统计每日吃饭人数，以求出平均每人每日各种食物消耗量。

② 称重法系将伙食单位（或个人）每日每餐各种食物的食用量进行称重并记录。一般烹调以前的生重、烹调后的熟重和剩余的熟食量须称量记录并求出生熟比例，然后将一天各餐的结果相加取得一日的各食物消耗量。各种食物须经分类综合，然后求得每人每日食物的平均消耗量。该法的进行以3～6天为宜。

③ 询问法主要用于家庭和个人。调查前应填写被调查对象的年龄、性别、职业、饮食习惯等。主要询问膳食主要组成和重量，每日进餐次数，时间，食物种类、数量，主食、副食、水果及点心等。

无论采用哪一种方法，均力求数据真实准确。注意标明餐次、食物的品种和数量。

【实训作业】

1. 根据调查对象灵活采用不同的调查方法进行调查。

2. 对数据进行整理，自己设计表格。

实训二　常见食物重量的估计

【实训目标】

了解常见食物器皿的容量，能较准确地目测估计常用餐具（如碗、勺等）的容量和常规份（如馒头、面包片等）食物的重量。

市场上销售的食物种类繁多，不同食物的外形、大小、质地也不一样。在膳食调查中，正确地估计食物重量是计算各种食物摄入量的基础，重量估计错误将直接导致根据摄入的食物计算营养素摄入量的错误。因此，掌握正确的估计食物重量的方法，对于保证膳食调查质量十分重要。

【实训步骤】

1. 工作准备

准备食物秤、常见膳食器具，以及常见食物 5～10 种。

（1）食物秤　将食物秤放在平坦的桌面上，刻度盘应面向光源（便于读数）。在称量食物之前，应检查食物秤是否准确。测试方法：首先将刻度调整到零，然后称量固定重量的标准砝码，或者利用一台校正准确的秤来称量一个标准的物体，再用食物秤称量该物体，将两次称量的结果比对。检查食物秤时还应注意放置后有无晃动、零件有无松脱等情况。

（2）称量器具　将准备好的一套称量器具，包括碗、盘、勺、杯等，摆放在平稳的桌子上面，注意测量每个容器的尺寸或直径等。

（3）食物　用来练习估计食品重量的食品要包括有形的和无形的、生的和熟的几种常见形式，如面条、米饭、粥、牛乳、鸡蛋、馒头、面包、苹果、黄瓜、胡萝卜、食用油以及盐等。

（4）记录表和笔　记录表主要内容包括每种食物的估计重量和实际称量重量等。

2. 工作程序

（1）收集各种食物　主要包括主食类食物、副食类、饮料类、瓜果类、调料类等。

（2）准备记录表　记录表应包括容器尺寸、食品种类、估计重量等内容（见实训表 1）。

实训表 1　称重法记录表　　单位：g

食物种类	容器	估计重量	实际称量重量	差值
面条	（小） 碗（中） （大）			
橘汁	（大） 杯（中） （小）			
盐	勺（大） （小）			
……				

（3）测量和记录尺寸　将各种待测食物盛入不同尺寸的碗、杯、勺中。有形的食品可直接摆放在桌面上，如馒头、苹果和黄瓜等，丈量其大小，并将结果记录在表中。

（4）食物重量的估计　按照难易程度排列估计食物的顺序。首先对容易估计的食品进行估计，可以掂量或目测食物的大小、厚度、密度等感官性状，以及观察食物盛放在容器中的大小，并结合实际的生活经验与实物比较，给予估计，然后填写到“估计重量”一栏中。

填写时应以“g”为单位，或先计为“两”，在结束后再按照 1 两＝50g 转换成“g”单位，可估计到整数或小数点后 1 位。

（5）称量各种容器的重量　在称量各种食物之前，要将准备好的各种容器重量先记录下来，以便在和食物混合称量后减去相应容器的重量，得到所测食物的真实重量。

（6）食物称量　利用食物秤将准备好的各种食物一一称量，并利用设计好的表格记录下重量（以 g 为单位）。如果是用容器盛装的食物，如米饭、面条、牛乳等，则在称量后减去容器的净重，再计算得出食物的重量。

【实训作业】

根据表中所列的各种食物的估计重量和实际称量重量，计算出食物重量估计误差。如果估计的平均误差超过±20%，则需要重新选择食物再进行估计和称量。

常见食物份量表见实训表 2～实训表 5。

实训表 2　粮食及根茎类食物份量表

名称	份量	可食量/g	名称	份量	可食量/g
米饭	1/4 碗	50	面条(熟)	1/2 碗	60
粥	1/2 碗	125	通心粉	1/3 碗	30
玉米	1/3 根	50	吐司	1 片	25
马铃薯	1/2 个	90	餐包	1 个	25
番薯	1/2 个	60	苏打饼干	3 片	20
小汤圆(无馅)	10 粒	30	油条	1/2 根	20
麦片	1 袋	20			

实训表 3　常见奶类份量表

名　称	份　量	计　量
奶粉	1 杯	240mL
全脂奶粉	4 汤匙	30g
低脂奶粉	3 汤匙	25g
酸乳	1 杯	50g
液态牛乳	1 袋	240mL

实训表 4　水果类食物份量表

食物名称	份量	可食量/g	食物名称	份量	可食量/g
苹果	1(中)个	180	红西瓜	1 片	180
香蕉	1(中)个	110	小黄西瓜	1/10 个	210
番石榴(泰国)	1/2 个	140	葡萄	13 个	100
木瓜	1/6 个	200	橘子	1 个	150
杧果	1/4 个	100	草莓	10 个	160
哈密瓜	2/5 个	330			

实训表 5　油脂类食物份量表

食物名称	份量	可食量/g	食物名称	份量	可食量/g
动物油	1 茶匙	5	腰果	5 粒	8
植物油	1 茶匙	5	杏仁果	5 粒	7
冰淇淋	1 茶匙	5	开心果	10 粒	7
鲜奶油	1 茶匙	15	瓜子	1 汤匙	7
沙拉酱	2 茶匙	10	花生酱	1 茶匙	8
花生	10 粒	8			

实训三　食物营养价值的评价

【实训目标】

了解平时常见食物的营养价值，重点是进行生命活动所需要的能量、蛋白质、碳水化合物、维生素等营养物质的主要来源，为今后设计食谱打基础。

【实训步骤】

1. 分别比较牛乳与豆浆、绿豆与黄豆、大米与面粉、苹果与橘子、瘦猪肉与猪肝等食物营养价值的异同，分析其营养缺陷，提出改进食物营养缺陷的建议。

2. 评价黄豆、大米、鲫鱼、牛乳、苹果、猪肝的营养价值，并根据各种食物的营养特点提出居民合理膳食选择食物的建议。

3. 实训要求：查食物营养成分表，分别列出上述100g各食物中能量与各种营养素的含量（实训表6）。

实训表6　食物一般营养成分表

食物名称	食部/%	能量/kJ	水分/g	蛋白质/g	脂肪/g	膳食纤维/g	碳水化合物/g	视黄醇当量/μg	维生素B_1/mg	维生素B_2/mg	维生素C/mg	钙/mg	铁/mg	锌/mg	磷/mg	硒/μg

【实训作业】

分析牛乳与豆浆、绿豆与黄豆、大米与面粉、苹果与橘子、瘦猪肉与猪肝等食物营养价值的比较结果，做营养缺陷分析，提出改进建议。

实训四　食品能量密度和营养质量指数评价

【实训目标】

能利用食品标签数据计算食品能量密度，掌握能量密度和营养质量指数的计算方法，能用于食物营养咨询和指导。

【实训步骤】

1. 工作准备

(1) 准备好两种市售产品，如方便面和面包。此产品标签应至少具有能量和某维生素、某矿物质的含量，如蛋白质、脂肪、水分等。也可以查找食物成分表，选择合适的食物举例。

(2)《中国居民膳食营养素参考摄入量表》。

(3) 计算器、笔、纸等。

2. 工作程序

(1) 查找食品能量和营养素对应数值　根据产品标签查找数据，在营养成分表一栏查找能量、营养素并记录。

(2) 根据消费对象查找相应的参考摄入量　在准备好的《中国居民膳食营养素参考摄入量表》中查找对应的 RNI 或 AI 数值；根据查找的数值进行填表。

(3) 计算营养质量指数　按公式分别计算能量密度、营养素密度和食物营养质量指数。

【实训作业】

把记录的各信息填表（见实训表 7），并根据计算出的 INQ 对产品进行评价。

实训表 7　食物营养成分及营养质量指数比较

能量/营养素	RNI 或 AI	食　品	
		含量(每 100g)	INQ
能量/kcal			
蛋白质/g			
脂肪/g			
碳水化合物/g			
维生素 A/μgRE			
维生素 B_1/mg			
维生素 B_2/mg			
维生素 C/mg			
钙/mg			
铁/mg			

实训五　膳食中各类食物摄入量的计算

【实训目标】

了解食物的分类，熟悉中国居民平衡膳食宝塔（2016）的内容，掌握《2018 中国食物成分表标准版（第 6 版）》的使用方法，掌握各类食物摄入量的计算方法。

【实训步骤】

1. 工作准备

(1)《2018 中国食物成分表标准版（第 6 版）》和中国居民平衡膳食宝塔图（2016）。

(2) 以一名20岁健康女孩为例，通过科学的方法得到她的一日食物消耗登记表，见实训表8。

(3) 预先设计好的各类食物摄入量统计表。需要指出，这种调查表格可以反映1日内的食物消耗状况，也可以是更长时间内的累计消耗。

(4) 计算器。

2. 工作程序

(1) 分类排序记录食物　核对和检查这个20岁女孩的一日食物消耗记录后，按照食物分类将调查所得的个体消耗食物分类排序，并记录在表格内，见实训表9。

(2) 计算各类食物的摄入合计值　按照各类食物填写完全后，在每一类的合计栏中通过计算得到各类食物的摄入合计值。

实训表8　一名20岁健康女孩的一日食物消耗登记表

餐　别	食物名称	用　量
早餐	面包	小麦粉(标准粉)　150g
	火腿	25g
	牛乳	250g
	苹果	100g
午餐	青椒肉片	青椒　100g
		瘦猪肉　45g
		花生油　6g
	熏干芹菜	熏干　30g
		芹菜　100g
		花生油　5g
	馒头	面粉　150g
晚餐	番茄炒鸡蛋	番茄　125g
		鸡蛋　60g
		花生油　5g
	韭菜豆腐汤	韭菜　25g
		南豆腐　30g
		花生油　3g
	米饭	大米　125g
全天	盐	8g

实训表9　消耗食物分类排序表

类　别	食物名称	摄入量/g
谷类	小麦粉(标准粉)	150
	面粉	150
	大米	125
合计	425	
薯类		0
合计	0	

续表

类　别	食物名称	摄入量/g
禽畜肉	火腿	25
	瘦猪肉	45
合计	70	
鱼类		0
合计	0	
豆类及其制品	熏干	30
	南豆腐	30
合计	60	
奶类	牛乳	250
合计	250	
蛋类	鸡蛋	60
合计	60	
蔬菜	青椒	100
	芹菜	100
	番茄(西红柿)	125
	韭菜	25
合计	350	
水果	苹果	100
合计	100	
纯热能食物	花生油	19
合计	19	
坚果类		0
合计	0	
全天用盐		8
合计	8	

(3) 评价膳食结构及食物数量　把以上食物归类，与中国居民平衡膳食宝塔的推荐食物种类比较，检查是否实现了食物多样化。同时，按类计算，与中国居民平衡膳食宝塔的推荐食物数量比较，检查是否足够（见实训表10）。

实训表10　食物数量评价表

食物种类	实际摄入品种	实际摄入量	宝塔推荐量	评价
谷物类、薯类				
蔬菜、水果类				
畜禽肉类				
鱼虾类				
蛋类				
豆类及坚果类				
奶及其奶制品				

续表

食物种类	实际摄入品种	实际摄入量	宝塔推荐量	评价
油脂类				
盐				

【实训作业】

总体评价和建议：评价食物种类是否齐全，数量分布是否合理，大致估计能量是否足够，并给出合理建议。

实训六 食谱评价

【实训目标】

掌握人类营养、食物营养及卫生的基础知识，同时训练学生学习膳食计算的一般步骤和方法，通过食谱计算，了解膳食中平均每日摄取的营养是否符合我国制定的营养素参考摄入量标准，以了解人们的营养健康状况。

【实训步骤】

一名女大学生身高160cm，体重50kg，身体健康，其一日食谱如下：

早餐	牛乳(1瓶250g) 葱花卷(含面粉125g,小葱50g)
午餐	大米饭(生米量175g) 鸡蛋炒菠菜(含一个鸡蛋80g,菠菜100g) 肉丝炒豆芽(含瘦肉丝75g,豆芽150g)
晚餐	肉丝青菜面条(含肉丝25g,油菜50g,挂面125g) 番茄烩豆腐(番茄150g,豆腐100g)
全天烹调用油控制在20g,用盐控制在7g	

请对该食谱进行评价。

具体评价如下。

1. 设计表格，计算三餐各营养素、热量，并将结果填入表中。

(1) 查食物成分表，计算膳食中各食品的营养素量和热量。

(2) 计算出每天三餐及一天各营养素量和热量。

2. 分析

(1) 求供给量标准：查《中国居民膳食营养素参考摄入量表》。

(2) 计算摄入量占供给量标准百分比，将计算结果汇入实训表11。

实训表11 摄入量占供给量标准百分比

项目	热量/kcal	蛋白质/g	脂肪/g	碳水化合物/g	钙/mg	铁/mg	维生素A(视黄醇当量)/μg	硫胺素/mg	核黄素/mg	磷/mg	维生素C/mg
平均供给标准											

续表

项目	热量/kcal	蛋白质/g	脂肪/g	碳水化合物/g	钙/mg	铁/mg	维生素A（视黄醇当量）/μg	硫胺素/mg	核黄素/mg	磷/mg	维生素C/mg
摄入量											
摄入量占供给量标准百分比/%											

（3）三餐热量：根据先前算出的热量，求出各餐热量占全天总热量的百分比，记入实训表12。

实训表12 三餐热量分配

项目	早	中	晚
每餐摄入热量/kcal			
占全日热量/%			
建议/%	30	40	30

（4）热量来源见实训表13。

实训表13 热量来源

项目	蛋白质	脂肪	碳水化合物	共计
摄入量/g				
供热量/kcal				
占全日热量/%				
建议/%	11～15	20～30	55～65	

（5）蛋白质来源见实训表14。

（6）钙磷比例。算出Ca/P，并填写于实训表15。建议比例，成人为（1.1～1.7）∶1；小孩为（1.3～2.0）∶1。

【实训作业】

从各项分析的结果与标准对比进行营养供应上的评价，提出改进意见。

实训表14 蛋白质来源

项目	动物性蛋白质	豆类蛋白质	谷类蛋白质	其他	共计
质量/g					
占总蛋白质比例/%					
建议/%	2/3				

实训表15 钙磷比例

项目	钙	磷	比例
质量/mg			

附：视黄醇和β-胡萝卜素的换算方法

1μg 视黄醇当量＝6μg β-胡萝卜素

＝12μg 其他维生素 A 原的胡萝卜素

＝33.3IU 来自视黄醇的活力

＝10IU 来自β-胡萝卜素的活力

实训七　营养配餐

【实训目标】

对营养配餐的重要性作全面的了解和掌握。理解营养配餐可以将各类人群的膳食营养素参考摄入量具体落实到用膳者的每日膳食中，使人们能够按需要摄入足够的能量和各种营养素，同时又防止营养素或能量的过高摄入。

【实训步骤】

1. 编制食谱的目的

（1）使每日膳食中的热量、营养素的分配能保证满足食用者的需要。

（2）帮助食堂管理人员、炊事员和家庭主妇有计划地供给用膳者膳食。

食谱，就是把每日各餐主副食品种类、数量、烹调方法设计成表，根据期限不同，有一日食谱、一周食谱之分。

食谱的编制是根据各种生理情况与劳动情况下，居民每日膳食中供给的各种营养素的数量，按膳食调配的原则为基础，以达到合理膳食的一种措施。

2. 制定食谱的原则

（1）要使膳食中含有满足用膳者生理需要的热能和各种营养素。

（2）充分考虑到影响膳食选择的各种因素，根据当时当地生产供应情况，按食物的比例和食物营养的互补原理，尽可能包括多种食物。

（3）考虑食堂和厨房的设施条件以及炊事人员的技术水平。

（4）膳食的感官性状及每餐数量应满足于用餐者的食欲、饱腹感及饮食习惯。

（5）根据用餐者劳动或生活的特点，安排合理的进餐制度。

3. 制定食谱的步骤

（1）了解用餐者的劳动类别及年龄、性别等生理状况，并计算出平均热能及营养素需要量。

（2）根据热能需要量，按三大营养素供能比例关系，求出三大营养素的需要量。

（3）根据三大营养素的需要量，推算出主食、豆类食品和鱼、肉、禽、蛋等食品的需要量。

（4）根据维生素 C、维生素 A（胡萝卜素）、纤维素的需要量，估计蔬菜和水果的需要量。

（5）根据用餐者的经济状况，当地食物种类，食物的色、香、味、多样化等特点，结合上述计算结果以及一日三餐的分配比例，制成一日食谱。

（6）一日食谱初步确定后，计算该食谱的营养成分，并与用餐者的营养供给量标准进行比较，如果大致相符，则不予更动，否则就需要增减或更换食物种类。

4. 制定食谱的方法

下面以计算法为例详细介绍制定食谱的方法。

（1）确定用餐对象全日能量供给量　用膳者一日三餐的能量供给量可参照膳食营养素参

考摄入量（DRI）中能量的推荐摄入量（RNI），根据用餐对象的劳动强度、年龄、性别等确定。例如：办公室男性职员按轻体力活动计，其能量供给量为9.41MJ（2250kcal）。集体就餐对象的能量供给量标准可以就餐人群的基本情况或平均数值为依据，包括人员的平均年龄、平均体重以及80%以上就餐人员的活动强度。如就餐人员的80%以上为中等体力活动的男性，则每日所需能量供给量标准为10.88MJ（2600kcal）。

在编制食谱前应清楚就餐者的人数、性别、年龄、机体条件、劳动强度、工作性质以及饮食习惯等。

（2）计算宏量营养素全日应提供的能量　一般蛋白质占总能量的10%～15%、脂肪占20%～30%、碳水化合物占50%～65%，据此可求得三种能量营养素的一日能量供给量。

如已知某人每日能量需要量为10.88MJ（2600kcal），若三种产能营养素占总能量的比例中等值分别为蛋白质占15%、脂肪占25%、碳水化合物占60%，则三种能量营养素各应提供的能量如下。

- 蛋白质：10.88MJ(2600kcal)×15%＝1.632MJ(390kcal)
- 脂肪：10.88MJ(2600kcal)×25%＝2.72MJ(650kcal)
- 碳水化合物：10.88MJ(2600kcal)×60%＝6.528MJ(1560kcal)

（3）计算三种能量营养素每日需要量　需将三种产能营养素折算为需要量，即具体的质量。食物中产能营养素产生能量的多少按如下关系换算，即1g碳水化合物产生能量为16.7kJ（约4.0kcal）、1g脂肪产生能量为37.7kJ（约9.0kcal）、1g蛋白质产生能量为16.7kJ（约4.0kcal）。根据三大产能营养素的能量供给量以及能量折算系数，可求出全日蛋白质、脂肪、碳水化合物的需要量。

如根据上一步的计算结果，可计算出三种能量营养素需要量如下。

- 蛋白质：1.632MJ÷16.7kJ/g≈98g(390kcal÷4kcal/g≈98g)
- 脂肪：2.72MJ÷37.7kJ/g≈72g(650kcal÷9kcal/g＝72g)
- 碳水化合物：6.528MJ÷16.7kJ/g≈391g(1560kcal÷4kcal/g＝390g)(按391g计算)

（4）计算三种能量营养素每餐需要量　一般三餐能量的适宜分配比例为：早餐占30%，午餐占40%，晚餐占30%。

如根据上一步的计算结果，按照三餐供能比例，其早、中、晚三餐各需要摄入的三种能量营养素数量如下。

- 早餐：蛋白质98g×30%≈29g
脂肪72g×30%≈22g
碳水化合物391g×30%≈117g
- 中餐：蛋白质98g×40%≈39g
脂肪72g×40%≈29g
碳水化合物391g×40%≈156g
- 晚餐：蛋白质98g×30%≈29g
脂肪72g×30%≈22g
碳水化合物391g×30%≈117g

（5）主副食品品种和数量的确定　已知三种能量营养素的需要量，根据食物成分表，可以确定主食和副食的品种和数量。

① 主食品种、数量的确定　由于粮谷类是碳水化合物的主要来源，因此主食的品种、数量主要根据主食原料中碳水化合物的含量确定。

北方习惯以面食为主，南方则以大米居多。根据上一步的计算，早餐中应含有碳水化合物 117g，若以小米粥和馒头（富强粉）为主食，则分别提供 20%和 80%的碳水化合物。查食物成分表得知，每 100g 小米粥含碳水化合物 8.4g，每 100g 馒头含碳水化合物 50.9g，则：

- 所需小米粥重量＝117g×20%÷(8.4/100)≈278g
- 所需馒头重量＝117g×80%÷(50.9/100)≈184g

② 副食品种、数量的确定　计算步骤如下：

a. 计算主食中含有的蛋白质重量　用应摄入的蛋白质重量减去主食中蛋白质重量，即为副食应提供的蛋白质重量。设定副食中蛋白质的 2/3 由动物性食物供给、1/3 由豆制品供给，据此可求出各自的蛋白质供给量。查食物成分表并计算各类动物性食物及豆制品的供给量。

b. 设计蔬菜的品种和数量　仍以上一步计算结果为例，已知该用餐者午餐应含蛋白质 39g、碳水化合物 156g。假设以馒头(富强粉)、米饭(大米)为主食，并分别提供 50%的碳水化合物，由食物成分表得知，每 100g 馒头和米饭含碳水化合物分别为 50.9g 和 25.9g，按上一步的方法，可算得馒头和米饭所需重量分别为 153g 和 301g。

由食物成分表得知，100g 馒头(富强粉)含蛋白质 7.11g、100g 米饭含蛋白质 2.6g，则：

- 主食中蛋白质含量＝153g×(7.1/100)＋301g×(2.6/100)≈19g
- 副食中蛋白质含量＝39g－19g＝20g

设定副食中蛋白质的 2/3 应由动物性食物供给、1/3 应由豆制品供给，因此：

- 动物性食物应含蛋白质重量＝20g×66.7%≈13g
- 豆制品应含蛋白质重量＝20g×33.3%≈7g

若选择的动物性食物和豆制品分别为猪肉（脊背）和豆腐干（熏），由食物成分表可知，每 100g 猪肉（脊背）中蛋白质含量为 20.2g、每 100g 豆腐干（熏）中蛋白质含量为 15.8g，则：

- 猪肉(脊背)重量＝13g÷(20.2/100)≈64g
- 豆腐干(熏)重量＝7g÷(15.8/100)≈44g

c. 选择蔬菜的品种和数量　蔬菜的品种和数量可根据不同季节市场的蔬菜供应情况，以及考虑与动物性食物和豆制品配菜的需要来确定。

d. 确定纯能量食物的量　油脂的摄入应以植物油为主，有一定量动物脂肪摄入。因此，以植物油作为纯能量食物的来源。由食物成分表可知每日摄入种类食物提供的脂肪含量，将需要的脂肪总含量减去食物提供的脂肪量即为每日植物油供应量。

(6) 食谱的评价与调整　根据以上步骤设计出营养食谱后，还应该对食谱进行评价。应参照食物成分表初步核算该食谱提供的能量和各种营养素的含量，与 DRI 进行比较，相差在 10%上下，可认为合乎要求，否则要增减或更换食品的种类或数量。

以下是评价食谱是否科学、合理的过程。

① 按类别将食物归类排序，并列出每种食物的数量。从食物成分表中查出每 100g 食物所含营养素的量，算出每种食物所含营养素的量，计算公式为：

$$\text{食物中某些营养素含量}=\text{食物量(g)}\times\text{可食部分比例}\times\frac{\text{100g 食物中营养素含量}}{100}$$

② 将所用食物中的各种营养素分别累计相加，计算出一日食谱中三种能量营养素及其他营养素的量。将计算结果与中国营养学会制订的“中国居民膳食营养素参考摄入量表”中同年龄、同性别人群的水平比较，进行评价。根据蛋白质、脂肪、碳水化合物的能量折算系数，分别计算出蛋白质、脂肪、碳水化合物三种营养素提供的能量及占总能量的比例。计算

出动物性食物及豆类蛋白质占总蛋白质的比例。

③ 计算三餐提供能量的比例。

【实训作业】

请按下列情况，设计出不同的食谱：

1. 一纺织工孕妇，26 岁，体重 55kg，江苏人，经济收入中等。

2. 一退休工人，男 63 岁，体重 80kg，身高 172cm，北京人，经济收入中等偏上。

3. 一女大学生，身高 158cm，体重 52kg，请为其配制一日食谱。

4. 一糖尿病病人，男，50 岁，身高 168cm，体重 56kg，从事办公室工作，按照食物交换份法为其配制一日食谱。

实训八　人体营养状况评价

【实训目标】

掌握肥胖（消瘦）、缺铁性贫血、维生素 C 缺乏、维生素 B_2 缺乏、维生素 A 缺乏的症状和体征，能够根据症状和体征进行判断与评价。掌握消瘦的评价方法和标准，掌握 BMI 计算和应用，熟悉体格测量评价指标。

【实训步骤】

1. 工作准备

（1）在进行判断前，需要掌握体格测量评价，掌握缺铁性贫血、维生素 C 缺乏、维生素 B_2 缺乏、维生素 A 缺乏的主要症状和体征的参考标准及诊断标准。

（2）应保持良好的室内环境：安静，照明良好，远离噪声，通风良好，使被检测者免受外界的干扰。

（3）体格测量相关设备或身高、体重数据。

（4）准备相关表格。

2. 工作程序

（1）基本信息询问　询问基本信息时要对被检测者热情，取得他们的信任和协作。询问时要抓住重点，相关问题有：

A. 年龄、性别、籍贯。

B. 膳食史：最近饮食是否规律，食欲如何，最近经常摄取的食物种类和名称，有无患病等，以帮助判断。

C. 个人健康状况基本资料：有无患病如胃肠道慢性疾病及手术史和肝病史等，儿童时是否患有佝偻病，光照是否足够，有无嗜酒等；妇女询问生育史。

（2）进行相关体格检查：测量体重和身高。

（3）计算标准体重、肥胖度指数和体质指数。

男性：标准体重(kg)＝身高(cm)－105

女性：标准体重(kg)＝身高(cm)－100

$$肥胖度(\%)=\frac{实际体重-标准体重}{标准体重}\times 100\%$$

$$体质指数(BMI)=\frac{体重(kg)}{身高(m)的平方}$$

（4）仔细观察被检查者的体型、五官、关节、骨骼、皮肤、头发、牙齿、牙龈、面色、表情等，检查精神状态，询问病史，了解身体是否出现不适症状等。

【实训作业】

总体评价和建议：能结合成人肥胖、消瘦评价标准和缺铁、缺维生素 A、缺维生素 C、缺维生素 B_2 的症状做出科学和正确的判断与评价（实训表 16～实训表 19），并能对检测者给出适合的建议。

实训表 16　缺铁性贫血的判断要点

营养评价	判断要点(必须包括一个或更多)
个人史	吸收不良
	其他代谢疾病
	服用影响食欲或抑制铁吸收的药物
体检结果	心慌、气促、头昏
	畏寒、抵抗力下降
	口唇、甲床、黏膜苍白
	易疲劳
	儿童发育迟缓、注意力不集中、认知能力障碍等
食物/营养史	报告或观察：
	长期食物，特别是动物性食品摄入不足
	喂养不当
	节食和/或限制食物类别
	食物选择不当和/或不良的膳食行为
生化数据，临床检验	血红蛋白浓度、血清铁、血清白蛋白、血清运铁蛋白、血清甲状腺素结合前白蛋白等指标下降
	Hb：男性＜130g/L；女性＜120g/L

实训表 17　维生素 B_2 缺乏的判断要点

营养评价	判断要点(必须包括一个或更多)
个人史	摄入不足，吸收障碍
	其他代谢疾病或消化疾病
	服用影响维生素 B_2 吸收的药物或食物
体检结果	眼球结膜充血
	喉咙疼痛，咽、口腔黏膜水肿充血，口角炎，舌炎，唇炎
	脂溢性皮炎
	贫血
食物/营养史	报告或观察：
	长期富含维生素 B_2 的食物摄入不足
	喂养不当
	节食和/或限制食物类别、偏食
	食物选择不当和/或不良的膳食行为

续表

营养评价	判断要点(必须包括一个或更多)
生化数据,临床检验	红细胞核黄素测定：＜270μmol/L(100μg)
	尿核黄素测定：24h 排出量＜320μmol/L(120μg)

实训表 18　维生素 C 缺乏的判断要点

营养评价	判断要点(必须包括一个或更多)
个人史	吸收不良
	其他代谢疾病或消化疾病
	服用影响维生素 C 吸收的药物或食物
体检结果	疲劳、困倦
	牙龈肿胀出血、皮下出血、瘀斑
	关节液渗出、关节疼痛
食物/营养史	报告或观察：
	长期富含维生素 C 的食物摄入不足
	喂养不当
	节食和/或限制食物类别、偏食
	食物选择不当和/或不良的膳食行为
生化数据,临床检验	维生素 C　血浆浓度＜0.2mg/dL(11.4μmol/L)

实训表 19　维生素 A 缺乏的判断要点

营养评价	判断要点(必须包括一个或更多)
个人史	吸收不良
	其他代谢疾病或消化疾病
	服用影响维生素 A 吸收的药物或食物
体检结果	夜盲症,毕托斑,角膜软化,暗适应力低
	干眼症
	上皮干燥、增生,毛囊角化过度
	发育不良,毛发干燥、易脱落
食物/营养史	报告或观察：
	长期富含维生素 A 的食物摄入不足
	喂养不当
	脂肪摄入不足
	节食和/或限制食物类别、偏食
	食物选择不当和/或不良的膳食行为
生化数据,临床检验	维生素 A：血清视黄醇＜0.70μmol/L 为不足,＜0.35μmol/L 为缺乏

实训九　食品标签和配料表解读

【实训目标】

熟悉和了解各类食品的原料和配比，能够读懂食品标签的配料表，不但对于理解和预测食品营养成分含量高低非常有帮助，而且是了解食品属性、来源的基础。

【实训步骤】

1. 工作准备

（1）准备5～10个包装食品的标签，可选择早餐谷物、饼干、乳品、方便面、饮料、营养素补充剂等。

（2）准备1～2种同类食品的标签，但配料中主料来源不同，如以不同钙源为原料的营养素补充剂等。

（3）仔细阅读《食品安全国家标准 预包装食品标签通则》（GB 7718—2011）的各项条款，了解食品标签应该包括的最基本内容和格式。

（4）计算器、笔、纸和记录表。

2. 工作程序

（1）准备不同类型的包装食品标签，要求标签清晰可见，放置在桌前摆好。

（2）浏览标签并填表

① 对照GB 7718—2011，首先总观食品标签格式、清晰度，是否有不科学的文字、图形。

② 浏览食品名称，包括商标号、品名和说明文字，判断该食品属于哪一类。

③ 观察食品名称周围是否有比较显眼的声称文字，如“高钙”“低脂肪”“天然来源”等字样，判断该食品和同类其他产品相比有哪些营养特点。

④ 阅读净含量、生产日期、批号和保质期，了解该产品的重量和安全食用期限。

⑤ 阅读适宜人群的有关信息，判断该食品是适合大众人群还是只适合某一特定人群。

⑥ 阅读和了解食品最佳的食用方法、储藏方法和推荐食用量。

⑦ 了解食品的制造者、产品标准号、质量（品质）等级、规格以及是否含过敏物等。

根据获得的信息填表（实训表20）。

实训表20 解读食品标签记录表

阅读项目	阅读结果	获得信息	特别提示
标签总体外观			
食品名称			
功能作用			
食用方法			
生产日期			
保质期			
储藏方法			
产品标准号			
质量等级			
有无内外包装			
规格			
是否含过敏物			

（3）阅读配料表

① 认真阅读配料表，指出添加比例最多的原料是哪个，最少的原料是哪个；根据对食

品的大致认识，指出哪些是主要原料。

② 根据配料名称判断主料来源以及优劣，判断其主料含量的高低等。

另外，根据主料初步判断该食品可能的营养特点、提供营养素的主要来源、是否存在可能不利于健康的成分等。

3. 将观测结果填写到记录表中，根据以上分析结果给出建议，收回记录表。

例 1：以单一产品为例，说明配料表解读（实训表 21）。

实训表 21 食品标签配料表解读 1（单一样例）

解读内容	解读结果	提　示
主辅料		
营养特征预测		
可能对健康不利的因素		
其他		
推荐建议		

例 2： 以多个品种为例，说明通过配料表对产品的解读，以及可获得的信息（实训表 22）。

实训表 22 食品标签配料表解读 2（多个样例比较）

食品名称	1 号样品	2 号样品	3 号样品
食品性质			
主料			
主料来源			
含量及价格			
预测信息			
推荐建议			

实训十　食品营养标签解读

【实训目标】

通过学习食品营养标签，掌握食品营养特性，掌握营养标签相关的营养素含量表达和意义。

【实训步骤】

1. 工作准备

（1）准备 3～5 套不同类型食品的营养标签，可选择谷类加工食品、配方乳粉、脱脂乳粉和进口食品营养标签等。

（2）准备 1 套 NRV 表或中国居民膳食营养素参考摄入量表。NRV 是一套适用于所有预包装食品营养标签的单一数值，但 4 岁以下的婴幼儿食品和孕妇食品标签除外。能量和 6

种宏量营养素、14 种维生素和 14 种矿物质的营养素参考值参见第三章表 3-2。

（3）准备食物成分表和计算器。

（4）准备一套记录表格，见实训表 23。

2. 观察食品标签、配料表，记录食品基本信息。计算能量、三大营养素含量和营养成分含量，填写于实训表 23。

3. 将观测结果和计算结果填写到记录表中，根据以上分析结果给出建议。

实训表 23 食品营养标签解读记录表（样例）

<table>
<tr><td colspan="4">1. 基本信息
食品名称：　　　　　　　　净含量：
配料表：
2. 是否有营养成分表：有/无
标示的营养成分：≥4 种　≥6 种　≥8 种　≥10 种　≥19 种　≥24 种
是否有营养声称：如有，请记录
是否有健康声称：如有，请记录
3. 营养标签解读</td></tr>
<tr><td colspan="4">食物份量：包装重量____g，每个包装份数______，每份重量________g</td></tr>
<tr><td>观察内容</td><td>每 100g（或每份）含量</td><td>描述或计算结果</td><td>判断</td></tr>
<tr><td>能量和三大营养素含量</td><td></td><td>能量
脂肪提供能量
碳水化合物提供能量
蛋白质提供能量</td><td></td></tr>
<tr><td>营养成分含量</td><td></td><td>占 NRV 百分比</td><td></td></tr>
</table>

实训十一　分析几种饮料的营养特点

【实训目标】

通过实训，进一步熟悉依据标签了解评价不同食品的营养价值的方法；通过实训，可较好地比较不同饮料的营养特点。

【实训步骤】

1. 工作准备

准备几种不同饮料的标签，以及《2018 中国食物成分表标准版（第 6 版）》和记录工具。

2. 列表分类（实训表 24）。

实训表 24 几种饮料的配料与主要营养素比较和评价

项目	可乐型饮料	橙汁饮料	植物蛋白饮料	乳酸饮料
配料	碳酸水（水、二氧化碳）、白砂糖、焦糖、磷酸、香料（包括咖啡因）	水、白砂糖、橙汁、维生素 C	水、杏仁、白砂糖	鲜牛乳、水、白砂糖、乳酸、优酸乳
能量/（kcal/100g）	43	44	51	54

续表

项目	可乐型饮料	橙汁饮料	植物蛋白饮料	乳酸饮料
蛋白质含量/(g/100g)	0.1	0.5	0.8	1.1
脂肪含量/(g/100g)	0	0	2.1	1.3
碳水化合物含量/(g/100g)	10.8	11.2	6.8	9.4
膳食纤维含量/(g/100g)	—	0.2	—	—
视黄醇当量/(μgRE/100g)	—	50	—	4
维生素C含量/(mg/100g)	—	35	—	—
钠含量/(mg/100g)	4.0	3	62.3	50.5
钾含量/(mg/100g)	1	150	3	106
钙含量/(mg/100g)	3	11	20	35
磷含量/(mg/100g)	13	13	14	34

3. 针对各饮料的配料与营养素分析各种饮料的特点。

(1) 这几种饮料哪种不宜过多饮用?

(2) 这几种饮料哪种属于营养价值较高的饮料类型?

(3) 这几种饮料哪种对于需要补充能量和蛋白质的人群十分有益?

(4) 乳酸饮料与经微生物发酵生产的酸乳有何区别?

实训十二 食物中毒调查

【实训目标】

加深对食物中毒的理解和认识，熟悉各种食物中毒的临床症状及特点，了解食物中毒现场调查处理工作的内容和方法，同时培养多渠道收集信息的能力。

【实训步骤】

1. 让学生利用各种途径、方法查找发生的食物中毒事件。

2. 按照以下的调查思路和方法进行调查。

(1) 调查目的

① 确定食物中毒事实：调查中毒病人，确定中毒人数及主要临床症状。

② 确定中毒食品：至少确定餐次或几种食品。

③ 查明食物中毒发生的原因，并提出今后预防该食物中毒的措施。

(2) 调查内容

① 可疑及中毒病人的发病人数、时间、地点、症状及体征、诊断、抢救治疗情况。

② 可疑及中毒病人发病前48h内的进餐食谱，以及特殊情况下72h内的可疑进餐食谱和同餐人员的发病情况。

③ 可疑中毒食物的生产经营场所、生产经营过程的卫生状况。

④ 从业人员的健康状况。

(3) 调查的步骤和方法

① 准备工作 人员分组，明确组内各个成员的职责；携带设计好的调查表和相关的工具书。

② 现场调查

a. 初步调查　到达现场后，首先了解食物中毒发生的简要情况，包括中毒发生时间、进食与中毒人数、可疑中毒食物及其进食时间、场所、中毒症状、发病经过、已采取的急救治疗措施及其效果。

b. 中毒食品和原因调查　调查患者发病前48h内所进食的食品种类、卫生质量、来源、购买场所和时间，产运贮销、烹调加工、食用过程及其卫生状况。

综合以上情况经过全面分析，即可将可疑食物逐渐集中于某一餐的几种甚至一种食物上。

为了判定可能是哪种类型的食物中毒，还需进一步调查潜伏期长短、临床症状等，进行综合分析即可初步确定是否为食物中毒，是哪种类型的食物中毒。

通过对中毒原因的调查，可提出控制本次食物中毒必须立即采取的措施和日后的预防措施。

【实训作业】

1. 对资料进行整理分析，书写调查报告。内容包括：

（1）食物中毒发生的概况；

（2）中毒事故的原因分析；

（3）处理措施和建议。

2. 在日常生活中发生食物中毒的原因主要是什么？应如何预防和避免？若发生后应如何处理？

3. 在食物中毒现场调查过程中需注意哪些问题？

实训十三　食品企业卫生管理状况的调查与分析

【实训目标】

了解食品企业卫生要求和规范；掌握食品企业卫生管理的主要内容；能运用营养及食品卫生学的知识和食品卫生的法规，分析被调查企业食品卫生管理现状，并能有针对性地提出合理改进意见。

【实训内容】

调查内容主要包括以下几个方面。

1. 食品企业基本资料

主要包括：食品企业名称、地址、员工构成结构（如性别结构、年龄结构以及技术人员、管理人员和一般人员所占的比例等）、企业的组织结构（设置的科室、车间、检验单位、食品卫生管理机构等）、产品、产量等。

2. 食品企业环境的卫生状况

（1）食品企业地区环境，包括：地势的高低，污水的流向，地下水位；与居民区及附近企业单位的距离，是否存在相互污染的可能；厂区周围是否有有害气体、放射性源、粉尘和其他扩散性的污染源；附近的河流是否受污染，周围是否有传染病医院。

（2）企业是否有防护地带，如有防护地带，其与房屋间距离是否合理；厂区内绿化面积及道路是否合理；企业内外环境是否整洁。

3. 食品企业建筑与设施的卫生状况

（1）厂区总平面布置是否合理　生产区与生活区是否相互穿插；污水处理站、废弃化制间、锅炉房等的分布是否合理。

（2）车间布置是否有相应的消毒、更衣、采光、照明、通风、防腐、防尘、防蝇、防鼠、洗涤、污水排放、存放垃圾和废弃物的设施，它们是否符合食品企业卫生要求。厂区内人流、物流通道是否明确隔开。

（3）建筑材料与形式是否耐洗，防止积尘、积水，是否容易脱落。

（4）是否具有合理有效的消除苍蝇、老鼠、蟑螂和其他有害昆虫及其滋生条件的卫生设施。

4. 食品企业加工过程的卫生状况

（1）食品加工工艺流程是否合理；生产自动化、机械化程度如何；车间设备布置及条件是否符合卫生要求；有无成品与半成品交叉污染的情况。

（2）与物料相接触的容器、设备、工作台面、器具等是否易清洁及消毒。

（3）加工过程中的工艺参数是否能保证产品的卫生质量，如杀菌操作的工艺参数等。

5. 原料、半成品和成品储存的卫生状况

仓库的建筑是否符合卫生要求；是否具有通风、控温、控湿、防虫、防害的措施；是否具有有效的食品保鲜措施。

6. 食品企业卫生管理制度

食品企业卫生管理制度是否健全，如原辅料采购的卫生要求；车间的卫生制度；食品加工制度；食品加工机械、容器具及其他器械的清洁卫生制度；食品原料、辅料、成品的储存、运输、销售卫生制度；生产过程的卫生制度及所执行的卫生质量标准、卫生检查制度；食品企业的消毒制度等。

7. 食品企业员工个人卫生管理状况

新员工上岗前是否进行健康检查和卫生培训；企业对员工是否进行定期健康检查，是否有记录档案；对带菌、带虫及带病者是否进行随访和管理；员工是否遵守个人卫生要求。

【实训步骤】

1. 调查准备

熟悉被调查的同类食品企业的一般工艺卫生要求，根据有关的食品卫生法规以及食品企业的 HACCP 和 GMP 的要求，拟订出调查提纲和调查表格。

2. 参观考察

深入拟调查的食品企业，听取拟调查企业接待人员介绍情况，参观厂区、车间、生产线等，与企业工人、技术人员或管理人员进行交谈，在条件允许的情况下，可以进行问卷调查。

调查做到有条理，可从厂外到厂内，由原料的入厂到产品出厂的流程逐步进行考察，避免遗漏。调查全过程中应认真做好记录，遵守纪律，注意安全。

【实训作业】

根据调查的结果，综合分析被调查企业的卫生状况，找出存在的主要卫生问题及其原因，提出整改的措施，并撰写调查报告。

实训十四　食品中 HACCP 的应用

【实训目标】

进一步熟悉 HACCP 的应用原理，能掌握食品生产危害分析与关键点控制的方法，并能将其正确地运用于食品生产质量控制中。

【实训步骤】

根据对食品生产过程中生产危害的分析，找出控制的关键点（CCP），并确定各 CCP 的控制标准、监控程序和纠偏措施，即分析从原料、辅料收购到成品出厂整个加工过程中存在的生物、化学和物理方面的潜在危害，找出有效控制这些危害的方法和措施，确保整个生产环节和出厂时的成品安全卫生。下面就以猪肉分割工艺过程的 HACCP 的制定为例，阐明其步骤与方法。

1. 根据掌握的知识，对猪肉分割的特征进行描述

健康猪经屠宰、加工、预冷、分割包装、结冻而成为分割的猪肉产品。该成品须在－18℃以下储存、运输和销售。包装一般用托盘或纸箱。

2. 危害分析

经过实地验证，确定猪肉分割的实际加工流程、环节及危害分析，具体见实训表 25。

实训表 25　猪肉分割各加工环节存在的潜在危害及控制措施

加工步骤	潜在危害	控制措施	是否列为 CCP	原因
候宰	原料猪携带致病微生物和寄生虫;抗生素和瘦肉精是否超标	对致病菌和寄生虫严格检疫,抽检抗生素和瘦肉精	是	对人传染病害或有毒害,加工环节无法消除危害
麻电	电流/电压过大/过小,影响肉质	监控麻电设备,培训操作员	是	影响肉质和操作
刺杀	刀具带菌,放血不好	配备 2 把刀,培训操作员	是	放血不好造成肉色不好
浸烫	浸烫水微生物污染;浸烫温度与时间不够或过强	浸烫水保持洁净。严格控制浸烫温度与时间	是	影响产品外观
打毛	微生物污染;损伤或打毛不净	培训操作员,正确操作	否	轻微影响外观
喷淋冲洗	水中微生物或污染物影响,喷淋不彻底造成血污、毛污残留	用水清洁,保证水压;控制水温和时间	否	影响产品保质期
胴体加工	环境中的致病微生物、寄生虫、蝇和灰尘等	环境洁净	是	影响保质期,对人有毒害
乳酸冲洗	乳酸浓度及时间不够	培训操作员,控制乳酸浓度	是	不利于降菌和维持肉的色泽
快冷、预冷	冷却温度达不到要求	控制好冷却温度与时间	是	不利于降菌及控制肉的宰后反应,如肉的嫩化及良好风味形成
分割	环境中的微生物、寄生虫、灰尘,传送带洗液残留	保持环境清洁和传送带无洗液残留	否	影响保质期,一般缺陷
包装	包装带来的微生物	包装材料洁净,无污染	否	影响保质期,一般缺陷
结冻与冷藏	结冻温度过高造成慢冻,影响品质;冷藏温度过高或波动过大,影响保质期	装备温控设施,并进行人工定时测温	否	温度统一控制

3. 确定 CCP

根据危害分析的结果，对严重影响肉制品质量并且利用 GMP 和 SSOP 不能有效消除危害的工艺步骤，利用 CCP 判定树的方法确定 CCP。

根据 CCP 判定树的方法确定，候宰、麻电、浸烫、胴体加工、乳酸冲洗、快冷、预冷

等几个步骤可作为分割肉加工的CCP。

4. 确定关键限值（CL）

根据科学研究及实践经验，各个CCP的控制方案见实训表26。

实训表26 猪肉分割关键点的控制参数与控制管理方案

CCP	关键控制参数		检查与控制方案			记录与建档人员
	检测项目	标准限值	检测方法	检测人	控制办法	
候宰	是否异常体温、尿瘦肉精	按国家标准，体温30～40℃，尿瘦肉精阴性	按国家标准	候宰区兽医及化验员	车间负责人复查	候宰区兽医及化验员
麻电	电流、电压、时间	电流2.4～2.8A，电压75～100V，时间1.5～2.2s	观察仪器显示	车间机械管理员	半小时观察一次	车间机械管理员
浸烫	水温，浸猪时间	水温58～63℃，时间3～6min	池内测温仪、人工计时	操作工	半小时核对一次	工班负责人
胴体加工	旋毛虫、囊尾蚴、肉孢子虫	一经发现，应特殊处理	同步检验规则	检验员	每头猪检查	工班负责人
乳酸冲洗	水压	0.3～0.5MPa	表压，酸度滴定	化验员	工班负责人检查	工班负责人
	乳酸浓度	1.5%～2.0%				
快冷	温度	－20℃	计时、测温	冷库管理员	工班负责人检查	冷库管理员
	时间	1.5～2h				
预冷	预冷温度	0～4℃	计时、测温	冷库管理员	工班负责人检查	冷库管理员
	时间	16～24h				
	后腿温度	4℃以下				

5. 设计记录表

根据上述CCP所涉及的原始监控记录、纠偏记录、检查记录、验证记录及相关活动记录的实际需要进行记录表格的设计，设计原则主要为：简明扼要，现场的可操作性强，记录所应体现的核心意思得到真实表达。

6. 试运行

当CCP的内容确定后，立即对相关管理人员和工人进行HACCP知识及运行方案的培训，让每个相关人员都了解实施HACCP管理的重要性及自己在实施过程中的作用和职责。

培训结束后，即按CCP所列内容进行试运行。试运行1周后对运行情况进行全面检查和验证。

7. 验证及验证结果

（1）对CCP的内容进行了全面的复审，认为是科学合理的。

（2）现场检查监控程序是否在执行：实际运行时都能执行并按规定记录。

（3）现场检查规定控制标准能否达到：实际运行时基本能达到，车间温度出现了偏差，但能按既定的纠偏措施进行纠偏活动，并有纠偏记录。

（4）对产品进行重量、规格、温度、色泽、杂质及各环节细菌指标等项目的检验，全部合格。

8. 文件记录归档

根据HACCP原理，必须建立记录和文件档案。所有与HACCP相关的研究、实施、验证、活动、数据、执行记录、技术性资料等均应统一归档，执行记录上必须有执行人和监督人签名，所有记录必须保存 3 年以上。

【实训作业】

训练题目：制定某食品企业卫生管理的 HACCP。

训练要求：

(1) 选择某一食品企业，考察研究某个具体食品的生产过程。

(2) 对该食品生产各环节进行 HA 分析，找出 CCP。

(3) 确定各 CCP 控制标准、监控程序和纠偏措施。

(4) 进行验证并做好档案记录。

实训十五　各类食品安全问题调查

【实训目标】

对本地区的某一类食品的卫生状况进行调查，以了解某一地区或我国目前存在的食品卫生安全问题，从而进一步加深对理论知识的理解，提高知识的综合应用能力。

【实训步骤】

可采用问卷调查、实地实物市场调查、个人访谈、查阅杂志期刊、上网相结合的方法。

1. 设计调查方法、确定某一地区具体某一类食品、撰写调查提纲。

2. 根据本地区食品安全卫生状况的动态变化确定每次调查的范围和人群。

3. 制作调查问卷，发放问卷，进行实地实物调查和个人访谈。

4. 查阅杂志期刊、上网获取信息资料。

5. 对调查资料和数据进行汇总和整理，并进行分析总结，关键必须结合所学知识提出自己解决问题的办法和建议。

实训十六　食品腐败变质鉴别和食品保藏宣传教育

【实训目标】

通过实训能够掌握食品腐败变质的鉴别和食品保藏方法。

【实训步骤】

1. 准备工作

学习了解食品腐败变质的原因、食品腐败变质的鉴别方法及食品保藏方法和相关标准；以及注意掌握语言的表达方式。

2. 开场说明本次活动的意义和目的。

3. 提出问题

① 动物性食物夏天放置一段时间会出现什么情况？

② 油炸食品长时间放置后出现什么现象，产生什么味道？

③ 水果、蔬菜放置过久出现什么现象，产生什么味道？

分析上述现象出现的原因，思考如何鉴别不同食物的腐败变质。

4. 解答问题

根据上述问题，结合所学知识介绍食品腐败变质出现的原因，重点介绍食品腐败变质的鉴别，特别是在日常生活中如何通过感官鉴别食品是否发生了腐败变质。

（1）富含蛋白质的食品通常是通过气味的改变和发臭作为鉴别腐败变质的最敏感指标，另外，食品本身的硬度和弹性下降、组织失去原有的坚韧性、食品外形和颜色发生变化或出现异常等，都是鉴别富含蛋白质食品腐败变质的依据。

（2）富含油脂的食品的鉴别，主要是通过脂肪酸败所特有的刺激性“哈喇”味以及脂肪颜色变黄等鉴定脂肪酸败。

（3）富含碳水化合物食品的鉴别，发酵、变酸、长斑点、产气等是鉴别其腐败变质的可靠指标。

5. 指导

如何储存食品才安全，有以下几种方法。

（1）冷藏。

（2）加热。

（3）盐腌和干燥。

（4）酸渍和酸发酵。

6. 讨论

7. 点评并总结

附　录

中国居民膳食营养素参考摄入量表（DRIs 2013）

中国居民膳食能量需要量（EER）、宏量营养素可接受范围（AMDR）、蛋白质参考摄入量（RNI）

人群	EER/(kcal/d)[①]		AMDR				RNI	
							蛋白质/(g/d)	
	男	女	总碳水化合物	添加糖/%E	总脂肪/%E	饱和脂肪酸 U-AMDR/%E	男	女
0～6个月	90kcal/(kg·d)	90kcal/(kg·d)	—	—	48(AI)	—	9(AI)	9(AI)
7～12个月	80kcal/(kg·d)	80kcal/(kg·d)	—	—	40(AI)	—	20	20
1岁	900	800	50～65	—	35(AI)	—	25	25
2岁	1100	1000	50～65	—	35(AI)	—	25	25
3岁	1250	1200	50～65	—	35(AI)	—	30	30
4岁	1300	1250	50～65	<10	20～30	<8	30	30
5岁	1400	1300	50～65	<10	20～30	<8	30	30
6岁	1400	1250	50～65	<10	20～30	<8	35	35
7岁	1500	1350	50～65	<10	20～30	<8	40	40
8岁	1650	1450	50～65	<10	20～30	<8	40	40

续表

人群	EER/(kcal/d)[①]		AMDR				RNI	
	男	女	总碳水化合物	添加糖/%E	总脂肪/%E	饱和脂肪酸 U-AMDR/%E	蛋白质/(g/d)	
							男	女
9岁	1750	1550	50～65	＜10	20～30	＜8	45	45
10岁	1800	1650	50～65	＜10	20～30	＜8	50	50
11岁	2050	1800	50～65	＜10	20～30	＜8	60	55
14～17岁	2500	2000	50～65	＜10	20～30	＜8	75	60
18～49岁	2250	1800	50～65	＜10	20～30	＜8	65	55
50～64岁	2100	1750	50～65	＜10	20～30	＜8	65	55
65～79岁	2050	1700	50～65	＜10	20～30	＜8	65	55
80岁～	1900	1500	50～65	＜10	20～30	＜8	65	55
孕妇(早)	—	1800	50～65	＜10	20～30	＜8	—	55
孕妇(中)	—	2100	50～65	＜10	20～30	＜8	—	70
孕妇(晚)	—	2230	50～65	＜10	20～30	＜8	—	85
乳母	—	2300	50～65	＜10	20～30	＜8	—	80

① 6岁以上是轻体力活动水平。

注：1. 未制定参考值者用“—”表示；2. %E为占能量的百分比；3. EER：能量需要量；4. AMDR：可接受的宏量营养素范围；5. RNI：推荐摄入量。

中国居民膳食矿物质的推荐摄入量（RNI）或适宜摄入量（AI）

人群	钙/(mg/d)	磷/(mg/d)	钾/(mg/d)	钠/(mg/d)	镁/(mg/d)	氯/(mg/d)	铁/(mg/d)		碘/(μg/d)	锌/(mg/d)		硒/(μg/d)	铜/(mg/d)	氟/(mg/d)	铬/(μg/d)	锰/(mg/d)	钼/(μg/d)
	RNI	RNI	AI	AI	RNI	AI	RNI		RNI	RNI		RNI	RNI	AI	AI	AI	RNI
							男	女		男	女						
0岁～	200(AI)	100(AI)	350	170	20(AI)	260	0.3(AI)		85(AI)	2.0(AI)		15(AI)	0.3(AI)	0.01	0.2	0.01	2(AI)
0.5岁～	250(AI)	180(AI)	550	350	65(AI)	550	10		115(AI)	3.5		20(AI)	0.3(AI)	0.23	4.0	0.7	15(AI)
1岁～	600	300	900	700	140	1100	9		90	4.0		25	0.3	0.6	15	1.5	40
4岁～	800	350	1200	900	160	1400	10		90	5.5		30	0.4	0.7	20	2.0	50
7岁～	1000	470	1500	1200	220	1900	13		90	7.0		40	0.5	1.0	25	3.0	65
11岁～	1200	640	1900	1400	300	2200	15	18	110	10	9.0	55	0.7	1.3	30	4.0	90
14岁～	1000	710	2200	1600	320	2500	16	18	120	11.5	8.5	60	0.8	1.5	35	4.5	100
18岁～	800	720	2000	1500	330	2300	12	20	120	12.5	7.5	60	0.8	1.5	30	4.5	100
50岁～	1000	720	2000	1400	330	2200	12	12	120	12.5	7.5	60	0.8	1.5	30	4.5	100
65岁～	1000	700	2000	1400	320	2200	12	12	120	12.5	7.5	60	0.8	1.5	30	4.5	100
80岁～	1000	670	2000	1300	310	2000	12	12	120	12.5	7.5	60	0.8	1.5	30	4.5	100
孕妇(早)	800	720	2000	1500	370	2300	—	20	230	—	9.5	65	0.9	1.5	31	4.9	110
孕妇(中)	1000	720	2000	1500	370	2300	—	24	230	—	9.5	65	0.9	1.5	34	4.9	110
孕妇(晚)	1000	720	2000	1500	370	2300	—	29	230	—	9.5	65	0.9	1.5	36	4.9	110
乳母	1000	720	2400	1500	330	2300	—	24	240	—	12	78	1.4	1.5	37	4.8	113

注：未制定参考值者用“—”表示。

中国居民膳食维生素推荐摄入量（RNI）或适宜摄入量（AI）

人群	维生素A /(μg RAE/d)		维生素D /(μg/d)	维生素E /(mg α-TE/d)	维生素K /(μg/d)	维生素 B_1 /(mg/d)		维生素 B_2 /(mg/d)		维生素 B_6 /(mg/d)	维生素 B_{12} /(μg/d)	泛酸 /(mg/d)	叶酸/(μg DFE/d)	烟酸 /(mg NE/d)		胆碱 /(mg/d)		生物素 /(μg/d)	维生素C /(mg/d)
	RNI		RNI	AI	AI	RNI		RNI		RNI	RNI	AI	RNI	RNI		AI		AI	RNI
	男	女				男	女	男	女					男	女	男	女		
0岁～	300(AI)		10(AI)	3	2	0.1(AI)		0.4(AI)		0.2(AI)	0.3(AI)	1.7	65(AI)	2(AI)		120		5	40(AI)
0.5岁～	350(AI)		10(AI)	4	10	0.3(AI)		0.5(AI)		0.4(AI)	0.6(AI)	1.9	100(AI)	3(AI)		150		9	40(AI)
1岁～	310		10	6	30	0.6		0.6		0.6	1.0	2.1	160	6		200		17	40
4岁～	360		10	7	40	0.8		0.7		0.7	1.2	2.5	190	8		250		20	50
7岁～	500		10	9	50	1.0		1.0		1.0	1.6	3.5	250	11	10	300		25	65
11岁～	670	630	10	13	70	1.3	1.1	1.3	1.1	1.3	2.1	4.5	350	14	12	400		35	90
14岁～	820	630	10	14	75	1.6	1.3	1.5	1.2	1.4	2.4	5.0	400	16	13	500	400	40	100
18岁～	800	700	10	14	80	1.4	1.2	1.4	1.2	1.4	2.4	5.0	400	15	12	500	400	40	100
50岁～	800	700	10	14	80	1.4	1.2	1.4	1.2	1.6	2.4	5.0	400	14	12	500	400	40	100
65岁～	800	700	15	14	80	1.4	1.2	1.4	1.2	1.6	2.4	5.0	400	14	11	500	400	40	100
80岁～	800	700	15	14	80	1.4	1.2	1.4	1.2	1.6	2.4	5.0	400	13	10	500	400	40	100
孕妇(早)	—	700	10	14	80	—	1.2	—	1.2	2.2	2.9	6.0	600	—	12	—	420	40	100
孕妇(中)	—	770	10	14	80	—	1.4	—	1.4	2.2	2.9	6.0	600	—	12	—	420	40	115
孕妇(晚)	—	770	10	14	80	—	1.5	—	1.5	2.2	2.9	6.0	600	—	12	—	420	40	115
乳母	—	1300	10	17	80	—	1.5	—	1.5	1.7	3.2	7.0	550	—	15	—	520	50	150

注：1. 未制定参考值者用“—”表示；2. 视黄醇活性当量（RAE，μg）=膳食或补充剂来源全反式视黄醇（μg）+1/2 补充剂纯品全反式 β-胡萝卜素（μg）+1/12 膳食全反式 β-胡萝卜素（μg）+1/24 其他膳食维生素 A 原类胡萝卜素（μg）；3. α-生育酚当量（α-TE），膳食中总-α-TE 当量（mg）=1×α-生育酚（mg）+0.5×β-生育酚（mg）+0.1×γ-生育酚（mg）+0.02×δ-生育酚（mg）+0.3×α-三烯生育酚（mg）；4. 膳食叶酸当量（DFE，μg）=天然食物来源叶酸（μg）+1.7×合成叶酸（μg）；5. 烟酸当量（NE，mg）=烟酸(mg)+1/60 色氨酸（mg）。

参 考 文 献

[1] 王莉. 食品营养学. 北京：化学工业出版社，2006.
[2] 刘志皋. 食品营养学. 第2版. 北京：中国轻工业出版社，2004.
[3] 薛建平. 食品营养与健康. 修订版. 合肥：中国科学技术大学出版社，2004.
[4] 陈炳卿. 营养与食品卫生学. 第4版. 北京：人民卫生出版社，2001.
[5] 王尔茂. 食品营养与卫生. 北京：科学出版社，2004.
[6] 李胜利，刘奇. 营养与膳食. 北京：人民卫生出版社，2004.
[7] 张爱珍. 临床营养学. 北京：人民卫生出版社，2000.
[8] 陈炳卿. 营养与食品卫生学. 北京：人民卫生出版社，1997.
[9] 李湘鸣，刘秀梵，佐藤・章夫. 日本乳腺癌和卵巢癌死亡率的特点. 中国肿瘤，2003，12（1）：8-11.
[10] 劳动和社会保障部教育培训中心. 营养配餐员. 北京：中国劳动社会保障出版社，2006.
[11] 孙远明. 食品营养学. 北京：科学出版社，2006.
[12] 蔡威. 食物营养学. 上海：上海交通大学出版社，2006.
[13] 孙远明，余群力. 食品营养学. 北京：中国农业大学出版社，2002.
[14] 葛可佑. 中国营养师培训教材. 北京：人民卫生出版社，2005.
[15] 刘志皋. 食品营养学. 第2版. 北京：中国轻工业出版社，2006.
[16] 周国宏，刘文献，刘淑坤. 膳食营养与食品卫生学. 北京：新华出版社，1997.
[17] 饮食强身大全编写组. 科学饮食强身大全. 北京：新华出版社，1991.
[18] 刘莹. 中华传统饮食宜忌宝典. 长春：时代文艺出版社，2004.
[19] 刘莹. 家庭内科常见病治疗宝典. 长春：时代文艺出版社，2004.
[20] 蒋家騉. 餐桌上的致癌物与抑癌物. 上海：上海科学技术出版社，2005.
[21] 杨洁彬，王晶，王柏琴. 食品安全性. 北京：中国轻工业出版社，1999.
[22] 何计国，甄润英. 食品卫生学. 北京：中国农业大学出版社，2003.
[23] 吴永宁. 现代食品安全科学. 北京：化学工业出版社，2003.
[24] 史贤明. 食品安全与卫生学. 北京：中国农业大学出版社，2003.
[25] 李世敏. 应用营养学与食品卫生管理. 北京：中国农业出版社，2002.
[26] 王放，王显伦. 食品营养保健原理及技术. 北京：中国轻工业出版社，1997.
[27] 张永根. 食品营养与卫生. 北京：中国商业出版社，1992.
[28] 黄毅. 食品质量安全市场准入指南. 北京：中国轻工业出版社，2005.
[29] 曾孝庆，许喜林. 食品生产的危害分析与关键控制点（HACCP）原理与应用. 广州：华南理工大学出版社，2000.
[30] 王红梅. 营养与食品卫生学. 上海：上海交通大学出版社，2000.
[31] 周树南. 食品生产卫生规范与质量保证. 北京：中国标准出版社，1997.
[32] 食品卫生学编写组. 食品卫生学. 北京：中国轻工业出版社，2002.
[33] 夏延斌，钱和. 食品加工中的安全控制. 北京：中国轻工业出版社，2005.
[34] 王光慈. 食品营养学. 北京：中国农业出版社，2003.
[35] 靳国章. 饮食营养与卫生. 北京：中国旅游出版社，2004.
[36] 吴坤. 营养与食品卫生学. 第5版. 北京：人民卫生出版社，2003.
[37] 王尔茂. 食品营养与卫生. 北京：高等教育出版社，2002.
[38] 钱星博. 世界各国的饮食卫生状况. 食品与生活，2004，12：22-23.
[39] 刘志诚，于守洋. 营养与食品卫生学. 北京：人民卫生出版社，1987.
[40] 王维群. 营养学. 北京：高等教育出版社，2001.
[41] 何志谦. 疾病营养学. 北京：人民卫生出版社，1999.
[42] 郑建仙. 功能性食品学. 第4版. 北京：人民卫生出版社，2000.
[43] 于长青，徐红华，袁旭. 现代食品营养学. 哈尔滨：东北林业大学出版社，2002.
[44] 陈仁惇. 营养保健食品. 第4版. 北京：中国轻工业出版社，2001.
[45] 王亚伟. 食品营养与检测. 北京：高等教育出版社，2005.
[46] 中国营养学会. 中国居民膳食指南2016. 北京：人民卫生出版社，2016.
[47] 田克勤. 食品营养与卫生. 大连：东北财经大学出版社，2007.
[48] 李京东，倪雪明. 食品营养与卫生. 北京：中国轻工业出版社，2013.

[49] 张庭伟．家庭卧床病人食谱．北京：金盾出版社，2014.

[50] 孙素群. 食品毒理学．武汉：武汉理工大学出版社，2017.

[51] 中华医学会糖尿病学分会．中国 2 型糖尿病防治指南（2017 年版）．中国实用内科杂志，2018 ，38（4）：292-344.

[52] 范志红．我的健康厨房 范志红谈厨房里的饮食安全．北京：化学工业出版社，2018.

[53] 吴华政．我国食品安全问题分析．乡村科技，2018，（11）：18-19.

[54] 丁钢强，高洁．中国居民营养的发展与挑战．中国食品学报，2016，16（7）：1-6.